2024年版

歯科保健指導関係資料

東京歯科大学社会歯科学講座　監修

一般財団法人 口腔保健協会

はじめに

　少子化・超高齢化が社会問題となってかなりの年月が経ちました。平均余命は男女とも80歳を超え，平均寿命と健康寿命の差を短縮し，健康格差を是正するために，疾病予防や健康増進，介護予防といった施策が進められています。平成28年歯科疾患実態調査では，80歳で20本以上の歯を有する者の割合が50％を超え，8020運動の一つの成果が形となったとみて良いでしょう。もちろん，今後もさらなる歯・口腔の健康増進に取り組まなければなりません。

　現在歯が増加することで，歯周病を有する者の割合はかえって増加しています。また，子どものう蝕の減少により，青年期以降のう蝕予防は歯周病予防とあわせてますます重要となってきています。医科疾患と歯科疾患との関連性も科学的に明らかとなってきており，糖尿病や循環器病，がんなどの治療に歯科治療はもはや欠かせない存在となっています。さらに近年では口腔機能低下症が保険収載され，フレイルへの対応や，リハビリテーションとの連携も求められています。医療のみならず，介護・介護予防など，歯科専門職に求められる役割は拡大しています。

　令和5年5月に閣議決定された「経済財政運営と改革の基本方針2023　加速する新しい資本主義～未来への投資の拡大と構造的賃上げの実現～」(骨太方針2023) でも，いわゆる国民皆歯科健診を含め引き続き歯科に関する多くの取組が謳われています。このような歯科口腔保健を推進するための体制に基づき，国民すべてが心豊かに生活できる活力ある社会にするために，科学的あるいは法的，社会的根拠を持った歯科保健指導が重要であることは言うまでもありません。IT化への対応も勧めていく必要があります。

　本書は，歯科保健を知るうえで必要と思われる各種通知や報告書などを集積しています。広く関係各位に活用され，その専門性の向上に資するとともに，歯科保健の充実強化に役立つことを期待しています。

　　令和6年3月13日

　　　　　　　　　　　　　　　　　　　　　　　　監 修 者

本書の資料の一部をhttp：//www.mhlw.go.jp/で見ることができます。

目　　次

学校歯科保健

成人・老人歯科保健

☆は新規および追加項目

地域保健

```
通 知 等
```

地域保健対策の推進に関する基本的な指針

平成6年12月1日
厚生省告示第374号
最終改正：令和4年2月1日厚労告第24号

地域保健対策の推進に関する基本的な指針

　少子高齢化の更なる進展や人口の減少といった人口構造の変化に加え，単独世帯や共働き世帯の増加など住民の生活スタイルも大きく変化するとともに，がん，循環器疾患，糖尿病，慢性閉塞性肺疾患等の非感染性疾患（NCD）の増加，新興・再興感染症の感染拡大をはじめとする健康危機に関する事案の変容など地域保健を取り巻く状況は，大きく変化している。

　一方，地方公共団体間において地域保健に係る役割の見直しが行われる中，地域保健の役割は多様化しており，行政を主体とした取組だけでは，今後，更に高度化，多様化していく国民のニーズに応えていくことが困難な状況となっている。

　また，保健事業の効果的な実施や高齢化社会に対応した地域包括ケアシステムの構築，社会保障を維持・充実するため支え合う社会の回復が求められている。

　さらに，新型コロナウイルス感染症の全国的な感染拡大に伴う保健所等における業務負担の増大等の影響により，感染症対策をはじめとする健康危機管理に係る外部人材の活用を含む人員の確保，保健所等の組織体制の強化及び緊急事態に即時に対応できる全庁的な体制の整備の重要性が改めて認識されている。

　こうした状況の変化に的確に対応するため，地域保健対策を推進するための中核としての保健所，市町村保健センター等及び地方衛生研究所を相互に機能させ，都道府県及び市長村（特別区を含む。第2の1の2を除き，以下同じ。）の本庁，保健所，市町村保健センター等及び地方衛生研究所間の連携並びにこれらの機関と地域の医療機関及び福祉サービス機関とのネットワーク形成を推進し，また，地域の特性を考慮しながら，医療，介護，福祉等の関連施策と有機的に連携した上で，科学的な根拠に基づき効果的・効率的に地域保健対策を推進するとともに，地域に根ざした信頼や社会規範，ネットワークといった社会関係資本等（以下「ソーシャルキャピタル」という。）を活用した住民との協働により，地域保健基盤を構築し，地域住民の健康の保持及び増進並びに地域住民が安心して暮らせる地域社会の実現を目指した地域保健対策を総合的に推進することが必要である。

　この指針は，地域保健体系の下で，市町村，都道府県，国等が取り組むべき方向を示すことにより，地域保健対策の円滑な実施及び総合的な推進を図ることを目的とする。

第1　地域保健対策の推進の基本的な方向
1　自助及び共助の支援の推進
少子高齢化の更なる進展等の社会状況の変化を踏まえ，住民の自助努力に対する支援を充実

するとともに，共助の精神で活動する住民に対し，ソーシャルキャピタルを活用した支援を行うことを通じて，多様化，高度化する住民のニーズに応えたサービスを提供する必要がある。都道府県及び市町村は，地域保健対策を講ずる上で重要な社会資源について十分に調査し，ソーシャルキャピタルの核となる人材の育成に努めるとともに，学校，企業等に係るソーシャルキャピタルの積極的な活用を図る必要がある。

2　住民の多様なニーズに対応したきめ細かなサービスの提供

住民の価値観，ライフスタイル及びニーズは極めて多様化しており，画一的に提供されるサービスから，多様なニーズ等に応じたきめ細かなサービスへ転換することが求められる。

このため，住民が保健サービスに関する相談を必要とする場合には，個人のプライバシーの保護に配慮しつつ適時適切に相談に応じることが可能な体制を整備するとともに，個々の住民のニーズに的確に対応したサービスが提供されるよう，保健サービスの質的かつ量的な確保，保健サービスを提供する拠点の整備及び人材の確保等の体制の総合的な整備を推進することが必要である。

また，保健サービスの提供に当たっては，種類，時間帯，実施場所等に関し，個人による一定の選択を可能にするよう配慮するとともに，これらの保健サービスの提供に関連する情報を適切に住民に提供する必要がある。

あわせて，民間サービスの活用を進めるため，保健サービスの質を確保しながら振興策等を検討することが求められる。

3　地域の特性をいかした保健と福祉の健康なまちづくり

住民に身近で利用頻度の高い保健サービス及び福祉サービスは，最も基礎的な自治体である市町村が，地域の特性を十分に発揮しつつ，住民のニーズを踏まえた上で，一体的に実施できる体制を整備することが必要である。

これに加え，市町村は，地域保健を取り巻く状況の変化を踏まえ，行政サービスの充実だけでなく，学校，企業等の地域の幅広い主体との連携を進め，住民との協働による健康なまちづくりを推進し，全ての住民が健康づくりに取り組むことができる環境を整備することが求められる。

また，都道府県及び国は，市町村がその役割を十分に果たすことができる条件を整備することが必要である。

4　医療，介護，福祉等の関連施策との連携強化

住民のニーズの変化に的確に対応するためには，地域における保健，医療，介護，福祉等とそれぞれの施策間での連携及びその体制の構築が重要である。

このため，市町村は，住民に身近な保健サービスを介護サービス又は福祉サービスと一体的に提供できる体制の整備に努める。都道府県及び保健所（都道府県が設置する保健所に限る。）は，広域的な観点から都道府県管内の現状を踏まえた急性期，回復期及び維持期における医療機関間の連携，医療サービスと介護サービス及び福祉サービス間の連携による地域包括ケアシステムの強化に努めることが必要である。

また，医療機関間の連携体制の構築においては，多くの医療機関等が関係するため，保健所が積極的に関与し，地域の医師会等との連携や協力の下，公平・公正な立場からの調整機能を発揮することが望まれる。

なお，保健所は，所管区域内の健康課題等の把握，評価，分析及び公表を行い，都道府県が

設置する保健所にあっては所管区域内の市町村と情報の共有化を図るとともに，当該市町村と重層的な連携の下，地域保健対策を推進するほか，介護及び福祉等の施策との調整についても積極的な役割を果たす必要がある。

5　地域における健康危機管理体制の確保

1　健康危機管理体制の確保

都道府県及び市町村は，地域において発生し得る健康危機に対して，迅速かつ適切な危機管理を行えるよう，当該健康危機の際に生じ得る地域住民への精神的な影響も考慮した上で，地域における健康危機管理体制を構築する必要がある。

このため，都道府県及び市町村は，それぞれの保健衛生部門の役割分担をあらかじめ明確にするほか，健康危機に関する情報が，健康危機管理体制の管理責任者に対して迅速かつ適切に伝達され，当該管理責任者の下で一元的に管理される体制を構築するとともに，管理責任者から都道府県及び市町村の保健衛生部門に対する指示が迅速かつ適切に伝達される必要がある。

また，他の地方公共団体を含む関係機関及び関係団体との連携及び調整も図る必要がある。なお，健康危機管理体制の管理責任者は，地域の保健医療に精通しているという観点から保健所長が望ましい。

また，都道府県及び市町村は，健康危機が発生した場合の危機管理への対応について定めた手引書を作成するとともに，当該手引書の有効性を検証するための訓練，健康危機に対する迅速かつ適切な危機管理を行うことができる人材の育成，当該危機管理に必要な機器及び機材の整備等を行う必要がある。

2　大規模災害への備え

都道府県及び市町村は，大規模災害時に十分に保健活動を実施することができない状況を想定し，他の地方公共団体や国とも連携して，大規模災害時の情報収集，医療機関との連携を含む保健活動の全体調整，保健活動への支援及び人材の受入れ等に関する体制を構築する必要がある。

3　広域的な感染症のまん延への備え

都道府県は，広域的な感染症のまん延により十分に保健活動を実施できない状況を想定し，管内の政令市（地域保健法施行令（昭和二十三年政令第七十七号。以下「令」という。）第一条に規定する市をいう。以下同じ。）及び特別区，他の都道府県並びに国と連携して，感染経路，濃厚接触者等に係る情報収集，医療機関及び福祉サービス機関等との連携を含む保健活動の全体調整，保健活動への支援，感染症対応が可能な専門職を含む人材の確保，国及び地方公共団体等からの人材の送り出し及び受入れ等に関する体制を構築する必要がある。

また，感染経路の特定，濃厚接触者の把握等に係る疫学調査，病原体の解析等の専門的業務を十分に実施するためには，保健所，地方衛生研究所等の職員のみならず，教育機関，学術機関等に所属する有識者の協力を得ることも重要であるため，都道府県並びに政令市及び特別区は，平時からこれらの機関等と連携を図りながら感染症対策を行うとともに，緊急的な感染症対応が必要となった場合の情報共有及び協力のための体制を構築しておく必要がある。

さらに，広域的な感染症のまん延の防止の観点から，都道府県，政令市及び特別区は，各管轄地域内での感染経路の特定，濃厚接触者の把握等に係る疫学調査等による感染状況に係る情報の共有に努めること。

　4　地域住民への情報提供，知識の普及等

　国，都道府県及び市町村は，健康危機の発生時に地域住民が状況を的確に認識した上で行動ができるよう，適切に情報を提供し，地域住民や関係者との相互の情報及び意見の交換（以下「リスクコミュニケーション」という。）を実施するよう努める必要がある。

　また，国，都道府県及び市町村は，広域的な感染症対策等を実施するに当たっては，患者及び医療従事者並びにこれらの者の家族等の人権が尊重され，及び何人も差別的取扱い等を受けることのないようにするため，差別的取扱い等の実態の把握，相談支援，広報その他の啓発活動を行うものとする。

6　科学的根拠に基づいた地域保健の推進

　1　科学的根拠に基づく地域保健対策に関する計画の策定と実施

　国，都道府県及び市町村は，地域の健康課題について，住民の健康を阻害する要因を科学的に明らかにするとともに，疫学的な手法等を用いて地域保健対策の評価等の調査研究を行うことにより，科学的根拠に基づく地域保健対策に関する計画の策定など地域保健対策の企画及びその実施に努める必要がある。

　また，健康づくりに関する計画，がん対策に関する計画，母子保健に関する計画，健康危機管理に関する計画等の地域保健対策に関する計画（第1の6の2において「計画」という。）について，地域において共通する課題や目標を共有し推進することが望ましい。

　2　計画の評価と公表の推進

　国，都道府県及び市町村は，地域保健に関して，それぞれが共通して活用可能な標準化された情報の収集，分析及び評価を行い，その結果を計画に反映させるとともに，関係者や地域住民に広く公表することを通じて，地域の健康課題とその解決に向けた目標の共有化を図り，地域保健対策を一体的に推進することが重要である。なお，保健所及び地方衛生研究所は，技術的中核機関として，情報の収集，分析及び評価を行い，積極的にその機能を果たす必要がある。

7　国民の健康づくりの推進

　健康増進法（平成14年法律第103号）に基づき，国民の健康づくりを推進するため，国及び地方公共団体は，教育活動や広報活動を通じた健康の増進に関する知識の普及，情報の収集，整理，分析及び提供，研究の推進並びに健康の増進に係る人材の養成及び資質の向上を図るとともに，健康増進事業実施者その他の関係者に対し，必要な技術的助言を与えるよう努めることが必要である。さらに，都道府県は，国民の健康の増進の総合的な推進を図るための基本的な方針（平成24年厚生労働省告示第430号。第1の7において「基本方針」という。）を勘案して，都道府県健康増進計画を定め，市町村は，基本方針及び都道府県健康増進計画を定めるよう努めることが必要である。また，健康づくりの推進に当たっては，医療保険者，医療機関，薬局，地域包括支援センター，教育関係機関，マスメディア，企業，ボランティア団体等から構成される中核的な推進組織が，市町村保健センター，保健所を中心として，都道府県健康増進計画及び市町村健康増進計画に即して，これらの健康増進計画の目標を達成するための行動計画を設定し，各機関及び団体等の取組をそれぞれ補完し合う等職種間で連携を図ることにより，地域の健康課題の解決に向けた効果的な取組が図られることが望ましい。また，母子保健分野については，母子保健における国民運動計画において設定された課題を達成するため，国及び地方公共団体は，関係者，関係機関及び関係団体が寄与し得る取組の内容を明確にして，その活動を推進することが必要である。

8　快適で安心できる生活環境の確保

地域住民の健康の保持及び増進を図るためには，住民の生活の基盤となる快適で安心できる生活環境を確保することが重要である。

このため，都道府県，国等は，食中毒等に係る情報共有体制の強化や食品衛生監視員等の資質向上等を通じた保健所の機能強化に努めるとともに，食品衛生協会，生活衛生同業組合等関係団体に対する指導又は助言に努めることにより，営業者の自主的な衛生管理等を通じた食品安全，生活衛生等の施策の推進を図り，消費者及び住民に対するサービス並びに食品の安全性等に係るリスクコミュニケーションを進めることが必要である。

第2　保健所及び市町村保健センターの整備及び運営に関する基本的事項

保健所は，地域保健に関する広域的，専門的かつ技術的拠点としての機能を強化するほか，地域の医師会の協力の下に医療機関との連携を図ること等により，また，市町村は，住民に身近で利用頻度の高い保健，福祉サービスを一体的に実施するため，市町村保健センター等の体制の整備を積極的に推進すること等により，ライフサイクルを通して一貫した保健，医療，福祉サービスを提供することが重要である。

このため，市町村，都道府県及び国は，次のような取組を行うことが必要である。

1　保健所

1　保健所の整備

保健所の地域保健における広域的，専門的かつ技術的拠点としての機能を強化するため，次のような考え方に基づき，地域の特性を踏まえつつ規模の拡大並びに施設及び設備の充実を図ること。

(1)　都道府県の設置する保健所

①都道府県の設置する保健所の所管区域は，保健医療に係る施策と社会福祉に係る施策との有機的な連携を図るため，二次医療圏（医療法（昭和23年法律第205号）第30条の4第2項第14号に規定する区域をいう。以下同じ。）又は介護保険法（平成9年法律第123号）第118条第2項に規定する区域とおおむね一致した区域とすることを原則として定めることが必要であること。ただし，現行の二次医療圏が必ずしも保健サービスを提供する体制の確保を図る趣旨で設定されていないことから，二次医療圏の人口又は面積が平均的な二次医療圏の人口又は面積を著しく超える場合には地域の特性を踏まえつつ複数の保健所を設置できることを考慮すること。

②保健所の集約化により，食品安全及び生活衛生関係事業者等に対するサービスの提供に遺漏がないよう，例えば，移動衛生相談，関係団体の協力による相談等の地域の特性に応じたサービスを行うこと。

(2)　政令市及び特別区の設置する保健所

①政令指定都市（地方自治法（昭和22年法律第67号）第252条の19第1項の指定都市をいう。以下同じ。）は，地域の特性を踏まえつつ，保健所が，従来おおむね行政区単位に設置されてきたことに配慮しながら，都道府県の設置する保健所との均衡及び保健所政令市（令第1条第3号の市をいう。以下同じ。）の人口要件を勘案し，住民が受けることができるサービスの公平性が確保されるように保健所を設置することが望ましいこと。

②政令指定都市を除く政令市及び特別区は，都道府県の設置する保健所との均衡及び保健

所政令市の人口要件を勘案し，地域の特性を踏まえつつ，保健所を設置することが望ましいこと。

　③保健所の設置及び運営を円滑に遂行できる人口規模を備えた市が保健サービスを一元的に実施することは望ましいことから，人口30万人以上の市は，保健所政令市への移行を検討すること。

　④人口20万人未満の現行の政令市は，引き続きその業務の一層の推進を図ること。

2　保健所の運営

(1)　都道府県の設置する保健所

都道府県の設置する保健所（以下この(1)において「保健所」という。）は，次のような地域保健の広域的，専門的かつ技術的拠点としての機能を強化すること。

　①健康なまちづくりの推進

　ア　市町村による保健サービス及び福祉サービスを一体的に提供するとともに，ソーシャルキャピタルを広域的に醸成し，その活用を図ること。また，学校，企業等の関係機関との幅広い連携を図ることにより，健康なまちづくりを推進すること。

　イ　地域の健康課題を把握し，医療機関間の連携に係る調整，都道府県による医療サービスと市町村による保健サービス及び福祉サービスとの連携に係る調整を行うことにより，地域において保健，医療，福祉に関するサービスが包括的に提供されるよう市町村や関係機関等と重層的な連携体制を構築すること。

　②専門的かつ技術的業務の推進

　ア　地域保健対策に関する専門的かつ技術的な業務について機能を強化するとともに，地域保健対策への地域住民のニーズの把握に努めた上で，専門的な立場から企画，調整，指導及びこれらに必要な事業を行うとともに市町村への積極的な支援に努めること。

　イ　精神保健，難病対策，エイズ対策等の保健サービスの実施に当たっては，市町村の福祉部局等との十分な連携及び協力を図ること。

　ウ　食品安全，生活衛生，医事，薬事等における監視及び指導，検査業務等の専門的かつ技術的な業務について，地域住民の快適で安心できる生活環境の確保を図るという観点を重視し，監視及び指導の計画的な実施，検査の精度管理の徹底等，一層の効率化及び高度化を図ることにより，食品等の広域的監視及び検査を行う専門的かつ技術的拠点としての機能を強化すること。

　③情報の収集，整備及び活用の推進

　ア　所管区域に係る保健，医療，福祉に関する情報を幅広く収集，管理，分析及び評価するとともに，関係法令を踏まえつつ，関係機関及び地域住民に対して，これらを積極的に提供すること。

　イ　市町村，地域の医師会等と協力しつつ，住民からの相談に総合的に対応できる情報ネットワークを構築すること。

　ウ　このため，情報部門の機能強化を図ること。

　④調査及び研究等の推進

　ア　各地域が抱える課題に即し，地域住民の生活に密着した調査及び研究を積極的に推進することが重要である。

　このため，調査疫学部門の機能強化を図ること。

イ　国は，保健所における情報の収集，整理及び活用並びに調査及び研究を推進するため，技術的及び財政的援助に努めること。

⑤市町村に対する援助及び市町村相互間の連結調整の推進

ア　保健所に配置されている医師を始めとする専門技術職員は，市町村の求めに応じて，専門的かつ技術的な指導及び支援並びに市町村保健センター等の運営に関する協力を積極的に行うこと。

イ　市町村職員等に対する現任訓練を含めた研修等を積極的に推進することが重要である。

このため，研修部門の機能強化を図ること。

⑥地域における健康危機管理の拠点としての機能の強化

ア　健康危機の発生に備え，保健所は，地域の保健医療の管理機関として，平時から，法令に基づく監視業務等を行うことにより，健康危機の発生の防止に努めるほか，広域災害・救急医療情報システム等を活用し，地域医療とりわけ救急医療の量的及び質的な提供状況を把握し，評価するとともに，地域の医師会及び消防機関等の救急医療に係る関係機関と調整を行うことにより，地域における医療提供体制の確保に努め，また，保健衛生部門，警察等の関係機関及びボランティアを含む関係団体と調整することにより，これらとの連携が確保された危機管理体制の整備に努めること。感染症については，国立感染症研究所，地方衛生研究所等の研究機関と連携の上，検査の精度管理に努めるとともに，感染情報の管理等のためのシステムを活用し，最新の科学的知見に基づく情報管理を推進すること。

併せて，健康危機の発生時に専門技術職員による調査業務その他の保健活動が迅速かつ適切に行われるよう，平時から健康危機の発生時における全庁的な人員配置及び職員の業務分担を検討するとともに，職員等に対し研修等を必要に応じて実施することにより危機管理体制の整備を図ること。また，平時から管内の関係教育機関及び医師会，歯科医師会，薬剤師会，獣医師会，看護協会，栄養士会等の専門職能団体等の地域保健に係る知見を有する人材が所属する機関との連携を図ること。

また，健康危機管理に関する住民の意識を高めるため，リスクコミュニケーションに努めること。なお，地域の保健医療情報の集約機関として，保健所の対応が可能となるよう，休日及び夜間を含め適切な対応を行う体制の整備を図ること。

イ　健康危機発生時において，保健所は，広域災害・救急医療情報システム等を活用し，患者の診療情報等の患者の生命に係る情報の収集及び提供，健康被害者に対する適切な医療の確保のための支援措置等を図ること。また，管内の市町村に対して法令に基づき，健康危機管理を適切に行うこと。

ウ　健康危機発生後において，保健所は，保健医療福祉に係る関係機関等と調整の上，健康危機発生に当たっての管理の体制並びに保健医療福祉の対応及び結果に関し，科学的根拠に基づく評価を行い，公表するとともに，都道府県が作成する医療計画及び障害者計画等の改定に当たって，その成果を将来の施策として反映させることが必要であること。なお，健康危機による被害者及び健康危機管理の業務に従事する者に対する精神保健福祉対策等を人権の尊重等に配慮しつつ，推進すること。

エ　健康危機管理に係る体制の整備に当たっては，その体制が保健所内の組織全般の運営に及ぼす影響の程度や健康危機への対応に要する期間等の諸般の事情を考慮するとともに，

地域保健対策の推進に支障を来すことがないよう配慮の上，必要に応じて国とも調整の上，健康危機管理に係る業務以外の既存の業務の縮小や当該業務の実施の順延等を検討すること。

　⑦企画及び調整の機能の強化

　ア　都道府県の医療計画，介護保健事業支援計画，がん対策推進計画，健康増進計画，老人福祉計画，障害者計画等の計画策定に関与するとともに，各種の地域保健サービスを広域的・専門的立場から評価し，これを将来の施策に反映させ，その結果の公表等を通じて所管区域内の市町村の施策の改善を行うほか，地域における在宅サービス，障害者福祉等の保健，医療，福祉のシステムの構築，医療機関の機能分担と連携，医薬分業等医療提供体制の整備，ソーシャルキャピタルを活用した健康づくりの支援，食品安全及び生活衛生に係るサービスの提供及び①から⑦までに掲げる課題について企画及び調整を推進すること。

　イ　このため，保健所の新たな役割を十分に担うことのできる人材の確保等を含め，企画及び調整の部門の機能強化を図ること。

(2)　政令市及び特別区の設置する保健所

　政令市及び特別区の設置する保健所は，市町村保健センター等の保健活動の拠点及び福祉部局との間の情報交換等による有機的な連携の下に，(1)の①に掲げる健康的なまちづくりの推進，(1)の②に掲げる専門的かつ技術的業務の推進，(1)の③に掲げる情報の収集，整理及び活用の推進，(1)の④に掲げる調査及び研究等の推進，(1)の⑥に掲げる健康危機管理機能の強化並びに(1)の⑦に掲げる企画及び調整の機能の強化に努めること。

　また，政令市及び特別区の設置する保健所を地域保健医療に対する総合的な企画機能を有する中核機関として位置付け，地域住民のニーズに合致した施策を展開できるようにすることが望ましいこと。

2　市町村保健センター

　1　市町村保健センターの整備

(1)　身近で利用頻度の高い保健サービスが市町村において一元的に提供されることを踏まえ，各市町村は，適切に市町村保健センター等の保健活動の拠点を整備すること。

(2)　国は，市町村保健センターの設置及び改築等の財政的援助に努めること。

(3)　町村は，単独で市町村保健センター等を整備することが困難な場合には，地域住民に対する保健サービスが十分に提供できるよう配慮しながら，共同で市町村保健センター等を整備することを考慮すること。

(4)　都市部においては，都市の特性をいかしつつ人口規模に応じた市町村保健センター等の設置を考慮すること。

(5)　国民健康保険健康管理センター，老人福祉センター，地域包括支援センター等の類似施設が整備されている市町村は，これらの施設の充実を図ることにより，住民に身近で利用頻度の高い保健サービスを総合的に実施するという役割を十分に発揮できるようにすること。

　2　市町村保健センターの運営

(1)　市町村は，健康相談，保健指導及び健康診査等の地域保健に関する計画を策定すること等により，市町村保健センター等において住民のニーズに応じた計画的な事業の実施を図るとともに，保健所等の関係機関による施策評価を参考として業務の改善に努めること。

(2)　市町村は，市町村保健センター等の運営に当たっては，保健，医療，福祉の連携を図る

ため，地域包括支援センターを始めとする社会福祉施設等との連携及び協力体制の確立，市町村保健センター等における総合相談窓口の設置，在宅福祉サービスを担う施設との複合的整備，保健師とホームヘルパーに共通の活動拠点としての運営等により，保健と福祉の総合的な機能を備えること。

(3)　市町村は，市町村保健センター等の運営に当たっては，保健所からの専門的かつ技術的な援助及び協力を積極的に求めるとともに，地域の NPO，民間団体等に係るソーシャルキャピタルを活用した事業の展開に努めること。また市町村健康づくり推進協議会の活用，検討協議会の設置等により，医師会，歯科医師会，薬剤師会，看護協会，栄養士会等の専門職能団体，地域の医療機関，学校及び企業等との十分な連携及び協力を図ること。なお，当該市町村健康づくり推進協議会及び検討協議会の運営に当たっては，地域の NPO，民間団体等に係るソーシャルキャピタルの核である人材の参画も得て，地域の健康課題を共有しながら地域保健対策を一体的に推進することが望ましいこと。

(4)　市町村は，精神障害者の社会復帰対策，認知症高齢者対策，歯科保健対策等のうち，身近で利用頻度の高い保健サービスは，市町村保健センター等において，保健所の協力の下に実施することが望ましいこと。特に，精神障害者の障害者支援施設等の利用に係る調整及び精神障害者保健福祉手帳の交付申請の受理の事務等を市町村において行うこととなっていることから，精神障害者の社会復帰対策を，保健所，精神保健福祉センター，福祉事務所，医療機関，障害者支援施設等との連携及び協力の下に実施すること。

(5)　政令市は，保健所と市町村保健センター等との密接な連携を図り，効率的かつ効果的な保健サービスの提供を可能にする体制を整備すること。

第3　地域保健対策に係る人材の確保及び資質の向上並びに人材確保支援計画の策定に関する基本的事項

地域保健対策に係る多くの職種に渡る専門技術職員の養成，確保及び知識又は技術の向上に資する研修の充実を図るため，市町村，都道府県及び国は，次のような取組を行うことが必要である。

1　人材の確保

1　都道府県，政令市及び特別区は，地域における健康危機管理体制の充実等の観点から，保健所における医師の配置に当たっては，専任の保健所長を置くように努める等の所管区域の状況に応じた適切な措置を講じるように努めること。なお，医師である専任の保健所長の確保が著しく困難である場合には，保健所長の職責の重要性に鑑み，臨時的な措置として，令第四条第二項各号のいずれにも該当する医師でない地域保健法（昭和22年法律第101号）第五条第一項に規定する地方公共団体の長の補助機関である職員を保健所長として配置するように努めること。

2　国，都道府県及び市町村は，地域における健康危機管理体制の充実等の観点から，健康危機の発生に際して，保健所における必要な調査，住民からの相談への対応その他の専門的な業務を行うことのできる保健師等の専門技術職員の継続的な確保を図ること。

3　都道府県及び市町村は，健康危機の発生時には全庁的な危機管理体制が組めるよう平時から準備を行い，地域保健対策の推進に支障を来すことがないように配慮すること。

4　都道府県は，事業の将来的な見通しの下に，精神保健福祉士を含む令第5条に規定する職員の継続的な確保に努め，地域保健対策の推進に支障を来すことがないように配慮すること。

　5　市町村は，事業の将来的な見通しの下に，保健師，管理栄養士等の地域保健対策に従事する専門技術職員の計画的な確保を推進することにより，保健事業の充実及び保健事業と介護保険事業等との有機的な連携その他の地域保健対策の推進に支障を来すことがないように配慮すること。

　また，市町村は，医師，歯科医師，薬剤師，獣医師，助産師，看護師，准看護師，管理栄養士，栄養士，理学療法士，作業療法士，歯科衛生士，社会福祉士，介護福祉士，精神保健福祉士，言語聴覚士等の地域における人的資源を最大限に活用すること。

　このため，地域の医師会，歯科医師会，薬剤師会，獣医師会，看護協会，栄養士会等の支援を得ること。

　さらに，行政職員の育成のみならず，地域においてソーシャルキャピタルの核となる人材の発掘及び育成を行うとともに，学校，企業等との仲立ちとなる人材の確保についても計画的に取り組むこと。

　6　国は，専門技術職員の養成に努めるとともに，業務内容，業務量等を勘案した保健師の活動の指標を情報として提供する等の支援を行うこと。

　また，健康なまちづくりの全国的な推進のため，地方公共団体等が行うソーシャルキャピタルの核となる人材の育成に係る支援に努めること。

　7　国及び都道府県は，広域的な健康危機の発生の際，必要に応じ，地域の公衆衛生の実務に係る専門知識を有する人材や公衆衛生に係る専門資格を有する人材に対して応援職員としての派遣等への協力を求め，当該広域的な健康危機への地域における一体的な対応が円滑に行われるよう，平時から地域の関係教育機関及び医師会，歯科医師会，薬剤師会，獣医師会，看護協会，栄養士会等の専門職能団体との関係の構築及び維持に努めること。

2　人材の資質の向上

　1　都道府県及び市町村は，職員に対する現任教育（研修及び自己啓発の奨励，地域保健対策に係る部門以外の部門への人事異動その他の手段による教育をいう。以下同じ。）について各地方公共団体が策定した人材育成指針に基づき，企画及び調整を一元的に行う体制を整備することが望ましいこと。なお，ここでいう研修には執務を通じての研修を含む。

　2　都道府県及び市町村は，地域保健に関わる医師，歯科医師，薬剤師，獣医師，保健師，助産師，看護師，准看護師，臨床検査技師，管理栄養士，栄養士，理学療法士，作業療法士，歯科衛生士，社会福祉士，精神保健福祉士，言語聴覚士等に対して，次に掲げる現任教育に関する事項を効果的かつ効率的に実施すること。なお，実施に際しては必要に応じ関係部局と連携すること。

　(1)　次に掲げる事項に関する研修及び自己啓発の奨励

　　①　専門分野及び行政運営に関する事項

　　②　保健，医療，福祉の連携を促進するための職種横断的な事項

　　③　保健，医療，福祉に係る各種サービスの総合的な調整に関する事項

　　④　健康危機発生時における迅速かつ適切な対応を行うための危機管理等に関する事項

　(2)　人材育成を目的とした地域保健対策に係る部門以外の部門への人事異動，保健所と市町村との間の人事交流，研究機関等への派遣等の推進

　3　都道府県は，市町村の求めに応じ，都道府県及び市町村の職員の研修課程を定め，保健所，地方衛生研究所等との間の職員研修上の役割分担を行って，現任訓練を含めた市町村職員

に対する体系的な専門分野に関する研修を計画的に推進するとともに，保健所職員が市町村に対する技術的援助を円滑に行うことを可能とするための研修，保健所の計画及び調整機能を強化するための研修並びに教育機関又は研究機関と連携した研修の推進に努めること。

　4　都道府県は，保健所において，市町村等の求めに応じ，市町村職員及び保健，医療，福祉サービスに従事する者に対する研修を実施するとともに，町村職員が研修を受ける際には，当該町村の事業が円滑に実施されるように必要に応じて支援すること。

　5　国は，国立試験研究機関における養成訓練を始め，総合的な企画及び調整の能力の養成並びに指導者としての資質の向上に重点を置いた研修の充実を図るとともに，効果的かつ効率的な教育方法の開発及び普及を行い，市町村及び都道府県に対する技術的及び財政的援助に努めること。

　6　国及び都道府県は，地域の公衆衛生の実務に係る専門知識や公衆衛生に係る専門資格を有し，広域的な健康危機の発生の際，応援職員としての派遣等への協力を求める人材に対して，健康危機発生時における迅速かつ適切な対応を行うための危機管理等に関する研修を実施すること。

3　人材確保支援計画の策定

　1　人材確保支援計画の策定についての基本的考え方

　(1)　市町村は，地域保健対策の円滑な実施を図るため，自ら責任を持って，住民に身近で利用頻度の高い保健サービスに必要な人材の確保及び資質の向上を図ることが原則である。しかしながら，町村が必要な対策を講じても地域の特性によりなお必要な人材を確保できない場合には，都道府県は，特にその人材の確保又は資質の向上を支援する必要がある町村について，町村の申出に基づき人材確保支援計画を策定するとともに，これに基づき人材の確保又は資質の向上に資する事業を推進すること。

　(2)　国は，都道府県の行う人材確保支援計画において定められた事業が円滑に実施されるよう，別に定める要件に従い必要な財政的援助を行うとともに，助言，指導その他の援助の実施に努めること。

　(3)　(1)及び(2)に掲げる措置により，各町村は，十分な保健サービス及び保健，医療，福祉の連携の下で最適なサービスを総合的に提供するための調整を行うことのできる保健師，栄養相談等を行う管理栄養士その他必要な職員の適切な配置を行うことが望ましいこと。

　2　人材確保支援計画の策定及びこれに基づく事業の実施に当たっての留意事項

　都道府県は，人材確保支援計画の策定及びこれに基づく事業については，特定町村との十分な意思疎通及び共通の課題を抱える特定町村における当該事業の一体的な推進を図るほか，地域の医師会，歯科医師会，薬剤師会，獣医師会，看護協会，栄養士会等の専門職能団体及び医療機関との連携又は協力体制を確立すること等により，広域的な健康危機発生時における連携又は協力体制の基盤形成も含め，地域の特性に即し，効果的に実施するよう留意すること。

第4　地域保健に関する調査及び研究に関する基本的事項

　地域の特性に即した地域保健対策を効果的に推進し，地域における健康危機管理能力を高めるためには，科学的な知見を踏まえることが重要である。

　このため，保健所，地方衛生研究所，国立試験研究機関等において，次のような取組を行うことが必要である。

　1　保健所は，快適で安心できる生活の実現に資するため，地域の抱える課題に即した，先駆的又は模範的な調査及び研究を推進すること。

　2　地方衛生研究所は，保健所等と連携しながら，地域における科学的かつ技術的に中核となる機関として，その専門性を活用した地域保健に関する調査及び研究を推進すること。

　3　都道府県及び政令指定都市は，関係部局，保健所，地方衛生研究所等の行政機関等による検討協議会を設置し，計画的に調査，研究等を実施するために必要な企画及び調整を行うこと。

　4　国は，国立試験研究機関等において，全国的規模で行うことが適当である又は高度の専門性が要求される調査及び研究を推進するとともに，国立試験研究機関と地方衛生研究所との連携体制を構築すること等により，地方衛生研究所に対する技術的支援を行うこと。

　5　国立試験研究機関，地方衛生研究所等における地域保健に関する調査及び研究については，新たな政策課題を認識した上で，その課題設定及び分析評価を行うとともに，検査精度及び検査件数等の規模の双方の要請を満たすものとすることとし，健康危機発生時等の緊急時にあっても十分な対応が可能となるよう平時から地域の試験研究機関等との連携に努めること。

　6　調査及び研究の成果等は，関係法令を踏まえつつ，関係機関及び国民に対して，積極的に提供すること。

第5　社会福祉等の関連施策との連携に関する基本的事項

1　保健，医療，福祉の連携の下で最適なサービスを総合的に提供するための調整の機能の充実

　人口の高齢化，疾病構造の変化，ノーマライゼーションの意識の高まり等に伴い，住民のニーズが保健，医療，福祉を通じた総合的なものとなる中で，個々の住民にとって最適なサービスの種類，程度及び提供主体について判断し，適切なサービスを総合的に提供することが重要である。

　このため，市町村及び都道府県は，次のような取組を行うことが必要である。

　1　市町村においては，相談からサービスの提供までに至る体系的な体制の整備及び職員に対する研修の充実を図ること。また，支援を必要とする住民をより早く把握し，適時かつ適切な情報の提供，関係機関の紹介及び調整等を行う総合相談窓口を市町村保健センター等に設置するとともに，高齢者の保健，福祉サービスに関する相談，連絡調整等を行う地域包括支援センターの整備を推進すること。さらに，地域の医師会の協力の下に，かかりつけ医との連携及び協力体制を確立すること。

　2　都道府県は，保健所において，精神障害及び難病等の専門的かつ広域的に対応することが望ましい問題を持つ住民に対して，保健，医療，福祉の連携の下で最適なサービスを提供するための総合調整機能を果たすとともに，市町村の求めに応じて，専門的及び技術的支援を行うこと。

2　包括的な保健，医療，福祉のシステムの構築

　住民のニーズに応じた適切なサービスを提供するため，地域における包括的な保健，医療，福祉のシステムの構築が重要である。

　このため，市町村，都道府県，国及び保健，医療，福祉サービスを提供する施設は，次のような取組を行うことが必要である。

　1　市町村においては，市町村保健センター等の保健活動の拠点，保健所，福祉事務所等の

行政機関及び地域包括支援センター，医療機関，薬局，社会福祉施設，介護老人保健施設，訪問看護ステーション等の施設を結ぶ地域の特性に応じたネットワークを整備すること。

　2　二次医療圏においては，保健，医療，福祉のシステムの構築に必要な社会資源がおおむね確保されていることから，保健所等は，これらを有効に活用したシステムの構築を図るための検討協議会を設置すること。

　また，保健所運営協議会又は地域保健医療協議会が設置されている場合には，これらとの一体的な運営を図り，二次医療圏内の地域保健全般に渡る事項を幅広い見地から協議すること。

　3　市町村は保健，福祉サービスの有機的な連携を推進する観点から，都道府県は市町村に対する保健，福祉サービスを通じた一元的な助言，援助等を円滑に行う観点から，それぞれ，地域の特性に応じた組織の在り方について検討すること。

　4　都道府県及び国は，相談窓口の一元化，保健師とホームヘルパーに共通の活動拠点の設置，関連施設の合築，連絡調整会議の設置，保健部局と福祉部局及び介護保険部局間の人事交流の促進，組織の再編成等のうち，保健，医療，福祉のシステムの構築に関する市町村及び都道府県の先駆的な取組について，事例の紹介又は情報の提供を行う等により支援すること。

3　次世代育成支援対策の総合的かつ計画的な推進

　都道府県及び市町村は，次代の社会を担う子どもが健やかに生まれ，かつ，育成される環境の整備を図るため，保健部局，福祉部局等の関係部局間の連携を十分に図りつつ，次世代育成支援対策を総合的かつ計画的に推進すること。

4　高齢者対策及び介護保険制度の円滑な実施のための取組

　住民のニーズに応じ，適切に高齢者対策を実施し，及び介護保険に係るサービス等を提供するため，高齢者対策に係る取組及び介護保険制度の円滑な実施のための取組が重要である。

　このため，市町村，都道府県等は，次のような取組を行うことが必要である。

　1　市町村においては，保健部局と高齢者対策に係る取組及び介護保険制度との連携を密にとり，健康増進事業と介護保険事業とを有機的かつ連続的に運用すること。

　また，高齢者の生涯を通じた健康づくり対策，要介護状態等にならないための介護予防対策及び自立支援対策を強化し，介護等を必要とする高齢者を早期に発見するとともに，必要な介護サービスを一体的に提供する地域包括ケアシステムづくりを推進すること。

　2　都道府県においては，保健部局と関連部局，関係機関及び関係団体とが十分に連携するとともに，市町村に対して，都道府県内の保健，医療，福祉サービスに関する情報を提供すること。

　3　都道府県は，保健所において，市町村が高齢者対策に係る取組及び介護保険制度を円滑に実施することができるように，市町村が行う介護保険事業計画の推進，サービス資源等についての市町村間の広域的調整及び開発等に対して支援を行うこと。

　4　政令市及び特別区は，市町村として担うべき役割に加え，都道府県が設置する保健所の担うべき役割のうち保健医療福祉情報の収集，分析及び提供等の役割も担うこと。

5　精神障害者施策の総合的な取組

　1　精神障害者に係る保健，医療，福祉等関連施策の総合的かつ計画的な取組を促進すること。

　2　都道府県及び市町村並びに保健所は，精神障害者ができる限り地域で生活できるようにするため，居宅生活支援事業の普及を図るとともに，ケアマネジメントの手法の活用の推進を検討すること。特に，条件が整えば退院可能とされる者の退院及び社会復帰を目指すため，必

要なサービスの整備及び資源の開発を行い，地域の保健，医療，福祉関係機関の連携を進めること。

3　都道府県及び市町村並びに保健所は，精神障害者及び家族のニーズに対応した多様な相談体制及び支援体制を構築するとともに，当事者自身による相互支援活動等を支援すること。

4　都道府県及び市町村並びに保健所は，精神疾患及び精神障害者への正しい理解の普及を推進するとともに地域住民の精神的健康の保持増進を推進すること。

6　児童虐待防止対策に関する取組

近年の児童虐待に関する問題の深刻化に伴い，保健所，市町村保健センター等においても，児童相談所と十分な連携を取りつつ，以下のような取組を行うことが必要である。

1　母子保健活動や地域の医療機関等との連携を通じて，妊産婦及び親子の健康問題，家族の状況に係る問題等に関連した虐待発生のハイリスク要因を見逃がさないよう努め，こうした要因がある場合，保健師の家庭訪問等による積極的な支援を実施すること。また，関係機関による会議等において積極的な役割を果たすとともに，地域組織活動の育成及び支援を行い，児童虐待の発生予防に向けた取組を行うこと。

2　保健所，市町村保健センター等の職員が児童虐待が行われている疑いがある家庭を発見した場合については，児童虐待への対応の中核機関である児童相談所又は福祉事務所への通告を行った上で，市町村及び保健所は，当該事例への援助について関係機関との連携及び協力を組織的に推進すること。

第6　その他地域保健対策の推進に関する重要事項

1　国民の健康づくり及びがん対策等の推進

都道府県及び市町村並びに保健所は，健康増進法に基づき，国民の健康づくりを推進するとともに，がん対策基本法（平成18年法律第98号），肝炎対策基本法（平成21年法律第97号）及び歯科口腔保健の推進に関する法律（平成23年法律第95号）に基づき，がん対策，肝炎対策及び歯科口腔保健の推進に関し，次のような取組を行うことが必要である。

1　都道府県は，地域における健康の増進に関する情報の収集を行うとともに，都道府県健康増進計画の策定及び市町村健康増進計画の策定に対する支援を行う等の地域診断の情報源となる健康指標の収集及び分析を行うこと。

保健所は，管内における関係機関，関係団体等の連携を推進するための中核機関としての役割を担うとともに，健康の増進に関する情報の収集，分析及び提供並びに市町村に対する技術的支援や二次医療圏に合わせた計画策定等を通じ，管内の健康づくりの取組の拠点としての役割を担うこと。

市町村は，健康増進事業等の実施主体として，市町村健康増進計画を関係機関及び関係団体並びに住民の参画を得て主体的に策定し，推進するよう努めること。その際，当該市町村をその所管区域内に含む保健所と連携を図ること。また，市町村健康増進計画の推進に当たっては，市町村の内部部局のみならず，保健衛生，精神保健，労働衛生，福祉，環境，都市計画等の各部門の外部機関との連携及び協力を強化すること。

これらを行う場合，都道府県，保健所，市町村の保健衛生部局，医療機関，学校，教育委員会，医療保険者，地域産業保健センター等の産業保健関係機関や，地域の健康づくりに関係するNPO等に係るソーシャルキャピタルの活用及び協力を強化すること。

2　地域のがん対策の推進に関し，都道府県及び市町村は，都道府県の策定する都道府県がん対策推進計画に基づき，がんの予防及び早期発見の推進，がん医療の均てん化の促進，研究の推進等のために必要な施策を講じること。

都道府県及び保健所は，健康増進法に基づき市町村が実施するがん検診が科学的根拠に基づいたものとなるよう市町村との連携を強化するとともに，地域がん登録の推進により地域のがん対策の現状を把握し，医療機関間の連携や在宅医療・介護サービスとの連携を進めるため，地域の関係機関との連携を推進すること。

3　地域の肝炎対策の推進に関し，都道府県及び市町村は，肝炎の予防及び早期発見の推進，肝炎医療の均てん化の促進，研究の推進等のために必要な施策を講じること。

都道府県は，市町村等が実施する肝炎ウイルス検査について，関係機関と連携し，広報を強化するとともに，肝炎診療ネットワークの構築等の地域における肝炎医療を提供する体制を確保すること。

4　地域の歯科口腔保健の推進に関し，都道府県は，関係機関等と連携し，地域の状況に応じた歯科口腔保健の基本的事項を策定するよう努めること。

また，都道府県及び市町村は，保健所と連携して，歯科口腔保健に関する知識の普及啓発，定期的に歯科検診（健康診査及び健康診断を含む。第6の1の4において同じ。）を受けること等の勧奨，障害者等が定期的に歯科検診や保健指導を受けるための施策，歯科疾患の予防のための措置，口腔の健康に関する調査及び研究の推進等に関する施策を講じるとともに，都道府県，政令市及び特別区は，口腔保健支援センターを設け，歯科医療等業務に従事する者等に対する情報提供，研修の実施その他の支援を行うこと。

2　生活衛生対策

1　都道府県，政令市及び特別区は，生活衛生同業組合が理容業，美容業，クリーニング業，飲食店営業等の分野の衛生及び経営に関する課題を共有して，地域社会における公衆衛生の向上を図る役割を有していることを踏まえ，新規営業者等に対して生活衛生同業組合についての適切な情報提供を行う等，その機能や組織の活性化を図ること。

また，生活衛生関係営業については，地方公共団体間で監視指導状況に大きな格差が生じている現状があり，監視指導の目標を設定する等，住民が安心できる体制の確保を図ること。

2　都道府県，政令市及び特別区は，生活衛生対策の中で特に，公衆浴場法（昭和23年法律第139号）に規定する浴場業及び旅館業法（昭和23年法律第138号）に規定する旅館業の営業者並びに建築物における衛生的環境の確保に関する法律（昭和45年法律第20号）に規定する特定建築物の維持管理権原者に対し，水質を汚染する病原生物（レジオネラ属菌等）に関する知識の普及，啓発を行うとともに，施設の種別に応じ，病原生物の増殖を抑制するための具体的方法を指導すること。また，病院，社会福祉施設等の特定建築物以外の建築物についても，その維持管理権原者に対し，病原生物に関する知識の普及，啓発に努めるとともに，維持管理に関する相談等に応じ，必要な指導等を行うこと。

さらに，住宅や建築物における室内空気汚染等による健康影響，いわゆるシックハウス症候群について，知識の普及，啓発を行うとともに，地域住民からの相談等に応じ，必要な指導等を行うこと。

3　食品安全対策

1　都道府県，政令市及び特別区並びに保健所は，第2の1の2の(1)の②ウ及び(2)に掲げる

ところにより監視指導に係る業務を推進するほか，教育活動や広報活動を通じた食品安全に関する正しい知識の普及，インターネットを利用した電子会議の実施等を通じた食中毒等に関する情報の収集，整理，分析，提供及び共有，研究の推進，食品安全に関する検査能力の向上，食品安全の向上にかかわる人材の養成及び資質の向上並びに国，他の都道府県等及び農林水産部局等関係部局との相互連携に努めるとともに，リスクコミュニケーションの促進を図るため，積極的に施策の実施状況を公表し，住民からの意見聴取及び施策への反映に努めること。

　　2　都道府県，政令市及び特別区並びに保健所は，第2の1の2の(1)の⑥及び(2)に掲げるところにより健康危機管理機能を強化するとともに，近年広域化している食中毒等飲食に起因する事故に対して，食中毒調査支援システム等を活用し，国，他の都道府県等及び関係部局と連携を図り，必要に応じて実地調査を行う疫学の専門家等の支援も得ながら，原因究明，被害拡大防止，再発防止対策等の一連の措置を迅速かつ的確に行うことができるよう体制を整備すること。

4　地域保健，学校保健及び産業保健の連携

　住民が地域又は職域を問わず，生涯を通じて共通の基盤に立った保健サービスを受けられるようにするためには，地域保健，学校保健及び産業保健の連携が重要である。また，健康寿命の延伸等を図るためには，地域における生涯を通じた健康づくりに対する継続的な支援が必要である。そのためには，保健所及び市町村が中心となり，個人の年齢，就業先などにより異なる保健事業者間の連携を図り，次のような事項を行うことにより，継続的な健康管理の支援が可能となるような体制整備を図っていくことが必要である。

　　1　地域保健と産業保健の連携を推進するため，保健所，市町村等が，医療機関等，健康保険組合，労働基準監督署，地域産業保健センター，事業者団体，商工会等の関係団体等から構成する連携推進協議会を設置し，組織間の連携を推進すること。

　　2　保健所及び市町村は，学校，地域の学校医等との連携を図る場である学校保健委員会やより広域的な協議の場に可能な限り参画し，学校等との連携体制の強化に努めること。

　　3　地域保健対策に関する計画の策定に当たっては，学校保健及び産業保健との連携を図りつつ，整合性のとれた目標，行動計画を立て，それに基づき保健活動を推進すること。

　　4　健康教育や健康相談等の保健事業及び施設や保健従事者への研修会などに関する情報を共有するとともに，相互活用等の効率的な実施に配慮すること。

5　地域における健康危機管理体制の確保

　地域住民が安心して暮らせるためには，地域における健康危機管理体制を確保することが重要である。

　このため，国，都道府県及び市町村は，次のような取組を行うことが必要である。

　　1　都道府県は，健康危機管理に際して，救急医療体制の整備，健康危機情報の収集，分析及び提供等を行うこと。

　　また，健康危機に関する事案の発生時に，市町村と有機的に連携した対応ができるよう，市町村と密接な連携体制を整えること。

　　2　政令市及び特別区は，保健所等の関係機関及び都道府県との連携を図るほか，地方衛生研究所等の充実等を図ることにより，検査機能の充実強化を図ること。

　　また，政令市においては，本庁及び保健所等における健康危機管理に関する事務分担が不明確であること又は本庁と保健所の持つ機能が不均衡であることがないよう，平時より健康危機

管理へ対応する体制整備を十分図ること。

　3　市町村は，健康危機情報を把握した場合には，法令に基づく対応を行うほか，住民に最も身近な地方公共団体として，住民に対する健康被害予防のための情報の提供に大きな役割を担うこと。

　4　政令市及び特別区を除く市町村は，都道府県の設置する保健所に対して，収集した健康危機情報を速やかに伝達し，保健所長の法令に基づく指示，技術的助言及び支援を受け，これらに基づく対応を行うこと。

　5　都道府県及び市町村は，複数の都道府県に及ぶ大規模災害の発生及び感染症のまん延に備えて，地方公共団体間で情報収集，情報提供，要支援者への支援等の保健活動の連携体制を強化するとともに，国は，広域的な災害及び感染症のまん延に係る保健活動に資する人材の育成を支援し，保健活動に携わる保健師等について，迅速に派遣のあっせん・調整を行う仕組みを構築すること。

　6　新型インフルエンザ等対策については，新型インフルエンザ等対策特別措置法（平成24年法律第31号）に基づき，新型インフルエンザ等の発生に備えた万全の体制を確立するため，都道府県は，政府行動計画に基づき都道府県行動計画を，市町村は，都道府県行動計画に基づき市町村行動計画を速やかに策定すること。保健所及び地方衛生研究所は，当該行動計画を踏まえ，地域の保健医療の管理機関としての機能及び役割を果たすとともに，都道府県は，市町村への技術的支援などを積極的に行うこと。

6　地方衛生研究所の機能強化

　1　地方衛生研究所は，病原体や毒劇物についての迅速な検査及び疫学調査の機能の強化を図るため，施設及び機器の整備，検査の精度管理の向上，感染症情報の管理等のためのシステムの活用，調査及び研究の充実並びに研修の実施等による人材の育成，救命救急センター，他の地方衛生研究所，国立試験研究機関等との連携体制の構築，休日及び夜間において適切な対応を行う体制の整備等を図ること。

　2　地方衛生研究所を設置する地方公共団体は，強毒性の新型インフルエンザ等の感染症の発生や広域化する食中毒の発生等に備えたサーベイランス機能の強化や迅速な検査体制の確立と検査精度の向上が求められていることを踏まえ，地域における科学的かつ技術的に中核となる機関として地方衛生研究所の機能の一層の充実強化を図ること。

7　地域住民との連携及び協力

　地域住民の多様なニーズにきめ細かく対応するため，公的サービスの提供とあいまって，ソーシャルキャピタルを活用し，住民参画型の地域のボランティア等の活動や地域の企業による活動が積極的に展開されることが重要である。

　このため，市町村，都道府県及び国は，啓発活動等を通じた地域保健活動に対する住民の理解及び参画の促進並びに保健所，市町村保健センター等において連携又は協力に努めること等により，これらの活動の支援に努めること。

　また，ソーシャルキャピタルは，健康危機が生じた場合に地域住民の心の支え合い等に有効に機能することから，市町村，都道府県及び国は，健康づくり活動や行事等の機会を通じて，ソーシャルキャピタルを醸成していく取組を推進することが必要である。

通 知 等

国民の健康の増進の総合的な推進を図るための基本的な方針

〔令和5年5月31日〕
〔厚生労働省告示第207号〕

　国民誰もが，より長く元気に暮らしていくための基盤として，健康の重要性はより高まってきており，平時から個人の心身の健康を保つため，健康づくりの取組を更に強化していくことが求められる。

　我が国では，基本的な法制度の整備や仕組みの構築，地方公共団体，保険者，企業，教育機関，民間団体等の多様な主体による取組に加え，データヘルス・ICTの利活用，社会環境整備，ナッジやインセンティブ等の新しい要素を取り入れた取組等の諸活動の成果により，健康寿命（健康上の問題で日常生活が制限されることなく生活できる期間をいう。以下同じ。）は着実に延伸してきた。

　一方で，平成25年度から令和5年度までの「二十一世紀における第二次国民健康づくり運動（健康日本21（第二次））」（以下「健康日本21（第二次）」という。）においては，主に一次予防（生活習慣を改善して健康を増進し，生活習慣病（NCDs（非感染性疾患をいう。以下同じ。））の発症を予防することをいう。）に関連する指標が悪化している，一部の性・年齢階級について悪化している指標が存在する等の課題が指摘され，また，健康増進に関連するデータの見える化・活用や国及び地方公共団体におけるPDCAサイクルの推進が不十分であること等の課題が指摘されている。

　また，少子化・高齢化による総人口・生産年齢人口の減少，独居世帯の増加，女性の社会進出，労働移動の円滑化，仕事と育児・介護との両立，多様な働き方の広まり，高齢者の就労拡大等による社会の多様化，あらゆる分野におけるデジタルトランスフォーメーション（DX）の加速，次なる新興感染症も見据えた新しい生活様式への対応の進展等の社会変化が予想されている。

　これらを踏まえ，この方針は，全ての国民が健やかで心豊かに生活できる持続可能な社会の実現に向け，誰一人取り残さない健康づくりの展開（Inclusion）とより実効性をもつ取組の推進（Implementation）を通じて，国民の健康の増進の総合的な推進を図るための基本的な事項を示し，令和6年度から令和17年度までの「二十一世紀における第三次国民健康づくり運動（健康日本21（第三次））」を推進するものである。

第一　国民の健康の増進の推進に関する基本的な方向

一　健康寿命の延伸と健康格差の縮小

　全ての国民が健やかで心豊かに生活できる持続可能な社会の実現のため，個人の行動と健康状態の改善に加え，個人を取り巻く社会環境の整備やその質の向上を通じて，健康寿命の延伸及び健康格差（地域や社会経済状況の違いによる集団間の健康状態の差をいう。以下同じ。）の

縮小を実現する。その際，個人の行動と健康状態の改善とそれらを促す社会環境の質の向上との関係性を念頭に取組を進める。なお，個人の行動と健康状態の改善のみが健康寿命の延伸・健康格差の縮小につながるわけではなく，社会環境の質の向上自体も健康寿命の延伸・健康格差の縮小のための重要な要素であることに留意が必要である。

二　個人の行動と健康状態の改善

国民の健康増進を推進するに当たっては，栄養・食生活，身体活動・運動，休養・睡眠，飲酒，喫煙及び歯・口腔の健康に関する生活習慣の改善（リスクファクターの低減）に加え，これらの生活習慣の定着等による生活習慣病（NCDs）の発症予防及び合併症の発症や症状の進展等の重症化予防に関し，引き続き取組を進める。

一方で，生活習慣病（NCDs）に罹患せずとも，日常生活に支障を来す状態となることもある。ロコモティブシンドローム（運動器症候群をいう。以下同じ。），やせ，メンタル面の不調等は生活習慣病（NCDs）が原因となる場合もあるが，そうでない場合も含めてこれらを予防することが重要である。また，既にがん等の疾患を抱えている人も含め，「誰一人取り残さない」健康づくりの観点から，生活習慣病（NCDs）の発症予防及び重症化予防だけではない健康づくりが重要である。これらを踏まえ，生活機能の維持・向上の観点も踏まえた取組を推進する。

三　社会環境の質の向上

健康日本21（第二次）の期間中の動向も踏まえ，関係省庁とも連携しつつ，取組を進める。

就労，ボランティア，通いの場等の居場所づくりや社会参加の取組に加え，各人がより緩やかな関係性も含んだつながりを持つことができる環境整備や，こころの健康を守るための環境整備を行うことで，社会とのつながり・こころの健康の維持及び向上を図る。

健康な食環境や身体活動・運動を促す環境をはじめとする自然に健康になれる環境づくりの取組を実施し，健康に関心の薄い者を含む幅広い対象に向けた健康づくりを推進する。

誰もがアクセスできる健康増進のための基盤の整備として，保健・医療・福祉等へのアクセスの確保に加え，PHR（パーソナル・ヘルス・レコード）をはじめとする自らの健康情報を入手できるインフラの整備，科学的根拠に基づく健康に関する情報を入手・活用できる基盤の構築や，周知啓発の取組を行うとともに，多様な主体が健康づくりに取り組むよう促す。

四　ライフコースアプローチを踏まえた健康づくり

社会がより多様化することや，人生100年時代が本格的に到来することを踏まえれば，一から三までに掲げる各要素を様々なライフステージ（乳幼児期，青壮年期，高齢期等の人の生涯における各段階をいう。以下同じ。）において享受できることがより重要であり，各ライフステージに特有の健康づくりについて，引き続き取組を進める。

加えて，現在の健康状態は，これまでの自らの生活習慣や社会環境等の影響を受ける可能性や，次世代の健康にも影響を及ぼす可能性があるものである。これらを踏まえ，ライフコースアプローチ（胎児期から高齢期に至るまでの人の生涯を経時的に捉えた健康づくりをいう。以下同じ。）について，健康づくりに関連する計画等とも連携しつつ，取組を進める。

第二　国民の健康の増進の目標に関する事項

一　目標の設定と評価

国は，全国的な目標を設定し，広く国民や関係者に対してその目標を周知するとともに，継続的に指標の推移等の調査及び分析を行い，その結果に関する情報を国民や関係者に還元する

ことにより，関係者をはじめ広く国民一般の意識の向上を図り，及び自主的な取組を支援するものとする。

　国が具体的な目標を設定するに当たっては，健康に関する科学的根拠に基づくこととし，実態の把握が継続的に可能なものとする。

　また，具体的な目標は，計画期間における諸活動の達成状況の評価を目的として設定すべきであり，かつ，評価を行う時点で実際に到達したかどうか確認できるものが望ましいことから，具体的な目標については，計画開始後のおおむね9年間（令和14年度まで）を目途として設定することとする。

　計画開始後6年（令和11年度）を目途に全ての目標について中間評価を行うとともに，計画開始後10年（令和15年度）を目途に最終評価を行うことにより，目標を達成するための諸活動の成果を適切に評価し，その後の健康増進の取組に反映する。中間評価及び最終評価の際に用いる比較値（以下「ベースライン値」という。）については，令和6年度までの最新値とする。

　中間評価や最終評価等の事後的な実態把握のため，具体的な目標の設定に当たっては，公的統計等をデータソースとする。

二　目標設定の考え方

1　健康寿命の延伸と健康格差の縮小

　健康寿命については，学術的に概念や算定方法が一定程度確立していること，令和22年までの健康寿命の延伸目標が定められていること，国民の認知度が高いこと等を踏まえ，健康日本21（第二次）から引き続き健康寿命の延伸を実現されるべき最終的な目標とする。また，社会環境の質の向上等を通じて，各生活習慣等についての格差を縮小することで，健康寿命の地域格差の縮小も目指す。具体的な目標は，別表第一のとおり設定する。

2　個人の行動と健康状態の改善

（一）　生活習慣の改善

　栄養・食生活，身体活動・運動，休養・睡眠，飲酒，喫煙及び歯・口腔の健康に関する目標は，それぞれ次の考え方に基づき，別表第二のとおり設定する。

　栄養・食生活は，生活習慣病（NCDs）の予防のほか，生活機能の維持・向上の観点からも重要である。目標は，適正体重の維持に加え，適切な食事として，バランスの良い食事を摂っている者の増加，野菜摂取量の増加，果物摂取量の改善及び食塩摂取量の減少について設定する。

　身体活動・運動は，生活習慣病（NCDs）の予防のほか，生活機能の維持・向上の観点からも重要である。目標は，次世代を含む運動習慣の定着及び身体活動量の増加について設定する。

　休養・睡眠については，これらを日常生活に適切に取り入れることが，心身の健康の観点から重要である。目標は，十分な睡眠による休養の確保，睡眠時間の確保及び労働時間の縮減について設定する。

　飲酒は，生活習慣病（NCDs）をはじめとする様々な健康障害のリスク要因となり得るのみならず，事故等の社会的な問題の要因となり得る。目標は，生活習慣病（NCDs）のリスクを高める量を飲酒している者の減少及び20歳未満の者の飲酒の防止について設定する。

　喫煙は，がん，循環器病，糖尿病，COPD（慢性閉塞性肺疾患をいう。以下同じ。）等の予防可能な危険因子であり，喫煙による健康被害を回避することが重要である。目標は，20歳以上の者の喫煙の減少，20歳未満の者の喫煙及び妊娠中の喫煙の防止について設定する。

　歯・口腔の健康については，これが社会生活の質の向上に寄与すること等の観点から，歯科

疾患の予防や口腔機能の獲得・維持・向上等の歯・口腔の健康づくりが重要である。目標は，歯周病予防，よく噛んで食べることができる者の増加及び歯科検診の受診者の増加について設定する。

(二)　生活習慣病（NCDs）の発症予防・重症化予防

　高齢化に伴い生活習慣病（NCDs）の有病者数の増加が見込まれており，その対策は国民の健康寿命の延伸を図る上で引き続き重要な課題である。このため，生活習慣の改善等により多くが予防可能であるがん，循環器病，糖尿病及び COPD に関する目標を別表第二のとおり設定する。なお，国際的には，これら 4 つの疾患は重要な NCDs として捉えられ，予防及び管理のための包括的な対策を講ずることが重視されている。

　がんは，我が国の主要な死因であり，禁煙等の生活習慣の改善を通じた予防等に取り組むことで，罹患率・死亡率の減少を目標とする。加えて，早期発見を促すために，がん検診の受診率の向上を目標とする。

　循環器病は，我が国の主要な死因であり，脳血管疾患及び心疾患の発症の危険因子となる高血圧の改善，脂質高値の減少，これらの疾患による死亡率の減少等を目標とする。

　糖尿病は，患者数が多く，重大な合併症を引き起こすおそれがあり，発症予防や重症化予防が重要である。このため，有病者の増加の抑制，血糖値の適正な管理，治療中断者の減少及び合併症の減少を目標とする。

　また，循環器病及び糖尿病の発症予防・重症化予防のため，メタボリックシンドローム，特定健康診査及び特定保健指導に関する目標を設定する。

　COPD は，喫煙が最大の発症要因であるため，禁煙による予防が効果的であるとともに，早期発見が重要である。予防・早期発見を通じ，死亡率の減少を目標とする。

(三)　生活機能の維持・向上

　健康寿命の延伸を実現するには，生活習慣病(NCDs)の予防とともに，心身の健康を維持し，生活機能を可能な限り向上させることが重要である。身体の健康に関連し，ロコモティブシンドロームの予防や骨粗鬆症検診についての目標を，こころの健康に関連し，うつや不安の軽減に関する目標を設定する。

　これらの具体的な目標は，別表第二のとおり設定する。

3　社会環境の質の向上

　以下に示す各目標の達成を通じて，個人の行動と健康状態の改善を促し，健康寿命の延伸を図る。具体的な目標は，別表第三のとおり設定する。

(一)　社会とのつながり・こころの健康の維持及び向上

　社会とのつながりについては，ソーシャルキャピタルの醸成が健康に影響するとされている。このため，地域の人々とのつながりや様々な社会参加を促すことを目標として設定する。

　また，関連する栄養・食生活分野の目標として，地域等で共食している者の増加を設定する。加えて，こころの健康について，地域や職域等様々な場面で課題の解決につながる環境整備を行うことが重要である。このため，メンタルヘルス対策に取り組む事業場や心のサポーターに関する目標を設定する。

(二)　自然に健康になれる環境づくり

　自然に健康になれる環境づくりとして，栄養・食生活，身体活動・運動，喫煙をはじめとする分野で取組が進められており，これらの取組の推進に関する目標を設定する。具体的には，

「健康的で持続可能な食環境づくりのための戦略的イニシアチブ」，「居心地が良く歩きたくなる」まちなかづくり等による身体活動・運動に取り組みやすい環境整備及び受動喫煙環境に関する目標について設定する。

（三）　誰もがアクセスできる健康増進のための基盤の整備

誰もがアクセスできる健康増進のための基盤の整備には，地方公共団体だけでなく，企業，民間団体等様々な主体が自発的に健康づくりに取り組むことが重要である。このため，地方公共団体，企業，民間団体等が参画するプラットフォームや健康経営に関する目標を設定する。また，栄養・食生活分野での取組として，特定給食施設（特定かつ多数の者に対して継続的に食事を供給する施設をいう。以下同じ。）に関する目標を設定する。加えて，各事業場において必要な産業保健サービスを提供している事業場に関する目標を設定する。

4　ライフコースアプローチを踏まえた健康づくり

ライフステージに特有の健康づくりやライフコースアプローチの取組を進める必要がある。特にこども，高齢者及び女性に関する目標を設定する。

幼少期からの生活習慣や健康状態は，成長してからの健康状態にも大きく影響を与えるため，こどもの健康を支える取組を進める必要がある。こども自身に加え，妊婦の健康増進を図ることが重要である。こうした観点から，こどもの頃からの運動習慣の獲得，適正体重のこどもの増加並びに20歳未満の者の飲酒及び喫煙に関する目標を設定する。

高齢期に至るまで健康を保持するためには，高齢者の健康を支えるだけでなく，若年期からの取組が重要である。こうした観点から，適正体重の高齢者の増加，ロコモティブシンドロームの予防及び社会参加の促進に関する目標を設定する。

女性については，ライフステージごとに女性ホルモンが劇的に変化するという特性等を踏まえ，人生の各段階における健康課題の解決を図ることが重要である。このため，女性に多いやせ，骨粗鬆症等の健康課題，男性とは異なる傾向にある女性の飲酒及び妊婦に関する目標を設定する。

これらの具体的な目標は，別表第四のとおり設定する。

第三　都道府県健康増進計画及び市町村健康増進計画の策定に関する基本的な事項

一　健康増進計画の目標の設定と分析・評価等

都道府県健康増進計画及び市町村健康増進計画の策定に当たっては，地方公共団体は，人口動態，医療・介護をはじめとする各分野の統計やデータベース等の地域住民に関する各種指標を活用しつつ，地域の社会資源等の実情を踏まえ，独自に必要な課題を選択し，その到達すべき目標を設定し，定期的に分析・評価を行った上で，改定を実施することとする。

国は，地方公共団体における都道府県健康増進計画及び市町村健康増進計画の策定の支援を行う。

二　都道府県の役割と都道府県健康増進計画

都道府県は，庁内の関連する部局が連携して都道府県健康増進計画を策定することとし，当該計画において，国が設定した目標を勘案しつつ，具体的な目標を設定する。また，区域内の市町村ごとの健康状態や生活習慣の状況の差の把握を行い，地域間の健康格差の是正に向けた取組を位置付けるよう努めるものとする。

都道府県は，地域・職域連携推進協議会等も活用し，市町村や医療保険者，企業，教育機関，

民間団体等の関係者の連携強化のための中心的役割を担い，データの活用や分析を積極的に行い，市町村における市町村健康増進計画の策定の支援を行う。

　保健所は，地域保健の広域的，専門的かつ技術的な拠点として，健康づくりに関する情報を収集・分析し，地域の住民や関係者に提供するとともに，地域の実情に応じ，市町村における市町村健康増進計画の策定の支援を行う。

　都道府県健康増進計画の策定に当たっては，都道府県が策定する医療法（昭和23年法律第205号）に規定する医療計画，高齢者の医療の確保に関する法律（昭和57年法律第80号）に規定する都道府県医療費適正化計画，介護保険法（平成9年法律第123号）に規定する都道府県介護保険事業支援計画，がん対策基本法（平成18年法律第98号）に規定する都道府県がん対策推進計画，都道府県が定める歯科口腔保健の推進に関する法律（平成23年法律第95号）に規定する基本的事項，健康寿命の延伸等を図るための脳卒中，心臓病その他の循環器病に係る対策に関する基本法（平成30年法律第105号）に規定する都道府県循環器病対策推進計画に加え，データヘルス計画，成育過程にある者及びその保護者並びに妊産婦に対し必要な成育医療等を切れ目なく提供するための施策の総合的な推進に関する法律（平成30年法律第104号）に規定する成育医療等の提供に関する施策の総合的な推進に関する基本的な方針その他の都道府県健康増進計画と関連する計画等との調和に配慮する。

三　市町村の役割と市町村健康増進計画

　市町村は，都道府県や保健所とも連携しつつ，また，庁内の関連する部局が連携して市町村健康増進計画の策定に努めるものとする。

　市町村は，国や都道府県が設定した目標を勘案しつつ，具体的な目標を設定するよう努めるものとする。

　市町村は，市町村健康増進計画を策定するに当たっては，医療保険者として策定する高齢者の医療の確保に関する法律に規定する特定健康診査等実施計画，市町村が策定する介護保険法に規定する市町村介護保険事業計画に加え，データヘルス計画その他の市町村健康増進計画と関連する計画との調和に配慮する。

　また，市町村は，健康増進法（平成14年法律第103号）に基づき実施する健康増進事業について，市町村健康増進計画において位置付けることが望ましい。

第四　国民健康・栄養調査その他の健康の増進に関する調査及び研究に関する基本的な事項

一　調査及び研究の活用

　国は，国民健康・栄養調査等の企画を行い，効率的に実施する。あわせて，個人の行動と健康状態の改善及び社会環境の質の向上に関する調査研究についても推進する。

　国，地方公共団体，独立行政法人等においては，国民健康・栄養調査，都道府県等による健康・栄養調査，国民生活基礎調査，健康診査（いわゆる「健診」と「検診」の両方を含むものとする。）等に関する各種統計・データベース，その他の収集した情報等に基づき，現状分析を行うとともに，健康増進に関する施策の評価を行い，それらの結果等を踏まえ，必要に応じて施策の見直しを行う。

　また，これらの調査等により得られた分析・評価の結果については，積極的な公表に努める。

　さらに，国及び地方公共団体は，PHR（パーソナル・ヘルス・レコード）の利活用を更に進めるとともに，保健医療情報に関するビッグデータをはじめとする情報の収集・分析を行い，

六　その他考慮すべき事項

計画期間中には，様々な社会における変化が発生し得る。国，地方公共団体等は，地球温暖化をはじめとする気候変動，災害，新興・再興感染症の拡大，孤独・孤立の深刻化等による健康影響についても考慮しながら，健康増進に関する施策を進めることが必要である。

別表第一　健康寿命の延伸と健康格差の縮小に関する目標

目　標	指　標	目標値
①　健康寿命の延伸	日常生活に制限のない期間の平均	平均寿命の増加分を上回る健康寿命の増加 （令和 14 年度）
②　健康格差の縮小	日常生活に制限のない期間の平均の下位 4 分の 1 の都道府県の平均	日常生活に制限のない期間の平均の上位 4 分の 1 の都道府県の平均の増加分を上回る下位 4 分の 1 の都道府県の平均の増加 （令和 14 年度）

別表第二　個人の行動と健康状態の改善に関する目標

1　生活習慣の改善
　(1)栄養・食生活

目　標	指　標	目標値
①　適正体重を維持している者の増加（肥満，若年女性のやせ，低栄養傾向の高齢者の減少）	BMI 18.5 以上 25 未満（65 歳以上は BMI 20 を超え 25 未満）の者の割合（年齢調整値）	66 ％ （令和 14 年度）
②　児童・生徒における肥満傾向児の減少	児童・生徒における肥満傾向児の割合	令和 5 年度から開始する第 2 次成育医療等の提供に関する施策の総合的な推進に関する基本的な方針（以下「第 2 次成育医療等基本方針」という。）に合わせて設定
③　バランスの良い食事を摂っている者の増加	主食・主菜・副菜を組み合わせた食事が 1 日 2 回以上の日がほぼ毎日の者の割合	50 ％ （令和 14 年度）
④　野菜摂取量の増加	野菜摂取量の平均値	350 g （令和 14 年度）
⑤　果物摂取量の改善	果物摂取量の平均値	200 g （令和 14 年度）
⑥　食塩摂取量の減少	食塩摂取量の平均値	7 g （令和 14 年度）

　(2)身体活動・運動

目　標	指　標	目標値
①　日常生活における歩数の増加	1 日の歩数の平均値（年齢調整値）	7,100 歩 （令和 14 年度）

②　運動習慣者の増加	運動習慣者の割合（年齢調整値）	40 ％ （令和 14 年度）
③　運動やスポーツを習慣的に行っていないこどもの減少	1 週間の総運動時間（体育授業を除く。）が 60 分未満の児童の割合	第 2 次成育医療等基本方針に合わせて設定

(3)休養・睡眠

目　標	指　標	目標値
①　睡眠で休養がとれている者の増加	睡眠で休養がとれている者の割合（年齢調整値）	80 ％ （令和 14 年度）
②　睡眠時間が十分に確保できている者の増加	睡眠時間が 6 〜 9 時間（60 歳以上については， 6 〜 8 時間）の者の割合（年齢調整値）	60 ％ （令和 14 年度）
③　週労働時間 60 時間以上の雇用者の減少	週労働時間 40 時間以上の雇用者のうち，週労働時間 60 時間以上の雇用者の割合	5 ％ （令和 7 年）

(4)飲酒

目　標	指　標	目標値
①　生活習慣病（NCDs）のリスクを高める量を飲酒している者の減少	1 日当たりの純アルコール摂取量が男性 40 g 以上，女性 20 g 以上の者の割合	10 ％ （令和 14 年度）
②　20 歳未満の者の飲酒をなくす	中学生・高校生の飲酒者の割合	0 ％ （令和 14 年度）

(5)喫煙

目　標	指　標	目標値
①　喫煙率の減少（喫煙をやめたい者がやめる）	20 歳以上の者の喫煙率	12 ％ （令和 14 年度）
②　20 歳未満の者の喫煙をなくす	中学生・高校生の喫煙者の割合	0 ％ （令和 14 年度）
③　妊娠中の喫煙をなくす	妊婦の喫煙率	第 2 次成育医療等基本方針に合わせて設定

(6)歯・口腔の健康

目　標	指　標	目標値
①　歯周病を有する者の減少	40 歳以上における歯周炎を有する者の割合（年齢調整値）	40 ％ （令和 14 年度）
②　よく噛んで食べることができる者の増加	50 歳以上における咀嚼良好者の割合（年齢調整値）	80 ％ （令和 14 年度）
③　歯科検診の受診者の増加	過去 1 年間に歯科検診を受診した者の割合	95 ％ （令和 14 年度）

2　生活習慣病（NCDs）の発症予防・重症化予防
(1)がん

目標	指標	目標値
①　がんの年齢調整罹患率の減少	がんの年齢調整罹患率（人口 10 万人当たり）	減少 （令和 10 年度）
②　がんの年齢調整死亡率の減少	がんの年齢調整死亡率（人口 10 万人当たり）	減少 （令和 10 年度）
③　がん検診の受診率の向上	がん検診の受診率	60 ％ （令和 10 年度）

(2)循環器病

目標	指標	目標値
①　脳血管疾患・心疾患の年齢調整死亡率の減少	脳血管疾患・心疾患の年齢調整死亡率（人口 10 万人当たり）	減少 （令和 10 年度）
②　高血圧の改善	収縮期血圧の平均値（40 歳以上，内服加療中の者を含む。）（年齢調整値）	ベースライン値から 5 mmHg の低下 （令和 14 年度）
③　脂質（LDL コレステロール）高値の者の減少	LDL コレステロール 160 mg/dl 以上の者の割合（40 歳以上，内服加療中の者を含む。）（年齢調整値）	ベースライン値から 25 ％の減少 （令和 14 年度）
④　メタボリックシンドロームの該当者及び予備群の減少	メタボリックシンドロームの該当者及び予備群の人数（年齢調整値）	令和 6 年度から開始する第 4 期医療費適正化計画（以下「第 4 期医療費適正化計画」という。）に合わせて設定
⑤　特定健康診査の実施率の向上	特定健康診査の実施率	第 4 期医療費適正化計画に合わせて設定
⑥　特定保健指導の実施率の向上	特定保健指導の実施率	第 4 期医療費適正化計画に合わせて設定

(3)糖尿病

目標	指標	目標値
①　糖尿病の合併症（糖尿病腎症）の減少	糖尿病腎症の年間新規透析導入患者数	12,000 人 （令和 14 年度）
②　治療継続者の増加	治療継続者の割合	75 ％ （令和 14 年度）
③　血糖コントロール不良者の減少	HbA1c 8.0 ％以上の者の割合	1.0 ％ （令和 14 年度）
④　糖尿病有病者の増加の抑制	糖尿病有病者数（糖尿病が強く疑われる者）の推計値	1,350 万人 （令和 14 年度）
⑤　メタボリックシンドロームの該当者及び予備群の減少（再掲）	メタボリックシンドロームの該当者及び予備群の人数（年齢調整値）	第 4 期医療費適正化計画に合わせて設定

⑥　特定健康診査の実施率の向上（再掲）	特定健康診査の実施率	第4期医療費適正化計画に合わせて設定
⑦　特定保健指導の実施率の向上（再掲）	特定保健指導の実施率	第4期医療費適正化計画に合わせて設定

(4) COPD

目　標	指　標	目標値
COPD の死亡率の減少	COPD の死亡率（人口10万人当たり）	10.0 （令和14年度）

3　生活機能の維持・向上

目　標	指　標	目標値
①　ロコモティブシンドロームの減少	足腰に痛みのある高齢者の人数（人口千人当たり）（65歳以上）	210人 （令和14年度）
②　骨粗鬆症検診受診率の向上	骨粗鬆症検診受診率	15％ （令和14年度）
③　心理的苦痛を感じている者の減少	K6（こころの状態を評価する指標）の合計得点が10点以上の者の割合	9.4％ （令和14年度）

<h2 style="text-align:center">別表第三　社会環境の質の向上に関する目標</h2>

1　社会とのつながり・こころの健康の維持及び向上

目　標	指　標	目標値
①　地域の人々とのつながりが強いと思う者の増加	地域の人々とのつながりが強いと思う者の割合	45％ （令和14年度）
②　社会活動を行っている者の増加	いずれかの社会活動（就労・就学を含む。）を行っている者の割合	ベースライン値から5％の増加 （令和14年度）
③　地域等で共食している者の増加	地域等で共食している者の割合	30％ （令和14年度）
④　メンタルヘルス対策に取り組む事業場の増加	メンタルヘルス対策に取り組む事業場の割合	80％ （令和9年度）
⑤　心のサポーター数の増加	心のサポーター数	100万人 （令和15年度）

2　自然に健康になれる環境づくり

目　標	指　標	目標値
①　「健康的で持続可能な食環境づくりのための戦略的イニシアチブ」の推進	「健康的で持続可能な食環境づくりのための戦略的イニシアチブ」に登録されている都道府県数	47都道府県 （令和14年度）

② 「居心地が良く歩きたくなる」まちなかづくりに取り組む市町村数の増加	滞在快適性等向上区域（まちなかウォーカブル区域）を設定している市町村数	100 市町村（令和 7 年度）
③ 望まない受動喫煙の機会を有する者の減少	望まない受動喫煙（家庭・職場・飲食店）の機会を有する者の割合	望まない受動喫煙のない社会の実現（令和 14 年度）

3　誰もがアクセスできる健康増進のための基盤の整備

目　標	指　標	目標値
① スマート・ライフ・プロジェクト活動企業・団体の増加	スマート・ライフ・プロジェクトへ参画し活動している企業・団体数	1,500 団体（令和 14 年度）
② 健康経営の推進	保険者とともに健康経営に取り組む企業数	10 万社（令和 7 年度）
③ 利用者に応じた食事提供をしている特定給食施設の増加	管理栄養士・栄養士を配置している施設（病院，介護老人保健施設，介護医療院を除く。）の割合	75 ％（令和 14 年度）
④ 必要な産業保健サービスを提供している事業場の増加	各事業場において必要な産業保健サービスを提供している事業場の割合	80 ％（令和 9 年度）

別表第四　ライフコースアプローチを踏まえた健康づくりに関する目標

(1)こども

目　標	指　標	目標値
① 運動やスポーツを習慣的に行っていないこどもの減少（再掲）	1 週間の総運動時間（体育授業を除く。）が 60 分未満の児童の割合	第 2 次成育医療等基本方針に合わせて設定
② 児童・生徒における肥満傾向児の減少（再掲）	児童・生徒における肥満傾向児の割合	第 2 次成育医療等基本方針に合わせて設定
③ 20 歳未満の者の飲酒をなくす（再掲）	中学生・高校生の飲酒者の割合	0 ％（令和 14 年度）
④ 20 歳未満の者の喫煙をなくす（再掲）	中学生・高校生の喫煙者の割合	0 ％（令和 14 年度）

(2)高齢者

目　標	指　標	目標値
① 低栄養傾向の高齢者の減少（適正体重を維持している者の増加の一部を再掲）	BMI 20 以下の高齢者（65 歳以上）の割合	13 ％（令和 14 年度）
② ロコモティブシンドロームの減少（再掲）	足腰に痛みのある高齢者の人数（人口千人当たり）（65 歳以上）	210 人（令和 14 年度）

③　社会活動を行っている高齢者の増加（社会活動を行っている者の増加の一部を再掲）	いずれかの社会活動（就労・就学を含む。）を行っている高齢者（65歳以上）の割合	ベースライン値から10％の増加（令和14年度）

(3)女性

目　標	指　標	目標値
①　若年女性のやせの減少（適正体重を維持している者の増加の一部を再掲）	BMI 18.5未満の20歳〜30歳代女性の割合	15％（令和14年度）
②　骨粗鬆症検診受診率の向上（再掲）	骨粗鬆症検診受診率	15％（令和14年度）
③　生活習慣病（NCDs）のリスクを高める量を飲酒している女性の減少（生活習慣病（NCDs）のリスクを高める量を飲酒している者の減少の一部を再掲）	1日当たりの純アルコール摂取量が20g以上の女性の割合	6.4％（令和14年度）
④　妊娠中の喫煙をなくす（再掲）	妊婦の喫煙率	第2次成育医療等基本方針に合わせて設定

通 知 等

オンライン診療の適切な実施に関する指針（抜粋）

平成 30 年 3 月
（令和 5 年 3 月一部改訂）
厚生労働省

Ⅲ　本指針に用いられる用語の定義と本指針の対象

⑴　用語の定義

遠隔医療

　情報通信機器を活用した健康増進，医療に関する行為。

オンライン診療

　遠隔医療のうち，医師－患者間において，情報通信機器を通して，患者の診察及び診断を行い診断結果の伝達や処方等の診療行為を，リアルタイムにより行う行為。

（略）

遠隔健康医療相談（医師）

　遠隔医療のうち，医師－相談者間において，情報通信機器を活用して得られた情報のやりとりを行い，患者個人の心身の状態に応じた必要な医学的助言を行う行為。相談者の個別的な状態を踏まえた診断など具体的判断は伴わないもの。

遠隔健康医療相談（医師以外）

　遠隔医療のうち，医師又は医師以外の者－相談者間において，情報通信機器を活用して得られた情報のやりとりを行うが，一般的な医学的な情報の提供や，一般的な受診勧奨に留まり，相談者の個別的な状態を踏まえた疾患のり患可能性の提示・診断等の医学的判断を伴わない行為。

（略）

⑵　本指針の対象

（略）

　ⅲ　遠隔健康医療相談については，本指針の対象とはしない。ただし，遠隔健康医療相談においても，診断等の相談者の個別的な状態に応じた医学的判断を含む行為が業として行われないようマニュアルを整備し，その遵守状況について適切なモニタリングが行われることが望ましい。

図　遠隔医療，オンライン診療，オンライン受診勧奨，遠隔健康医療相談の関連

iv　医師が情報通信機器を通して患者を診療する際に，医師と患者の間にオンライン診療支
　援者が介在する場合のうち，オンライン診療支援者は単に情報通信機器の操作方法の説明
　等を行うに留まる場合のほか，医師が看護師又は准看護師（以下「看護師等」という。）に
　対して診療の補助行為を指示する場合は，医師－患者間で行われるオンライン診療の一形
　態として，本指針の対象とする。一方で，医師が患者に対して通信機器を通した診療をし
　ていない状態で，医師が看護師等の医療従事者に対してオンラインで指示を行い，その指
　示に従い当該医療従事者が診療の補助行為等を行う場合は，本指針の対象とはしない。

	本指針の適用	具体例
オンライン診療	適用	・高血圧患者の血圧コントロールの確認 ・離島の患者を骨折疑いと診断し，ギプス固定などの処置の説明等を実施
オンライン受診勧奨	V 1(1)②iv，(2)②i－iv及びvii－ix，(3)並びに(5)を除き適用	・医師が患者に対し詳しく問診を行い，医師が患者個人の心身の状態に応じた医学的な判断を行った上で，適切な診療科への受診勧奨を実施（発疹に対し問診を行い，「あなたはこの発疹の形状や色ですと蕁麻疹が疑われるので，皮膚科を受診してください」と勧奨する等）
遠隔健康医療相談	適用なし	・子ども医療電話相談事業（＃8000事業）：応答マニュアルに沿って小児科医師・看護師等が電話により相談対応 ・相談者個別の状態に応じた医師の判断を伴わない，医療に関する一般的な情報提供や受診勧奨（「発疹がある場合は皮膚科を受診してください」と勧奨する等） ・労働安全衛生法に基づき産業医が行う業務（面接指導，保健指導，健康相談等） ・教員が学校医に複数生徒が嘔吐した場合の一般的対処方法を相談

（略）

別添

「オンライン診療の適切な実施に関する指針」に関する Q&A （抜粋）

平成30年12月作成
令和元年 7 月改訂
令和 4 年 1 月改訂
令和 5 年 3 月改訂
令和 5 年11月改訂

＜本指針の対象＞

Q 1　本指針は，保険診療のみが対象ですか。【Ⅲ（2）関係】

A 1　本指針は，保険診療に限らず自由診療におけるオンライン診療についても適用されます。

（略）

＜遠隔健康医療相談＞

Q 18　遠隔健康医療相談（医師以外）で実施が可能とされている「一般的な医学的な情報の提供や一般的な受診勧奨」として，どのようなことが可能でしょうか。

A 18　あらかじめ医師の監修の下で策定されたマニュアル等に従い，年齢，性別，身長・体重（BMI）といった相談者の属性や症状（発症時期，痛みの程度等）を踏まえ，一般的に可能性があると考えられる疾病についての情報提供や，採血や血圧等の検査（測定）項目に係る一般的な基準値についての情報を提供することが可能です。

　また，医学的判断を要さずに社会通念上明らかに医療機関を受診するほどではないと認められる症状の者に対して経過観察や非受診の指示を行うこと，患者の個別的な状態に応じた医学的な判断を伴わない一般的な受診勧奨を行うことが可能です。（※）

　※例えば，子ども医療電話相談事業（＃8000）において，患者の個別的な状態に応じた医学的な判断を伴わない一般的な医学的な情報提供や一般的な受診勧奨が実施されており，その際，看護師等による応答マニュアルを活用している都道府県があります。

例えば，以下の具体例のような情報提供が可能であると考えられます。
【具体例】
(1)　腰痛の相談に対し，
①あらかじめ医師の監修の下で策定されたマニュアル等に従い，重篤な疾病を疑うべき患者の属性（高齢者等。以下同じ。）や症状等（発熱，脱力等。以下同じ。）がないかを確認し，発熱と両足に力が入らないと説明する患者に対して，

「一般に，腰痛の場合，原因が明らかではない腰痛も多いのですが，発熱と両足の脱力といった神経症状を伴うような腰痛の場合には，感染を伴った腰痛である可能性もあります。」

と伝える行為　→　遠隔健康医療相談（医師以外も可能）

②あらかじめ医師の監修の下で策定されたマニュアル等に従い，重篤な疾病を疑うべき患者の属性や症状等がないかを確認し，発熱と両足に力が入らないと説明する患者に対して，

①を伝えた上で，「一般に，こういった感染を伴った腰痛である可能性がある場合は，早期に医療機関に受診することをおすすめします。」

と伝える行為　→　遠隔健康医療相談（医師以外も可能）

③あらかじめ医師の監修の下で策定されたマニュアル等に従い，重篤な疾病を疑うべき患者の属性や症状等がないかを確認し，そのような症状等はなく，もともと腰痛持ちであり，歩行は可能であると説明する患者に対して，

「かかりつけの整形外科にかかることをおすすめしますが，受診までに湿布や解熱鎮痛剤を使用して様子をみることも考えられます。なお，湿布や解熱鎮痛剤の使用に際しては薬剤師・登録販売者の指示や注意事項等をよく聞いて使用してください。」

と伝える行為　→　遠隔健康医療相談（医師以外も可能）

④数日前に軽い作業後に腰痛があったが，既に痛みが収まって数日経ち，重篤な疾病を疑うべき属性や症状等がなく，既往歴やその他の異常がない患者に対して，経過観察の指示をすること　→　遠隔健康医療相談（医師以外も可能）

⑤「あなたは骨折です。」や「あなたは椎間板ヘルニアの可能性があります。」

と判断して伝える行為　→　診断（遠隔健康医療相談では実施できない）

(2)　高血圧の相談に対し，

①「日本高血圧学会の診断基準では収縮期血圧が 140 mmHg 以上，または拡張期血圧が 90 mmHg 以上の場合を高血圧としています。」と伝える行為　→　遠隔健康医療相談（医師以外も可能）

②①を伝えた上で，「高血圧が気になる場合には，まずは循環器内科等の内科を受診してください。」と伝える行為　→　遠隔健康医療相談（医師以外も可能）

③日本高血圧学会の診断基準に照らし高血圧に該当せず，その他の異常がない患者に対して，経過観察の指示をすること　→　遠隔健康医療相談（医師以外も可能）

④「あなたは高血圧症です。」と判断して伝える行為　→　診断（遠隔健康医療相談では実施できない）

【留意事項】

・患者の個別具体的な症状に基づいて，当該患者個人に関して疾患のり患可能性の提示や診断等を行うことは，医学的判断を含む行為であり，オンライン診療又はオンライン受診勧奨に該当するため，医師・医師以外のいずれも「遠隔健康医療相談」として実施することはできません。

・遠隔健康医療相談は，オンライン診療実施前に医師が実施する「診療前相談」（本指針Ⅲ(1)参照）とは異なる行為であるため，実施した遠隔健康医療相談を「診療前相談」として取

り扱った上でオンライン診療を実施することはできません。

・マニュアルを監修する医師については，専門の医師等，当該マニュアルを監修する医師として適切な者を選ぶことが望まれます。

(略)

> Q 20　看護師が医師の指示・監督の下，「患者個人の心身の状態に応じた必要な医学的助言」を行うことは可能でしょうか。

A 20　看護師が，遠隔健康医療相談の対応をするにあたって，聞き取った患者個人ごとの心身の状態を医師に伝達し，当該医師の当該患者ごとに行う指示・監督の下で，当該医師の指示・監督の範囲内での「患者個人の心身の状態に応じた必要な医学的助言」を行うことも可能です。

ただし，Q 18 の留意事項も参照してください。

(略)

通 知 等

事 務 連 絡
令和 5 年 5 月 16 日

各〔都 道 府 県
　保健所設置市〕衛生主管部（局）御中
　特 別 区

厚生労働省医薬・生活衛生局医薬安全対策課

PMDA の電子報告システム 報告受付サイトを用いた
医薬関係者からの副作用等報告のお願いについて

　平素より厚生労働行政の推進にご協力を賜り感謝申し上げます。

　医薬品，医療機器等の品質，有効性及び安全性の確保等に関する法律（昭和 35 年法律第 145 号）第 68 条の 10 第 2 項の規定に基づく，薬局開設者，病院若しくは診療所の開設者又は医師，歯科医師，薬剤師，登録販売者その他の医薬関係者からの医薬品，医療機器，再生医療等製品，医薬部外品及び化粧品の副作用，感染症及び不具合報告については，令和 4 年 3 月 18 日付け薬生発 0318 第 1 号厚生労働省医薬・生活衛生局長通知「医薬関係者からの医薬品，医療機器，再生医療等製品，医薬部外品及び化粧品の副作用，感染症及び不具合報告の実施要領について」によりお示ししているとおり，独立行政法人医薬品医療機器総合機構（以下「PMDA」という。）の電子報告システム（以下「報告受付サイト」という。https://www.pmda.go.jp/safety/reports/hcp/0002.html の利用によるオンライン報告が可能です。報告受付サイトでは，報告書の作成から PMDA への提出までの一連の操作を効率的に行うことができるほか，従来の FAX 等による報告に比べ誤送信のリスクがなく，サイバーセキュリティにも配慮されており，安心して利用することができますので，ご了知いただくとともに，報告受付サイトを積極的に活用いただくよう管内医療機関及び薬局に対して別添の広報資料も含めて周知願います。

　また，PMDA ウェブサイトから，各広報資料をダウンロードすることができますので，ご活用ください。

【報告受付サイトの動画及びリーフレット関する問合せ先】
独立行政法人医薬品医療機器総合機構（PMDA）
安全性情報・企画管理部　情報管理課
Email: hokoku-uketuke-ad@pmda.go.jp

＜PMDA ウェブサイト＞

PMDA ウェブサイト　医薬関係者からの報告のページの URL
https://www.pmda.go.jp/safety/reports/hcp/0002.html

通 知 等

経済財政運営と改革の基本方針 2023 について

〔令和5年6月16日〕
〔閣　議　決　定〕

　経済財政運営と改革の基本方針 2023 を別紙のとおり定める。

（別紙）

経済財政運営と改革の基本方針 2023

加速する新しい資本主義
〜未来への投資の拡大と構造的賃上げの実現〜
（抜粋）

令和 5 年 6 月 16 日
（監修注：骨太方針 2023）

第 4 章 中長期の経済財政運営

1. 中長期の視点に立った持続可能な経済財政運営

（基本的考え方）

　これまで述べたとおり，我が国を取り巻く環境が激変する中，多様な社会課題に対応する財源を確保しながら，持続可能な経済財政運営を行っていく。

　コロナ禍を脱し，経済が正常化し，「成長と分配の好循環」を拡大していく中で，賃金や調達価格の上昇を適切に考慮しつつ，歳出構造を平時に戻していくとともに，緊急時の財政支出を必要以上に長期化・恒常化させないよう取り組む。経済再生と財政健全化の両立を図るため，財政政策は主として潜在成長率の引上げと社会課題の解決に重点を置き，中長期的な視点を重視した経済財政運営に取り組む。5〜10 年の中長期的視点に立って，民間の予見可能性を確保し，民需を引き出し，社会課題を解決する中長期の計画的な投資を推進する政策運営を行うとともに，それを担保するワイズスペンディングを徹底する。

　その際，予算の単年度主義の弊害是正に取り組む。税制の将来にわたる効果を見据えた動的思考を活用する。また，構造変化を促すインセンティブ・仕組みの構築や公的部門の産業化，見える化を図るとともに，個々の予算を効果的・効率的なものとし，成果の検証の強化を進める。加えて，デジタル社会に対応した次世代型行政サービスへの改革の実現に向けて，経済波及効果や質・効率の高い行財政改革を徹底する。

　財政健全化の「旗」を下ろさず，これまでの財政健全化目標に取り組む。経済あっての財政であり，現行の目標年度により，状況に応じたマクロ経済政策の選択肢が歪められてはならない。必要な政策対応と財政健全化目標に取り組むことは決して矛盾するものではない。経済をしっかり立て直し，そして財政健全化に向けて取り組んでいく。ただし，最近の物価高の影響を始め，内外の経済情勢等を常に注視していく必要がある。このため，状況に応じ必要な検証を行っていく。

　こうした取組を通じ，今後，高齢化[246]，人口減少が進む中においても，経済・財政・社会保障が一体で持続可能なものとしていく。

（中期的な経済財政の枠組みの検討等）

　経済成長率の目標，財政健全化目標等の新経済・財政再生計画等で定めた経済財政の枠組みに沿って，経済と財政の相互の関係性を十分考慮し，経済再生と財政健全化の同時達成を目指す経済・財政一体改革に取り組む。多年度にわたる計画的な投資については財源も一体的に検討し歳出と歳入を多年度でバランスさせるとともに，経常的歳出について毎年の税収等で着実に賄われる構造の実現に向けた取組を進める。また，中期的な経済財政の枠組みの策定に向け，経済・財政一体改革の進捗について 2024 年度に点検・検証を実施するとともに，デジタル時代の行財政改革を見据え，「成長と分配の好循環の実現」の進捗を示す指標の在り方，好循環実現に向けた民間投資喚起の仕組み，経済再生と財政健全化の両立の枠組みなどについて検討を進める。

　厳しい財政状況の中，多年度にわたる重要政策課題に取り組むための財源を確保するため，現行制度の効率性を最大限高める。特に，コロナ関係予算で積み上がった基金や政府資産については，資金の有効活用，計画的な使用見通しの精査，余剰金の国庫返納，EBPM の徹底を進める。原則として，多年度にわたる計画的な投資，一定規模以上の基金について，財源の一体的検討，政策効果の発現見通しや財源調達の経済への影響等の明確化を図る。

（中長期の経済財政の展望とその評価・分析の充実）

　中期的な経済財政枠組みの検討に当たり，経済シナリオの位置付けや政策効果の発現の仕方など中長期の経済財政の展望の分析を拡充[247]するとともに，将来の不確実性を考慮した，リスクの評価，感応度分析の充実など，対外発信する情報を拡充する。また，「成長と分配の好循環」の実現状況を各種指標[248]から検証する。こうした取組について，経済財政諮問会議において，半年ごとの中長期試算[249]公表時における随時の検証及び概ね 3 年を目途とする包括的な検証を行うことを通じ，短期・中期のそれぞれの視点から，政策手法の改善・強化，必要となる政策対応等に結び付ける。

（効果的・効率的な支出の推進と EBPM の徹底強化）

　持続的な経済成長を実現するためには，全体最適を目指した資源配分が重要であり，歳出全体を通じた優先順位の明確化や，成果指向の支出の徹底が必要である。

　このため，EBPM の取組の徹底強化に当たっては，あらゆる予算事項について，事後的な検証が可能な形で事前に KPI の設定と政策効果を検証するためのエビデンス・成果の提出を求

---

[246]　2025 年には「団塊の世代」の全員が 75 歳以上となり，65 歳以上が人口の 3 割程度を占める見込み。

[247]　経済が足下の潜在成長率並みで将来にわたって推移する姿に対して，政府が取り組んでいる施策の効果が発現した姿とそのために必要な政策の考え方を説明するなど。

[248]　1 人当たり実質 GDP，Well-being（生活満足度），1 人当たり賃金・俸給（あるいは雇用者報酬），中間所得層の構成割合など。

[249]　内閣府「中長期の経済財政に関する試算」。

め，政策の優先順位の見える化を進める。特に，本年度の予算編成過程からEBPMを導入した行政事業レビューシートを積極的に活用することで，全ての予算事業に共通して基礎的なEBPMを導入する。また，エビデンスによって効果が裏付けられた政策やエビデンスを構築するためのデータ収集・整備[250]等の拡充を図る。

　EBPMの裾野の拡大が図られる中，その成果も踏まえ，経済・財政一体改革のこれまでの取組を通じて十分に進捗していない重要課題に関する評価・分析を進めるとともに，予算規模・政策体系等を踏まえてメリハリのあるPDCAを実行し，本年末に新経済・財政再生計画改革工程表を改定する。その改定に当たっては，防衛，GX，こども政策を始め，新たな拡充を要する課題について，効果的・効率的な支出の徹底を図るべくエビデンスに基づくPDCAを早急に構築する。加えて，政府の各種の基本計画等におけるKPIへのWell-being指標の導入を加速するとともに，こどもに着目した指標の在り方について検討する。さらに，地方自治体におけるWell-being指標の活用を促進する。

　予算の単年度主義の弊害是正に向け，重要な政策課題に多年度にわたって取り組む基金について，EBPMの手法を前提としたPDCAの取組の推進や，基金シートの活用を通じて，基金の特性をいかしつつ，効果的・効率的な支出の徹底や民間の予見可能性の向上，官民連携の推進，事業の効果の見える化・最大化，事業の終了予定時期の設定等を図る。これらの取組を含め，2024年度に実施する経済・財政一体改革の進捗に関する点検・検証に向けて，評価・分析の強化・拡充を図る。

　公的統計のDXを進め，品質向上と調査票情報の二次的利用の迅速化を行う。また，行政保有データの利活用の在り方に関する検討を進める。

（税制改革）

　経済成長と財政健全化の両立を図るとともに，少子高齢化，グローバル化等の経済社会の構造変化に対応したあるべき税制の具体化に向け，包括的な検討を進める。

　骨太方針2022等も踏まえ，応能負担を通じた再分配機能の向上・格差の固定化防止を図りつつ，公平かつ多様な働き方等に中立的で，デジタル社会にふさわしい税制を構築し，経済成長を阻害しない安定的な税収基盤を確保するため，税体系全般の見直しを推進する。納税環境の整備と適正・公平な課税の実現の観点から制度及び執行体制の両面からの取組を強化するとともに，新たな国際課税ルールへの対応を進める。

2．持続可能な社会保障制度の構築

　日本が本格的な「少子高齢化・人口減少時代」を迎える歴史的転換期において，今後の人口動態の変化や経済社会の変容を見据えつつ，目指すべき将来の方向として，「少子化・人口減少」の流れを変えるとともに，分厚い中間層を形成し，これからも続く「超高齢社会」に備えて持続可能な社会保障制度を構築する必要がある。第2章3「少子化対策・こども政策の抜本強化」に基づく対策を着実に推進し，現役世代の消費活性化による成長と分配の好循環を実現していくためには，医療・介護等の不断の改革により，ワイズスペンディングを徹底し，保険料負担の上昇を抑制することが極めて重要である。このため，全ての世代で能力に応じて負担し支え

---

[250]　国際基準でのデータ整備・公表の早期化を含む（例えば，OECD Health Expenditure）。

合い，必要な社会保障サービスが必要な方に適切に提供される全世代型社会保障の実現に向けて，改革の工程[251]の具体化を進めていく。また，これらに基づいて，最新の将来推計人口や働き方の変化等を踏まえた上で，給付・負担の新たな将来見通しを示すものとする。

（社会保障分野における経済・財政一体改革の強化・推進）

医療・介護サービスの提供体制については，今後の高齢者人口の更なる増加と人口減少に対応し，限りある資源を有効に活用しながら質の高い医療介護サービスを必要に応じて受けることのできる体制を確保する観点から，医療の機能分化と連携の更なる推進，医療・介護人材の確保・育成，働き方改革，医療・介護ニーズの変化やデジタル技術の著しい進展に対応した改革を早期に進める必要がある。

このため，1人当たり医療費の地域差半減に向けて，都道府県が地域の実情に応じて地域差がある医療への対応などの医療費適正化に取り組み，引き続き都道府県の責務の明確化等に関し必要な法制上の措置を含め地域医療構想を推進するとともに，都道府県のガバナンス強化[252]，かかりつけ医機能が発揮される制度整備の実効性を伴う着実な推進，地域医療連携推進法人制度の有効活用，地域で安全に分娩できる周産期医療の確保，ドクターヘリの推進，救急医療体制の確保，訪問看護の推進，医療法人等の経営情報に関する全国的なデータベースの構築を図る。実効性のある医師偏在対策，医療専門職のタスク・シフト／シェア，薬局薬剤師の対人業務の充実，対物業務の効率化，地域における他職種の連携等を推進する。その中で，医師が不足する地域への大学病院からの医師の派遣の継続を推進する。また，関係者・関係機関の更なる対応[253]により，リフィル処方の活用を進める。

医療DX推進本部において策定した工程表[254]に基づき，医療DXの推進に向けた取組について必要な支援を行いつつ政府を挙げて確実に実現する。マイナンバーカードによるオンライン資格確認の用途拡大や正確なデータ登録の取組を進め，2024年秋に健康保険証を廃止する。レセプト・特定健診情報等に加え，介護保険，母子保健，予防接種，電子処方箋，電子カルテ等の医療介護全般にわたる情報を共有・交換できる「全国医療情報プラットフォーム」の創設及び電子カルテ情報の標準化等を進めるとともに，PHRとして本人が検査結果等を確認し，自らの健康づくりに活用できる仕組みを整備する。その他，新しい医療技術の開発や創薬のための医療情報の二次利活用，「診療報酬改定DX」による医療機関等の間接コスト等の軽減を進める。その際，医療DXに関連するシステム開発・運用主体の体制整備，電子処方箋の全国的な普及拡大に向けた環境整備，標準型電子カルテの整備，医療機関等におけるサイバーセキュリティ対策等を着実に実施する。

健康寿命を延伸し，高齢者の労働参加を拡大するためにも，健康づくり・予防・重症化予防を強化し，デジタル技術を活用したヘルスケアイノベーションの推進やデジタルヘルスを含め

---

[251] 「全世代型社会保障の構築に向けた取組について」（令和4年12月16日全世代型社会保障構築本部決定）に基づく給付と負担の在り方を含めた工程。

[252] 中長期的課題として，現在広域連合による事務処理が行われている後期高齢者医療制度の在り方，生活保護受給者の国保及び後期高齢者医療制度への加入を含めた医療扶助の在り方の検討を深めることなどを含む。

[253] 保険者，都道府県，医師，薬剤師などの必要な取組を検討し，実施する。

[254] 「医療DXの推進に関する工程表」（令和5年6月2日医療DX推進本部決定）。

た医療分野のスタートアップへの伴走支援などの環境整備に取り組むとともに，第3期データ
ヘルス計画を見据え，エビデンスに基づく保健事業[255]を推進する。リハビリテーション，栄養
管理及び口腔管理の連携・推進を図る。全身の健康と口腔の健康に関する科学的根拠の集積・
活用と国民への適切な情報提供，生涯を通じた歯科健診（いわゆる国民皆歯科健診）に向けた
取組の推進，オーラルフレイル対策・疾病の重症化予防につながる歯科専門職による口腔健康
管理の充実，歯科医療機関・医科歯科連携を始めとする関係職種間・関係機関間の連携，歯科
衛生士・歯科技工士等の人材確保の必要性を踏まえた対応，歯科技工を含む歯科領域における
ICTの活用を推進し，歯科保健医療提供体制の構築と強化に取り組む。また，市場価格に左右
されない歯科用材料の導入を推進する。計画[256]に基づき，がんの早期発見・早期治療のための
リスクに応じたがん検診の実施や適切な時機でのがん遺伝子パネル検査の実施，小児がん等に
係る治療薬へのアクセス改善などのがん対策及び循環器病対策を推進する。また，難聴対策，
難病対策，移植医療対策[257]，慢性腎臓病対策，アレルギー疾患対策，メンタルヘルス対策，栄
養対策等を着実に推進する。

　創薬力強化に向けて，革新的な医薬品，医療機器，再生医療等製品の開発強化，研究開発型
のビジネスモデルへの転換促進等を行うため，保険収載時を始めとするイノベーションの適切
な評価などの更なる薬価上の措置，全ゲノム解析等に係る計画[258]の推進を通じた情報基盤[259]の
整備や患者への還元等の解析結果の利活用に係る体制整備，大学発を含むスタートアップへの
伴走支援，臨床開発・薬事規制調和に向けたアジア拠点の強化，国際共同治験に参加するため
の日本人データの要否の整理，小児用・希少疾病用等の未承認薬の解消に向けた薬事上の措置
と承認審査体制の強化等を推進する。これらにより，ドラッグラグ・ドラッグロスの問題に対
応する。さらに，新規モダリティへの投資や国際展開を推進するため，政府全体の司令塔機能
の下で，総合的な戦略を作成する。医療保険財政の中で，こうしたイノベーションを推進する
ため[260]，長期収載品[261]等の自己負担の在り方の見直し，検討を進める。大麻に関する制度を見
直し，大麻由来医薬品の利用等に向けた必要な環境整備を行うほか，OTC医薬品・OTC検査
薬の拡大に向けた検討等によるセルフメディケーションの推進，バイオシミラーの使用促進等，
医療上の必要性を踏まえた後発医薬品を始めとする医薬品の安定供給確保，後発医薬品の産業
構造の見直し，プログラム医療機器の実用化促進に向けた承認審査体制の強化を図る。また，

---

[255] 予防・重症化予防・健康づくりの政策効果に関する大規模実証事業を活用する。

[256] 「がん対策推進基本計画」（令和5年3月28日閣議決定）及び「循環器病対策推進基本計画」（令
和5年3月28日閣議決定）。

[257] 臓器取引と移植ツーリズムに関するイスタンブール宣言2018年版において，「各国は臓器提供と
臓器移植の自給自足の達成に努めるべきである」等とされたことを踏まえ，国内の移植医療を推
進する。

[258] 「全ゲノム解析等実行計画2022」（令和4年9月30日厚生労働省）。

[259] マルチオミックス（網羅的な生体分子についての情報）解析の結果と臨床情報を含む。

[260] GDPに占める日本の医薬品等の支出は他の先進国よりも高い一方，世界の医療用医薬品の販売
額における日本国内の販売額のシェアは低下しており，こうした状況の中で国民負担の軽減とイ
ノベーションの推進を両立する観点から，中長期的な薬剤費の在り方の議論も含めて，取組を進
める必要がある。

[261] 後発医薬品への置換えは数量ベースで約8割に達しようとしているが，金額ベースでは約4割と
諸外国と比較しても低い水準。

総合的な認知症施策を進める中で，認知症治療の研究開発を推進する。献血への理解を深める[262]とともに，血液製剤[263]の国内自給，安定的な確保及び適正な使用の推進を図る。

　急速な高齢化が見込まれる中で，医療機関の連携，介護サービス事業者の介護ロボット・ICT機器導入や協働化・大規模化，保有資産の状況なども踏まえた経営状況の見える化を推進した上で，賃上げや業務負担軽減が適切に図られるよう取り組む[264]。介護保険料の上昇を抑えるため，利用者負担の一定以上所得の範囲の取扱いなどについて検討を行い，年末までに結論を得る[265]。介護保険外サービスの利用促進に係る環境整備を図る。

　医療介護分野における職業紹介について，関係機関が連携して，公的な職業紹介の機能の強化に取り組むとともに，有料職業紹介事業の適正化に向けた指導監督や事例の周知を行う。

　次期診療報酬・介護報酬・障害福祉サービス等報酬の同時改定においては，物価高騰・賃金上昇，経営の状況，支え手が減少する中での人材確保の必要性，患者・利用者負担・保険料負担への影響を踏まえ，患者・利用者が必要なサービスが受けられるよう，必要な対応を行う。その際，第5章2における「令和6年度予算編成に向けた考え方」[266]を踏まえつつ，持続可能な社会保障制度の構築に向けて，当面直面する地域包括ケアシステムの更なる推進のための医療・介護・障害サービスの連携等の課題とともに，以上に掲げた医療・介護分野の課題について効果的・効率的に対応する観点から検討を行う。

　勤労者皆保険の実現，年齢や性別にかかわらず働き方に中立的な社会保障制度の構築に向け，企業規模要件の撤廃など短時間労働者への被用者保険の適用拡大，常時5人以上を使用する個人事業所の非適用業種の解消等について次期年金制度改正に向けて検討するほか，いわゆる「年収の壁」について，当面の対応として被用者が新たに106万円の壁を超えても手取りの逆転を生じさせない取組の支援などを本年中に決定した上で実行し，さらに，制度の見直しに取り組む。

---

[262]　小中学校現場での献血推進活動を含む。

[263]　輸血用血液製剤及びグロブリン製剤，フィブリノゲン製剤等血漿分画製剤。

[264]　「介護職員の働く環境改善に向けた取組について」（令和4年12月23日全世代型社会保障構築本部決定）では，現場で働く職員の残業の縮減や給与改善などを行うため，介護ロボット・ICT機器の導入や経営の見える化，事務手続や添付書類の簡素化，行政手続の原則デジタル化等による経営改善や生産性の向上が必要であるとされており，取組を推進する。

[265]　「介護保険制度の見直しに関する意見」（令和4年12月20日社会保障審議会介護保険部会）では，利用者負担の一定以上所得の判断基準のほか，1号保険料の在り方や多床室の室料負担について，2024年度から始まる次期介護保険事業計画に向けて結論を得ることとされた。

[266]　第5章2②で引用されている骨太方針2021においては，社会保障関係費について，基盤強化期間における方針，経済・物価動向等を踏まえ，その方針を継続することとされている。

医政発1228第 7 号
健 発 1228 第 1 号
令和 4 年12月28日

通 知 等

各都道府県知事　殿

厚生労働省医政局長
（公　印　省　略）
厚生労働省健康局長
（公　印　省　略）

「フッ化物洗口の推進に関する基本的な考え方」について

　口腔の健康は，国民が健康で質の高い生活を営む上で重要な役割を果たしており，生涯を通じて口腔の健康の増進を図ることが必要である。口腔の健康の保持のために，歯科疾患の予防に向けた取組が実施されており，歯科口腔保健の推進に関する基本的事項（平成 24 年厚生労働省告示第 438 号）や国民の健康の増進の総合的な推進を図るための基本的な方針（平成 24 年厚生労働省告示第 430 号）（健康日本 21）等の健康づくりのための計画に示されたう蝕の予防等に関する目標を達成するため，フッ化物応用は有効な手段である。

　これまで，有効かつ安全なフッ化物応用の一つであるフッ化物洗口法を広く普及するために，「フッ化物洗口ガイドラインについて」（平成 15 年 1 月 14 日付け医政発第 0114002 号・健発第 0114006 号厚生労働省医政局長及び健康局長連名通知）にて「フッ化物洗口ガイドライン」を発出するとともに，当該ガイドラインにおいて，より詳細な内容については，「う蝕予防のためのフッ化物洗口実施マニュアル」を参照することをお示しし，関係機関等に周知を図ってきた。

　当該ガイドラインの発出以降，フッ化物洗口がより広く普及し，流通するフッ化物製剤の種類も増えた。一方，新型コロナウイルス感染症の影響により，集団フッ化物洗口が一時的に中断されるなど，フッ化物洗口を取り巻く状況は変化している。このような環境の変化に対応しつつフッ化物洗口を継続的に実施することが必要であることから，令和 3 年度厚生労働科学研究事業「歯科口腔保健の推進に資するう蝕予防のための手法に関する研究」を実施した。本研究において，最新の知見等を踏まえた「フッ化物洗口マニュアル」（2022 年版）を含む研究報告書が取りまとめられた。

　当該報告書を踏まえて，「フッ化物洗口の推進に関する基本的な考え方」を別紙のとおり定めたので，貴職におかれては，貴管下保健所設置市，特別区，市町村，関係団体等に対して周知方をお願いする。

　なお，「フッ化物洗口ガイドラインについて」（平成 15 年 1 月 14 日付け医政発第 0114002 号・健発第 0114006 号厚生労働省医政局長及び健康局長連名通知）は本通知の発出をもって廃止する。

フッ化物洗口の推進に関する基本的な考え方

１．はじめに

　フッ化物応用によるう蝕予防の有効性と安全性は，すでに国内外の多くの研究により示されている。わが国においては，歯科医療機関で行うフッ化物歯面塗布法や保育所，幼稚園，認定こども園，小学校及び中学校等（以下「施設等」という。）で行うフッ化物洗口法等のフッ化物局所応用によるう蝕予防が地域の実情に応じて行われてきた。こうした取組等の成果もあり，小児のう蝕罹患率については，全体として減少傾向にあるが，他方で社会経済因子や地域差による健康格差が指摘されている。また，今後は成人期以降の残存歯の増加によるう蝕の増加や高齢者に好発する根面う蝕の増加等が予測される。このため，健康格差の縮小に向けて，生涯を通じたう蝕予防への更なる取組が必要とされている。

　う蝕予防の有効性，安全性及び高い費用便益率等の医療経済的な観点から，世界保健機関（WHO）をはじめ，様々な関係機関により，フッ化物応用が推奨されている。フッ化物応用の１つであるフッ化物洗口の取扱いについては，「フッ化物洗口ガイドラインについて」（平成15年1月14日付け医政発第0114002号・健発第0114006号厚生労働省医政局長及び健康局長連名通知。以下「ガイドライン」という。）を発出し，関係機関等に周知を図ってきたところであり，以降，フッ化物洗口を実施する施設等の数及び人数も増加しており，地域で広く普及してきている。

　「歯科口腔保健の推進に係るう蝕対策ワーキンググループ報告書」（令和元年6月4日）においても，新しいフッ化物洗口剤の流通や自治体における歯科口腔保健を取り巻く状況に対応するため，ガイドラインの見直しを検討すべき旨が示された。また，新型コロナウイルス感染症の影響により，集団フッ化物洗口が一時的に中断されるなど，フッ化物洗口を取り巻く状況は変化している。

　こうした環境の変化に対応しつつ，健康格差の縮小や生涯を通じたう蝕予防の取り組みの一環として，適切なフッ化物洗口を継続的に実施することが必要であることから，フッ化物応用を含めたう蝕予防の手法について，令和3年度厚生労働科学研究事業において，「歯科口腔保健の推進に資するう蝕予防のための手法に関する研究」が実施され，報告書が取りまとめられた。本研究において，集積した新たな知見も踏まえて，施設等で集団で行うフッ化物洗口（以下「集団フッ化物洗口」という。）に関する新たな「フッ化物洗口マニュアル」（2022年版）が作成された。

　こうした研究結果の知見等も踏まえつつ，今般ガイドラインの改訂版として，「フッ化物洗口の推進に関する基本的な考え方」を示すこととした。

２．フッ化物洗口の考え方について

（1）対象者

　フッ化物洗口法は，とくに4歳から14歳までの期間に実施することがう蝕予防対策として最も大きな効果をもたらすことが示されている。4歳未満では，適切な洗口ができず誤飲のリスクが多いため対象としない。また，成人及び高齢者のう蝕の再発防止や根面う蝕の予防にも効果があることが示されている。

1）小児期
　○　フッ化物洗口は，歯のエナメル質にフッ化物を作用させる方法である。特に，永久歯エナメル質の成熟が進んでいない幼児及び児童生徒等に実施することで，う蝕予防対策として効果的である。
　○　う蝕の予防及び健康格差の縮小の観点から，集団フッ化物洗口を施設等で実施することが望ましい。
　○　その他，必要に応じて，歯科医師の指導に従い，家庭等でのフッ化物洗口の実施やフッ化物配合歯磨剤の使用等のフッ化物局所応用を実施すること。
2）小児期以降
　○　生涯にわたりフッ化物を歯に作用させることは，う蝕の再発防止や高齢期での根面う蝕の予防の観点から効果的である。
　○　小児期以降においても，フッ化物局所応用を実施することが望ましい。
3）その他
　○　口腔清掃が困難であり口腔内を清潔に保つことが難しく，う蝕のリスクが高い者において，うがいを適切に実施できる場合には，フッ化物洗口は効果的である。

（2）方法

　フッ化物洗口法には，主に，毎日法（約250 ppm 又は約450 ppm のフッ化ナトリウム溶液の洗口液を使用。）と週1回法（約900 ppm のフッ化ナトリウム溶液の洗口液を使用。）がある。フッ化物洗口法は，対象者や利便性に合わせて選択する。

3．集団フッ化物洗口の実施について

　集団フッ化物洗口は，個人の環境によらず，集団のすべての人がう蝕予防効果を得られる。このため，ポピュレーションアプローチとして，集団フッ化物洗口を実施することは，う蝕に関する健康格差の縮小につながることが期待される。

　集団フッ化物洗口を実施する際は，歯科医師，薬剤師等（以下「歯科医師等」という。）の指導の下，適切な方法で実施し，安全性を確保した上で実施する。その際，集団フッ化物洗口を実施する施設等の職員を含む関係者（以下「施設等の関係者」という。）の理解と協力を得ること。

（1）フッ化物の管理
　○　集団フッ化物洗口においては，原則として，医薬品を使用すること。なお，医薬品を使用する場合は添付文書の記載に従い，適切なフッ化物洗口を実施すること。
　○　フッ化物は歯科医師等の指導及び添付文書等に従い適切に管理し，直射日光のあたらない涼しい所等で保管すること。
　○　洗口液に希釈する前の顆粒の状態のフッ化物は劇薬であることから，他の物と区別して貯蔵すること。また，フッ化物顆粒の使用量や残量等について，薬剤出納簿等を活用して管理することが望ましい。

（2）洗口液の調製
　○　フッ化物顆粒を使用する場合は，歯科医師等又は歯科医師等の指示に従い施設等の関係者が，器材の管理，洗口液の調製等を行うこと。
　○　歯科医師等の指導及び添付文書に従い，洗口液調製用の溶解瓶等を準備し，実施するフッ化物洗口法に応じた所定の濃度に洗口液を調製すること。

　　　○　使用しなかった洗口液の保管及び廃棄は歯科医師等の指導及び添付文書等に従い適切に取り扱うこと。

（3）洗口の確認・練習

　　　○　フッ化物洗口を開始する際は，対象者が，決められた時間（30秒〜1分間）以上口腔内で水を保持し，飲み込まずに水を吐き出すことができるか確認する。確認後に，フッ化物洗口液を用いた洗口を開始すること。

　　　○　特に幼児等は，必要に応じて，フッ化物洗口を実施する前に水で洗口の練習を行うこと。

　　　○　高齢者等の口腔機能の低下が疑われる者等については，必要に応じて，適切にうがいができるか対象者の状態の確認を行うこと。

（4）洗口と吐き出しの手順

　　　○　5〜10 mL程度の洗口液（口腔の大きさを考慮して定めるが，通常未就学児で5 mL，学童以上で7〜10 mL程度が適当である。）を口に含み，約30秒間の「ブクブクうがい（洗口液が十分に歯面にゆきわたるように，口を閉じ頬を動かすこと。）」を行う。この際，誤飲を防ぐ観点から，必ず下を向いて行うこと。

　　　○　吐き出しは洗口場で行なう方法と，コップに吐き出す方法がある。（コップに吐き出す方法では，洗口液の分注・配布に用いる使い捨ての紙コップを吐き出しに利用することができる。紙コップの中に吐き出した洗口液を，ティッシュペーパー等で吸収させ，回収し廃棄する。）

　　　○　監督者は，洗口開始と終了の合図を行うとともに，正しく洗口が出来ているか確認すること。

（5）洗口後の注意

　　　○　洗口後30分間程度は，可能な限りうがいや飲食物をとらないようにする。

4．集団フッ化物洗口の実施上の留意事項について

（1）インフォームド・コンセント

　　　○　保護者等を対象とした説明会等を開催し，集団フッ化物洗口の具体的な方法，期待される効果，安全性等について十分に情報提供を行い，実施に当たってはフッ化物洗口の実施に関する希望調査を行い，保護者等の意向も確認すること。

（2）フッ化物洗口を希望しない者について

　　　○　施設等において，フッ化物洗口を希望しない者がいる場合には，洗口時間帯に水で洗口させるなどの必要な配慮を行うこと。

（3）他のフッ化物局所応用の組合せ

　　　○　フッ化物洗口とフッ化物歯面塗布，フッ化物配合歯磨剤の使用等の他のフッ化物局所応用を併用しても，問題はない。

（4）パンデミック発生時等の対応について

　　　○　飛沫感染するリスクのある感染症のパンデミック発生時等には，感染予防の観点から，洗口中及び吐き出し時に飛沫が飛ばないように注意すること。

　　　○　パンデミック等の影響により，例えば緊急事態宣言に伴い，一時的に集団フッ化物洗口を中断した場合は，緊急事態解除宣言時等に，地域における感染状態及び感染対策の状況等を踏まえつつ，必要に応じて各地域の関係者で協議を行い，集団フッ化物洗口の

　　再開の時期等を適宜判断すること。

5．地方公共団体による集団フッ化物洗口事業の実施について

　集団フッ化物洗口事業は，各地域における関係者との協議状況等を踏まえて実施する。地方公共団体の集団フッ化物洗口事業の導入に当たっては，以下の標準的な取組手順を参考にされたい。

　　①担当者間の集団フッ化物洗口の実施に関する検討

　　②集団フッ化物洗口事業を実施する際の関係者（歯科保健担当部局や教育担当部局等を含めた行政関係者や歯科医師会等の関係団体）間の合意形成

　　③集団フッ化物洗口を実施する施設等の関係者に対する説明

　　④フッ化物洗口対象者本人あるいは保護者に対する説明

　　⑤施設等における集団フッ化物洗口の導入・実施

6．フッ化物洗口の安全性について

　（1）フッ化物洗口液の誤飲あるいは口腔内残留量と安全性

　フッ化物洗口液については，たとえ1人1回分を全量誤飲した場合でも，直ちに健康被害が発生することはないと考えられていることから，安全性は確保されている。

　　1）急性中毒

　　通常のフッ化物洗口の方法であれば，フッ化物の急性中毒の心配はない。

　　2）慢性中毒

　　長期間継続してフッ化物を過剰摂取した場合に生じうるフッ化物の慢性中毒には，歯と骨のフッ素症がある。

　　歯のフッ素症は，顎骨の中で歯が形成される時期に，長期間継続して過量のフッ化物が摂取されたときに生じる症状である。フッ化物洗口を開始する時期が4歳であれば，永久歯の切歯や第一大臼歯は歯冠部がほぼ完成しており，また他の歯は形成途上であるが，フッ化物洗口における微量な口腔内残留量等では，歯のフッ素症が発現することはない。

　　骨のフッ素症は，8 ppm以上の飲料水を20年以上飲み続けた場合に生じる症状であることから，フッ化物洗口における微量な口腔内残留量では，発現することはない。

　（2）有病者に対するフッ化物洗口

　フッ化物洗口は，適切なうがいができない者等を除き，う蝕予防法として奨められる方法である。

　また，水道水にフッ化物が添加されている地域のデータを基にした疫学調査等によって，フッ化物と骨折，ガン，神経系及び遺伝系の疾患，アレルギー等の疾患との関連等は否定されている。

7．その他

　施設等における集団フッ化物洗口に関する詳細については，令和3年度厚生労働科学研究事業「歯科口腔保健の推進に資するう蝕予防のための手法に関する研究」で作成された「フッ化物洗口マニュアル」（2022年版）を参照されたい。

フッ化物洗口マニュアル（2022 年版）

—健康格差を減らす，保育園・幼稚園・子ども園，学校や施設などにおける集団フッ化物洗口の実践—

厚生労働省令和３年度厚生労働行政推進調査事業費補助金（地域医療基盤開発推進研究事業）
「歯科口腔保健の推進に資するう蝕予防のための手法に関する研究」班　編

目　次

第一部　フッ化物洗口の意義と実践

第1章　フッ化物洗口の意義

1．なぜ今，う蝕予防が必要なのか

　近年，歯科疾患が及ぼすさまざまな影響が世界的に再認識されるようになり，2021年5月の世界保健機関（WHO）の第74回世界保健総会にて，口腔保健の決議が採択された[1,2]。

　しかしながら，日本を含む先進国では，1970年代ごろからう蝕は減少していることが強調され，「子どものう蝕は減ったので「う蝕対策は必要ない」」といった，誤解を生んでいる可能性があることが国際的に指摘されている[3]。日本において，なぜ今，う蝕予防が必要なのか，この理由は下表のようにまとめられる。

・以前より減ったとはいえ，子どものう蝕はいまだに他の疾患よりも多い（図1）。
・有病率の高い歯科疾患は，子どもの疾患別医療費では上位である（図2）。
・子どものう蝕は減っているが，成人以降で治療が必要なう蝕を有している人の割合は全年齢を通じて高い（図3）ことから，若いころからの予防が必要である。
・地域や社会集団による大きな健康格差が認められる[4]。

　子どものう蝕を過去と比べる視点のみで，う蝕問題は解決したかのような考えは，対策を遅らせ，将来の歯の喪失や全身の健康への悪影響にもつながる。WHOの決議は，う蝕をはじめとする歯科疾患が現在においても有病率が高く，健康格差があり，全身の健康の観点からも重要な問題であることを指摘しており，この指摘は日本にも当てはまることが知られている[2]。

　小児期のう蝕罹患は，高齢期の歯の喪失につながることが考えられることから，依然として小児期の積極的なう蝕予防は重要である。また，う蝕は歯の喪失原因の多くを占めている（図5）。人生100年時代を迎えようとしている現在では，健康寿命を延伸し，生涯自分の口から食べ物を摂取するという口腔機能の維持・向上は欠かせない。口腔の健康状態は健康寿命の延伸

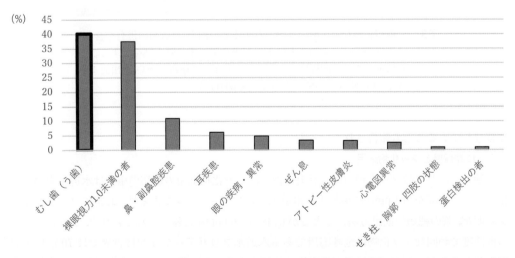

図1　小学生の主な疾病・異常等の罹患率（令和2年度）：現在でも，う歯（むし歯）を有する小学生は多い（出典：令和2年度学校保健統計調査（文部科学省）[6]）

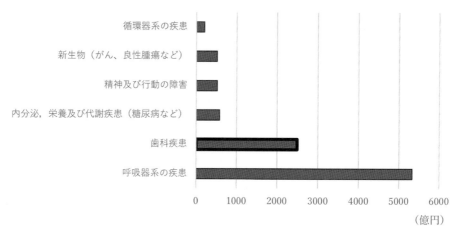

図2　0〜14 歳の主な疾患の国民医療費(平成 30 年度)：有病率の高い歯科疾患は，子どもの疾病別医療費では上位である。歯科医療費の多くをう蝕治療が占めている。(出典：平成 30 年度国民医療費の概況 （厚生労働省)[7])

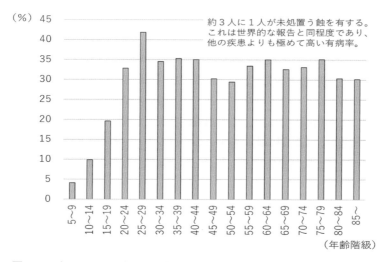

図3　治療が必要な永久歯のう蝕を有する者の割合(処置歯の併有を含む)（平成 28 年度)：約 3 人に 1 人が永久歯の未処置う蝕を有する。これは世界水準と同程度で，他の疾患と比べて極めて多い。(出典：平成 28 年歯科疾患実態調査 （厚生労働省)[8])

に寄与していることも報告されている[5]。

2．口腔保健とフッ化物応用

　う蝕予防のためのフッ化物応用の歴史は古く，フッ化物応用の最初の事例は水道水中のフッ化物イオン濃度を約 1 ppm に調整する水道水フロリデーションである[10]。お茶のフッ化物イオン濃度が，茶の種類や抽出方法にもよるが 0.48〜3.69 ppm と報告されており[11]，これと同程度の低濃度で頻回なフッ化物の全身応用である水道水フロリデーションは世界では 70 年以上の歴史を有するが，わが国では現在未実施の状態にある。その後，フッ化物洗口やフッ化物配合歯磨剤を含む複数の応用方法が用いられるようになってきた。こうしたフッ化物応用は長年に

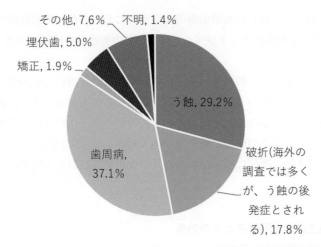

その他, 7.6%　不明, 1.4%
埋伏歯, 5.0%
矯正, 1.9%
う蝕, 29.2%
歯周病, 37.1%
破折(海外の調査では多くが、う蝕の後発症とされる), 17.8%

図5　永久歯抜歯の主な原因：う蝕は歯を失う主な原因の１つである。う蝕の後発症としての破折（ここでは海外の文献に合わせて，う蝕を治療した歯が破折する場合にう蝕の後発症と扱われることを示した）を合わせると最も多い抜歯原因とも言える。(出典：第２回永久歯の抜歯原因調査（公益財団法人８０２０推進財団)[9])

わたりその安全性と有効性が検証され，現在，WHO をはじめ行政機関や多くの学術団体等がその安全性と有効性を認め，普及を推奨している(WHO は人々の生命や健康維持に必須の重要医薬品類を，WHO　Model List of Essential Medicines に挙げているが，2021 年の総会において初めて歯科部門が設置され，ここに 3 点の品目，1,000～1,500 ppm 濃度のフッ化物配合歯磨剤，グラスアイオノマーセメント，フッ化ジアンミン銀がリストアップされた。いずれもフッ化物の抗う蝕性を効能とする品目である)。

　フッ化物の局所応用は，歯の萌出直後から実施することによりう蝕予防効果が高まることが報告されている。乳歯のう蝕予防には，フッ化物歯面塗布，フッ化物配合歯磨剤の応用が，永久歯のう蝕予防には，フッ化物歯面塗布，フッ化物洗口，フッ化物配合歯磨剤の応用が推奨される。特にフッ化物洗口には集団応用と個人応用があり，実施方法が簡単であるため，永久歯萌出期の 4 歳頃から第二大臼歯が萌出する 12～14 歳ころまで継続実施すると高いう蝕予防効果が得られる。(第 2 章参照)。

　わが国におけるフッ化物を用いたう蝕予防は，1948 年のフッ化物配合歯磨剤の販売に始まり，フッ化物配合歯磨剤の市場占有率は 2017 年には 91 ％に達している。フッ化物洗口については 1970 年代より小学校において集団応用が始まり，高いう蝕予防効果が報告されている。

　2003 年には 8020 運動の推進や国民に対する歯科保健情報の提供の観点から，より効果的なフッ化物洗口法の普及を図るため，具体的な方法を指針の形として定めた「フッ化物洗口ガイドライン」が厚生労働省より示されている。

　さらに，2019 年に，今後のわが国の総合的なう蝕予防対策の方向性を示す「歯科口腔保健の推進に係るう蝕対策ワーキンググループ報告書」が厚生労働省より示され，その中で「フッ化物の応用については，健康格差を縮小し，集団全体のう蝕予防の効果が期待できる。」とされている。

　また同報告書において「新しい薬剤の販売や自治体における歯科口腔保健を取り巻く状況に対応するため，「フッ化物洗口ガイドライン」についての見直しを検討すべき」とも指摘されている。

　本研究班では，これまでのう蝕対策に加え，地域間や社会経済的な要因等による健康格差の縮小にむけ，エビデンスに基づく効果的な取組を推進する必要があること，新型コロナウイルス感染症などの新たな感染症の拡大下における学校等でのフッ化物洗口の考え方を整理する必要があることなどから，最新の研究結果を盛り込んだ本「フッ化物洗口マニュアル」を作成した。本研究結果を踏まえ，時代に即した新たな「フッ化物洗口の基本的考え方」の普及を期待したい。

第2章　フッ化物洗口の作用機序とその効果

1．フッ化物洗口の科学的な作用機序

　フッ化物洗口を行うと，比較的低濃度のフッ化物（225，250，450，900 ppm F）が歯の表面に長期間繰り返し作用することになり，以下の4つの作用によるう蝕予防効果が期待できる[12-16]。

　1）歯質の強化

　2）萌出後のエナメル質の成熟の促進

　3）初期う蝕部の再石灰化促進とう蝕の進行抑制

　4）抗菌作用・抗酵素作用

　特に，乳歯から永久歯に生え変わる小児期においては，1日に1回，あるいは1週間に1回の応用により，萌出途上の歯にフッ化物を繰り返し作用させることができる。

　1）歯質の強化

　歯のエナメル質の98％は無機質で，アパタイト結晶構造である。歯のう蝕感受性は，このアパタイトの性状に起因するところが大きい。フッ化物洗口を継続することにより，エナメル質表面のフッ化物濃度は増加し，エナメル質が酸に溶けにくくなり，う蝕が予防される。

　（1）　エナメル質のアパタイトの結晶性の向上

　フッ化物洗口のように，低濃度のフッ化物を繰り返しエナメル質のアパタイトに作用させると，特に格子不整が修復され，結晶性が向上する。格子不整の修復は不完全な結晶構造をより完全な結晶に変え，化学的に安定することから，歯質の強化が期待できる。

　（2）　フルオロアパタイトの生成

　エナメル質の基本構造であるヒドロキシアパタイト（HA：$Ca_{10}(PO_4)_6(OH)_2$）に低濃度のフッ化物が作用すると，HAの水酸基がフッ化物イオン（F）と置換して，一部フルオロアパタイト（FA：$Ca_{10}(PO_4)_6F_2$），あるいはヒドロキシフルオロアパタイト（HFA：$Ca_{10}(PO_4)_6(OH)F$）となる。これらの生成物は酸に溶けにくい性質をもつため，歯は耐酸性を獲得してう蝕が予防される。具体的には，ヒドロキシアパタイトが約 pH 5.5 以下の酸性環境下で脱灰が再石灰化を上回るのに対し，フルオロアパタイトはその状況が約 pH 4.5 までは生じない。

　（3）　フッ化カルシウムの生成

　フッ化物イオン濃度が 200 ppm 程度より高い場合，歯の表面にフッ化カルシウム（CaF_2）が生成する。このフッ化カルシウムは水に溶けにくいが，やがて唾液中に溶け出し，低濃度のフ

ッ化物をエナメル質に供給しフルオロアパタイトを生成する。

2）萌出後のエナメル質の成熟の促進

　萌出後間もない歯の結晶は未成熟で，化学反応性が高い。このため，酸の影響を受けやすくう蝕に罹患しやすいが，フッ化物洗口によるフッ化物の作用も受けやすい。歯は萌出後も唾液中のカルシウムやリン酸を取り込んで成熟していく。エナメル質のアパタイトは，構成成分の中に種々のイオンが混在する結晶性の低いアパタイトであるが，低濃度のフッ化物は，エナメル質のアパタイトに混在する種々のイオンを追い出し，質的により完全なアパタイトに成熟させる働きがある。また，エナメル質に多く含まれる炭酸イオンは結晶性を低下させる一因であるが，低濃度のフッ化物には，炭酸含有アパタイトの格子不整を修復する働きも示されている。このため，フッ化物洗口の継続により，萌出後のエナメル質の成熟が促進され，う蝕を予防する。

3）初期う蝕部の再石灰化促進とう蝕の進行抑制

　エナメル質や歯根象牙質の初期う蝕（う窩の形成はない状態）は，表層下脱灰病変を生じる（図1）。これは，歯垢中で産生された酸が歯表面のミネラルを脱灰し，引き続く再石灰化の結果，最表層が残る像を呈するのである。このように，脱灰によって失われたミネラルを再び回復する再石灰化が十分に行われればう窩は生じない。かつ，フッ化物洗口のように低濃度・高頻度のフッ化物応用によって，表層下脱灰病変部内でも再石灰化が認められる。その結果，エナメル質の初期う蝕（肉眼的には白く見える）のミネラルが健全な程度まで回復すると，色調も元のように回復するため，病変が見えなくなることがある。フッ化物洗口を実施している場合のう蝕の転帰には，脱灰と再石灰化のバランス（優劣関係）によって次の3つの様態変化が認められる。

（1）脱灰＞再石灰化の場合

　日常的に脱灰現象が優勢な場合，う蝕は進行してう窩が形成される。

（2）脱灰＝再石灰化の場合

　脱灰と再石灰化現象の均衡がとれている場合，う蝕の進行は抑制され，停止したままとなる（停止性う蝕）。

（3）脱灰＜再石灰化の場合

　日常的に再石灰化現象が優勢な場合，初期う蝕部のミネラルは回復し，健全な程度まで戻ることもある。

4）抗菌作用・抗酵素作用

　フッ化物洗口後，フッ化物の85〜90％程度は口腔外に吐き出されるが，残りは口腔環境（歯，粘膜。歯垢）に残留し保持される。このフッ化物は直接あるいは間接的に歯に作用するだけでなく，歯垢中の細菌にも作用する。全唾液中のフッ化物濃度は通常 0.1 ppm 以下である。唾液中のフッ化物濃度が5〜10 ppm くらいになると，細菌が産生する解糖系の酵素エノラーゼの活性をフッ化物が阻害し，酸産生が抑制される。

　また，フッ化物は歯垢中で有機質や無機質との結合型フッ化物として蓄積されるが，細菌の酸産生により歯垢の pH が酸性に傾くと，フッ化物イオンが解離して抗菌作用を示し，同時に初期脱灰部の再石灰化をもたらす（図2参照）。

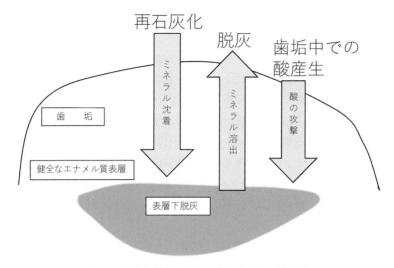

図1　初期う蝕部の脱灰と再石灰化の模式図

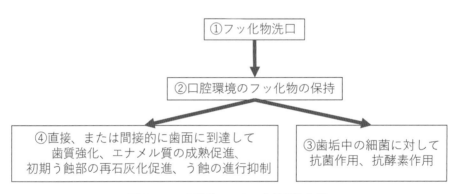

図2　フッ化物洗口によるう蝕予防作用

２．フッ化物洗口のう蝕予防効果

　前記した作用によって，フッ化物洗口の実施により，日本においてはDMFT指数または DMFS指数（一人平均う蝕歯面数）でおよそ30〜80％のう蝕予防効果が得られている[13,17]。小学校で6年間フッ化物洗口を集団として実施することで40〜50％程度のう蝕予防効果が得られており，また，洗口開始年齢が低いほど，高いう蝕予防効果が得られている。保育所・幼稚園児から中学校3年生まで11年間フッ化物洗口法を継続実施した小児では，80％近いう蝕予防効果が得られていたという報告も存在する[18]。18〜31歳の成人を対象に2年間フッ化物濃度225 ppmで週5回洗口を行った場合，40％程度のう蝕抑制率が得られたという報告もある[19]。フッ化物配合歯磨剤が普及した近年においても，図3のようにおよそ40％程度のう蝕予防効果が観察されている[20]。

　また幼若永久歯は，生えて間もない歯のため，石灰化が不十分でう蝕リスクが高い。保育園・幼稚園・こども園，学校でのフッ化物洗口は，幼若永久歯にもう蝕予防効果を発揮し生涯にわたる歯の健康に寄与すると考えられる。実際，1970年代に日本で最初に集団フッ化物洗口が開始された新潟県弥彦村において，30〜50歳代の成人のう蝕有病状況の調査が行われたが，集団フッ化物洗口を経験した人では，成人期のう蝕が少ないことが報告されている（図4）[21]。

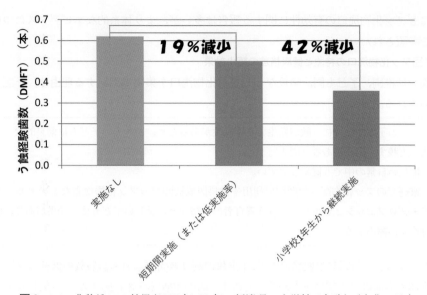

図3　フッ化物洗口の効果(2007 年-09 年の新潟県の小学校 6 年生)（出典：日本
　　 歯科医療管理学会雑誌．2013[20]）

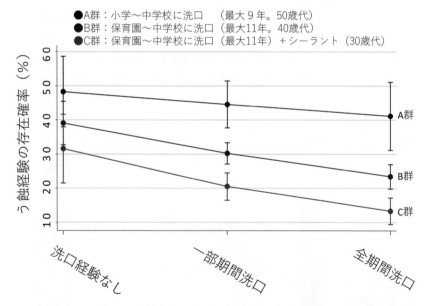

図4　集団フッ化物洗口を中心としたう蝕予防プログラムによる，う蝕予防効果
　　 の検証：保育園・幼稚園や学校での洗口実施期間が長い人ほど成人期（A
　　 群：50 歳代，B 群 40 歳代，C 群 30 歳代)のう蝕が少ない。(出典：厚生労
　　 働省．2021[21]）

ほかにもフッ化物洗口の有効性に関する報告は多いが，より体系的なエビデンスについては第二部を参照されたい。

3．集団フッ化物洗口の特徴と健康格差の縮小効果

保育園や幼稚園，子ども園，学校などでフッ化物洗口を集団で実施する理由は，下記のようにまとめられる。

---
① 多くの子どもたちにう蝕が発生する可能性があるため，すべての子どもに効果的な予防法を実践する必要がある（図4）。

② 忙しい日常の中でも継続しやすい。

③ 家庭でのフッ化物配合歯磨剤の利用や歯科医療機関でのフッ化物塗布などのセルフケア・プロフェッショナルケアを行う養育者の余裕などに乏しい子どもにも効果があり，健康格差が縮小する。

---

①については，予防医学の理論の中で，「少数の高リスク群よりも，多数の低リスク群からの発症が全体の発症数の大部分を占める」ため「予防の矛盾（パラドックス）」が生じるということで説明できる[22]。このことは，図5に示した日本の小学校で1年間追跡調査を行った際のう蝕の発生状況から理解ができる[23]。横軸は追跡開始時点からのう蝕経験歯数であり，これはその時点のう蝕リスクと深く関係しており，0本（カリエスフリー）の児童たちはリスクが低いと考えられる。リスクが高い3本以上の児童たちからは，一人当たり0.50本のう蝕が発生しており，カリエスフリーの児童の0.26本より多かった。しかし，集団ごとの合計のう蝕罹患本数をみると，カリエスフリーの児童からは300本ものう蝕が発生しており，他のグループからの合計よりもはるかに多い。カリエスフリーであってもリスクはゼロではなく，そのためカリエスフリ

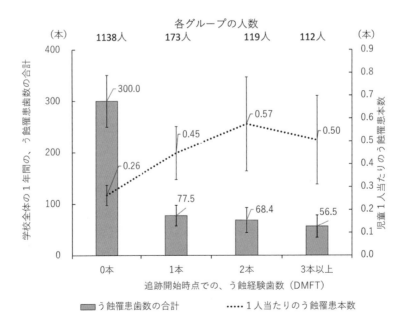

図5　小学生を1年間追跡した際の，う蝕の罹患経験：リスクの低いカリエスフリー（追跡開始時のう蝕経験歯数が0本）の児童たちから300本と最も多くのう蝕が発生している（出典：Kusamaら．2020より作成[23]）

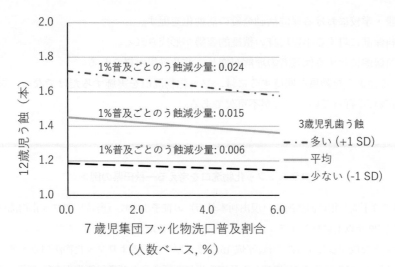

図6　都道府県単位の多変量分析による集団フッ化物洗口の1％普及ごと
　　　のう蝕減少量の推定値：3歳児乳歯う蝕が多い地域ほど，学校など
　　　での洗口の効果が大きく12歳児う蝕が少なくなることが示され，都
　　　道府県間のう蝕の健康格差が縮小していることが示されている（出
　　　典：Matsuyama ら．2016 より作成[24]）

一の子どもたちにもう蝕予防は必要であることがわかる（図5）。

　②，③については，保育園や幼稚園，子ども園や学校で実施するフッ化物洗口は，家庭の事情に左右されないため，家庭で個人的に実施するよりも継続しやすい。また，金銭的な理由，時間的な理由などで，家庭でのケアが必ずしも誰にでもできるわけではないため，集団でフッ化物洗口を園や学校で実施することは，家庭環境によらず効果が得られ，健康格差の縮小につながることが知られている[24]。フッ化物洗口による健康格差の縮小は，経験的には都道府県間の格差の縮小として知られている。3歳時点ではフッ化物洗口が実施されておらず，社会経済的な地域差によってう蝕の有病率に差が生じる健康格差の報告がある[25]。本来であれば，この3歳児う蝕の地域格差は12歳にも現れるはずであるが，集団でのフッ化物洗口が普及した地域では永久歯う蝕が予防され，う蝕の都道府県順位が改善されている傾向にある。実際，図6に示すように，3歳児のう蝕が多くても，フッ化物洗口の普及率が高ければ，12歳時点のう蝕は少なくなることが示されている[24]。3歳児う蝕の47都道府県順位が低くても，学校等でのフッ化物洗口の実施で12歳児の都道府県順位は大きく改善する可能性があると考えられている。

　健康格差を縮小するための対策のひとつとして，「より不利な人」と「すべての人」の両方を対象とした「配慮ある普遍的対策」が重要であるといわれている[26]。集団でのフッ化物洗口は，環境によらず，保育所や幼稚園，子ども園や学校に通うことで効果が得られることから，「配慮ある普遍的対策」の性質を備えたポピュレーションアプローチとして，健康格差を減らすと考えられている。

4．歯科保健におけるフッ化物洗口の効果

　学校等におけるフッ化物洗口は保健管理の一環として実施されているが，後述するように，これを推進していくことにより健康教育の面での効果も十分期待することができる[27]。

　健康教育の面から，学校等で実施されているフッ化物洗口には，以下のようなメリットが考えられる。

(1)　施設・学校における保健活動全般の活性化を促す。

(2)　歯科保健に対する小児自身の積極的姿勢が形成される。

(3)　歯科保健に対する保護者の理解が増し，波及効果が得られる。

ただし，このような効果を期待するには，フッ化物洗口を実施するだけでなく，対象者に継続的な健康教育を行っていくことが不可欠である。

＜コラム：フッ化物洗口を考える―秋田県の例＞

秋田県では平成8年に旧鳥海町（現由利本荘市）の笹子小学校（当時）でフッ化物洗口が開始され，以来20年以上にわたりフッ化物洗口を普及してきた。

普及の大きな後押しとなったのは，平成15年度に厚生労働省よりフッ化物洗口ガイドラインが通知されたことに加え，平成16年度から秋田県歯科医師会および歯科衛生士会等の全面的な協力の元，県内の保育所や幼稚園等の5歳児を対象に，100施設，2,000人を目標に「お口ブクブク大作戦事業」と銘打ちフッ化物洗口事業のモデル事業を開始したことである。この事業では非常勤の歯科衛生士を4名雇用し，4か所の地域振興局に配置することで保育所や幼稚園等におけるフッ化物洗口の実施指導を行った。

平成23年度からはフッ化物洗口事業を開始し，5歳児から14歳児までの継続実施を目指し，市町村への財政支援を開始した。支援の要件として，「幼稚園・保育所（園）から小中学校まで実施する場合に経費を助成する」という一文を入れ，教育機関における一貫した理解を求めつつ洗口事業の実施拡大を図った。

平成24年10月には「秋田県歯と口腔の健康づくり推進条例」が公布・施行され，平成26年3月には「秋田県歯と口腔の健康づくりに関する基本計画」が策定された。歯科に特化した条例と基本計画の下で歯科口腔保健に係る施策を講じることとなり，中でも，条例の第十条第三号に「幼児，児童および生徒によるフッ化物洗口の推進に関すること。」と明記されていることは，フッ化物洗口を推進する根拠として大きく寄与している。さらに，基本計画には「フッ化物を利用したう蝕予防法を受けることができる環境の整備」と施策の方向性を示し，具体的指標として「フッ化物洗口を実施している施設等の割合」を設定した。フッ化物洗口事業に対する理解が一定程度進んだと判断された平成28年度からは経費の補助をやめ，リーフレット等によるさらなる普及啓発および実施施設における年に1回以上の訪問指導や技術支援等を継続している。

また，令和元年度には第41回むし歯予防全国大会が初めて秋田県で開催され，秋田県のむし歯予防に一層の弾みがついた。

以上が秋田県のフッ化物洗口の歩みである。

秋田県における12歳児の一人平均永久歯う蝕経験歯数は，平成19年度は全国44位の2.5本と全国平均を大きく上回っていたものの，令和2年度には全国10位の0.6本まで減少し，フッ化物洗口の実施拡大とともに大きく改善傾向にある。

第3章　フッ化物洗口の実際

1．対象者の考え方

　フッ化物洗口は，萌出後の歯のエナメル質表面にフッ化物を作用させる方法である。保育園や幼稚園，子ども園や学校などで集団的に応用できる点が大きな特徴があるが，歯科医師や薬剤師の指導に基づいて家庭で行うこともできる。

　フッ化物洗口は，保育園・幼稚園・こども園から開始して中学校卒業まで継続することが望ましい。特に永久歯エナメル質の成熟が進んでいない保育園や幼稚園，子ども園，小・中学校の期間に実施することがう蝕予防対策として大きな効果をもたらすことから，4〜6歳園児への実施は，第一大臼歯のう蝕予防にきわめて重要である。

　その後の年齢においても，生涯にわたってフッ化物を歯に作用させることが効果的であり，中学校でのフッ化物洗口終了後は，家庭でのフッ化物洗口（家庭応用）に移行する。う蝕に罹患した歯は，長期間でみるとう蝕の再発と修復処置を繰り返しながらう蝕が重症化し，抜歯にいたるケースも少なくないことから，う蝕の再発防止や高齢期では根面う蝕の予防の観点からも継続的なフッ化物洗口は有効である。また，歯列矯正装置の装着によって口腔衛生状態が悪化しやすい場合や障がいを持つ方や要介護者など口腔清掃が困難であり，口腔内を清潔に保つことが難しい場合にも有効であると考えられる。

2．フッ化物洗口法の種類（毎日法，週1回法）

　フッ化物洗口には，「毎日法」と「週1回法」がある。

　う蝕予防効果については，これらの方法に大きな差異はないので，対象者や施設・学校での利便性に合わせて選択する。集団応用法では，保育園・幼稚園・こども園では毎日法，小・中学校では週1回法が標準的であるが，その施設・学校の実状に合わせて選択するとよい。家庭応用では，「毎日法」での洗口を就寝前の歯みがき後に行うことが望ましい。

1．毎日法

　フッ化物イオン濃度 225 ppm, 250 ppm または 450 ppm のフッ化ナトリウム溶液を用いて，毎日1回ずつ行う。(毎日法を保育園や幼稚園，子ども園で行う場合は，1週間のうち月曜から金曜日までの5日間が実施日になるので，「週5日法」また「週5回法」と呼ぶこともある。)

2．週1回法

　フッ化物イオン濃度 900 ppm のフッ化ナトリウム溶液を用いて，毎週1回ずつ行う。

<コラム：フッ化物洗口の歴史とさまざまな実施方法>

　フッ化物洗口の歴史は長く日本では 1970 年代から実施する学校がでてきたが，当時は週1回法に対応する 900 ppm のフッ化物洗口製剤がなかったため，小・中学校ではフッ化ナトリウム試薬を用いて洗口が実施されてきた。その後，フッ化物洗口製剤が販売されたが，現在推奨される 900 ppmF の濃度の製剤はなかったため，歯科医療関係者と学校の協議と工夫により，地域の状況にあった方法が選択されてきたた。例えば岐阜県山県市は，2004 年から朝日大学歯学部の指導の下，すべての保育園，幼稚園で，250 ppm, 週5回のフッ化物洗口を，また，すべての小学校，中学校で，450 ppm, 週1回のフッ化物洗口を開始し，う蝕予防効果が報告されている[28]。最近では 2013 年に 900 ppmF の用法のフッ化物洗口製剤が販売がスタートし，この 900 ppmF 週1回法の洗口が標準的に推奨されるようになり，普及しつつある。実際 2014 年の集団応用における実施状況や

経費負担の状況等の調査では[29]，実施方法では週1回法が小学校で97.7％，中学校で97.7％と高く，フッ化物濃度は900 ppmF が小学校69.1％，中学校74.4％と最多であった（450 ppmF は小学校27.8％，中学校21.5％）。市販フッ化物洗口剤の使用は，小学校53.7％，中学校41.9％と報告されている。予算を含めた地域の事情を踏まえつつ，洗口の実態は歴史とともに変化している。

3．フッ化物洗口剤の種類

1．フッ化物洗口剤と洗口液の種類

現在市販されているフッ化物洗口剤と洗口液については，表1に示す。

現在では毎日法にも週1回法にも，医薬品としてのフッ化物製剤が利用できるようになったため，医薬品の使用が推奨される。なお，国においてはフッ化物洗口を実施している自治体に対し，その体制整備に係る費用（使用する薬剤費を含む）について財政支援を行っている。

表1　フッ化物洗口剤と洗口液の種類

区分	形態	製品名	販売会社	製品濃度フッ化ナトリウム（フッ化物イオン）	容量	調製方法	調製時に用いる水の量(mL) 毎日法 250(225) ppm用	450 ppm用	週1回法 900 ppm用	一人当たりの費用（金額は購入方法によるため概算）	味
医療用医薬品	粉末製剤（劇薬指定）	ミラノール顆粒11％	株式会社ビーブランド・メディコーデンタル	11％（粉末）	1g包	水で溶解	200	–		毎日法250 ppm溶液使用の場合概ね月150円	シナモン香料
					1.8g包	水で溶解	–	200	100		
					7.2g包	水で溶解	1440	800	400		
					500g（瓶）	使用濃度に応じて上記を参照し製剤の秤量および対応の水量で溶解					
		オラブリス洗口用顆粒11％	ジーシー昭和薬品	11％（粉末）	1.5g包	水で溶解	300	167	83		わずかに特異なにおいがある
					6g包	水で溶解	–		332		
	液体製剤	フッ化ナトリウム洗口液0.1％「ビーブランド」	株式会社ビーブランド・メディコーデンタル	0.1％（450 ppm）	250 mL	必要に応じて水で希釈	使用薬液量と等量	直接使用	–	毎日法450 ppm溶液使用の場合概ね月900円	さわやかなリンゴ味
		フッ化ナトリウム洗口液0.1％「ライオン」	ライオン歯科材株式会社	0.1％（450 ppm）	250 mL	必要に応じて水で希釈	使用薬液量と等量	直接使用	–		シトラスベルモット味
		フッ化ナトリウム洗口液0.1％「ジーシー」	ジーシー昭和薬品	0.1％（450 ppm）	250 mL	必要に応じて水で希釈	使用薬液量と等量	直接使用	–		青りんご味
		バトラーF洗口液0.1％	サンスター株式会社	0.1％（450 ppm）	250 mL	必要に応じて水で希釈	使用薬液量と等量	直接使用	–		洋ナシ
	ポーションタイプ	オラブリス洗口液0.2％	ジーシー昭和薬品	0.2％（900 ppm）	10 mL	調製済	30	10	直接使用	週1回法900 ppm溶液使用の場合概ね月300円	わずかに特異なにおいがある
第3類医薬品＜フッ化物洗口剤＞	調製済液体製剤	エフコート	サンスター株式会社	0.05％（225 ppm）	250 mL	調製済	直接使用	–	–	毎日法220 ppm溶液使用の場合概ね月900円	メディカルクール香料
				0.05％（225 ppm）	250 mL	調製済	直接使用	–	–		フルーツ香味
		クリニカフッ素メディカルコート	ライオン株式会社	0.05％（225 ppm）	250 mL	調製済	直接使用	–	–		ライチミント

<コラム：フッ化物濃度 100 PPM のフッ化物洗口液＞

　わが国では，歯みがき類の表示に関する公正競争規約第 2 条[30]において，洗口液は歯磨剤とともに歯磨き類に分類されている。また薬用歯みがき類製造販売承認基準[31]において，むし歯の発生および進行の予防を効能効果とするフッ化ナトリウム配合歯磨剤の配合濃度は 0.02〜0.21 ％となっている。つまりフッ化物としては最低でも 0.009 ％（90 ppm）の配合が必要であり，実際に 100 ppm のフッ化物配合歯磨剤が市販されている。

　フッ化物を配合する洗口液は，わが国では歯磨き類には含まれず医薬品扱いになる。現在承認されているフッ化物濃度は最低で 225 ppm であるが，海外のフッ化物洗口液には 100 ppm のフッ化物洗口液が OTC 医薬品（店頭で購入できる一般医薬品）として市販され[32,33]，消費者は自由に購入し日常的に使用している。海外では 100 ppm のフッ化物が入っている洗口液が，日本で販売されるものからはフッ化物が除かれているという，健康を守る上で残念な状況も生じている。

　こうした状況もあり，日本歯科医学会医療問題検討委員会フッ化物検討部会による 1999 年 10 月 29 日の最終答申「口腔保健とフッ化物応用」[34]の今後の課題に『フッ化物洗口法についてみると，欧米各国ではフッ化物洗口剤は OTC 医薬品であり，消費者に広く普及している。わが国でも，現在，指定薬品としてのフッ化物洗口剤が認可され普及しているが，さらにこれを医薬部外品として認可し，消費者がより簡単に入手できるようにすることが望まれる』とある。現在では第 3 類医薬品となっているフッ化物洗口液製品もあるが，消費者の入手のしやすさを考えると，薬用歯磨剤と同様に医薬部外品となることが望まれる。

　100 ppm のフッ化物洗口液によるう蝕予防効果については国内でも報告がある。小学校 1 年生から 6 年生卒業まで 30 秒間の洗口を週 5 回行ったところ，フッ化物洗口を実施しなかった対照校児童に比べ，DMFT 指数で 52.2 ％と有意なう蝕抑制効果が認められていた[35]。さらに，これらの児童が中学に進学しフッ化物洗口が中断した後，中学校卒業時点においてもなお有意なう蝕抑制効果が持続していた[36]。第 2 大臼歯は中学生で生える子どもも多いため，小学校の時のフッ化物洗口の予防効果はない場合もあるが，それにも関わらず，有意な予防効果が持続していたのである。わが国でもフッ化物濃度 100 ppm の洗口液の市販を期待したい。

4．フッ化物洗口の実施方法

学校等において集団で行うフッ化物洗口の実施は以下の手順となる。

1．薬剤の管理，器材の準備，洗口液の調製

　学校等での集団洗口では，薬剤の管理は学校歯科医や学校薬剤師等が行い，保管については，直射日光や高温を避け，管理を確実に行うことが必要である（水に溶かす前の薬剤は，他のものと区別して保管する。劇薬ではあるが毒薬ではないため，保管場所に鍵がかかることは必須ではないが，ある方が望ましい。）。薬剤出納簿を記入し，使用料と残量を確実に管理する（第 4 章の書式例「薬剤出納簿」を参照）。

　学校歯科医，学校薬剤師または施設・学校職員・養護教諭が器材の管理，洗口液の調製を行う。通常は，洗口液調製用のポリタンクや溶解瓶を準備し，施設・学校で使用する全対象者の洗口液を調製する。それをクラス単位のディスペンサー付きボトルに分けてクラスに運搬する。洗口液の調製（薬剤を水に溶解して洗口液にする）は，所定の濃度になるように，指示書に従

い水道水で薬剤を溶解する。（用法どおりに溶解してフッ化物として1％（10,000 ppm）以下になったものは，劇薬には該当しない。学校・園で使用するフッ化物洗口液は900 ppm以下で使用されているので，安全性には十分配慮されている。）

- ・週1回法で実施している場合は，洗口が終わった段階でポリタンクに残った洗口液は廃棄する
- ・週5回法や週2～3回法の場合で，洗口液の保管が必要な場合には，洗口液を入れたポリタンクは保健室等の冷蔵庫等で管理する。1週間保存した洗口液は廃棄する。
- ・洗口液を溶解・保存しておく容器は，合成樹脂の容器を使用する（フッ化物はガラス成分と反応するので，ガラス容器は使用しない）。
- ・洗口液を入れたポリタンクには，「フッ化物洗口液」と明記し，調製日も記載する。

2．洗口の練習

特に幼児には，フッ化物洗口を開始する前に水で練習させ，決められた時間洗口し，飲み込まずに吐き出すことができるか，確認してから開始する。

3．洗口と吐き出しの手順

5～10 mLの洗口液（口腔の容積にあった量）を口に含み，30秒から1分程度の「ブクブクうがい」を行う。この際，誤飲を防ぐ観点から，必ずうつむき加減で行うこと。また，飛沫が飛ばないように，口は閉じて洗口を行う。

担当教諭は，洗口開始と終了の合図を行うとともに，正しく洗口（ブクブクうがい）が出来ているか監督する。

吐き出しは洗口場でおこなう方法と，コップに吐き出す方法がある。コップに吐き出す方法は，使い捨てのコップを使い，ごみ袋に回収する。紙コップに吐き出す場合は，（ティッシュペーパーで口を拭いて）ティッシュペーパーを紙コップに入れてから吐き出す方法もある。

4．洗口後の注意

洗口後30分程度は口をゆすいだり飲食をしないようにする（洗口前に水分補給を済ませておく）。

＜コラム：感染症流行時のフッ化物洗口＞

新型コロナウイルス感染症流行下では，感染予防の観点から下記のような注意点が日本口腔衛生学会から出されている[37]。感染予防の観点から，洗口中および吐き出し時には飛沫が飛ばないように注意する。吐き出しの際には以下の点に注意する。

また感染症の流行による一時的な洗口事業の中断により，う蝕が増加傾向になる可能性が高くなることから，一時的な中断を選択する際には，国や地方自治体の緊急事態宣言等が撤回された時には，速やかにフッ化物洗口を再開することが重要である。

1）園児・児童・生徒が同じ洗口場を使用する場合
- （1）集団で洗口場に行かない
- （2）洗口場では間隔をおいて吐き出す
- （3）窓を開けて洗口場の換気をよくしておく

2）座位で紙コップなどに吐き出す場合

紙コップを用いて座位で洗口を実施する場合は，洗口液を分注した紙コップにティッシュペ

ーパーを入れてそこに吐き出す方法，吐き出してからティッシュペーパーで口もとを拭いて紙
コップに投入する方法，あるいはその両方の方法で実施する。

(1)　できるだけ低い位置で，紙コップで口をふさいでゆっくり吐き出す

(2)　吐き出された洗口液は，ティッシュペーパーに十分吸収させる

第4章　フッ化物洗口開始までの手順

1．地域における導入までのステップ

　施設・学校でフッ化物洗口を行う場合，施設・学校の関係者およびそこに通う園児・児童等
とその保護者の理解と同意が重要である。施設・学校の関係者とは，自治体の首長，教育長，
保健関係の課長，施設・学校の長（園長，学校長），施設・学校の歯科医師（学校歯科医師など）
および施設・学校の職員などが挙げられる。

　具体的なフッ化物洗口実施までにはいくつかの段階がある[38]。行政が主体となって行う場合
の標準的なステップは以下のとおりである。

■ステップ1：行政内におけるフッ化物洗口に対する理解と実施への意思統一

　フッ化物洗口は，多くの関係者の理解が必要であることから，まず，市（区）町村行政（教
育委員会を含む）の責任者と担当者との間（行政内部）の意思統一をはかることがフッ化物洗
口事業の実施に向けた重要な第一歩となる。

　市区町村における施設・学校においてフッ化物洗口事業を企画する場合，まず，行政（保健
衛生主管課，福祉主管課，教育委員会など）において，う蝕予防に関する現状認識を行い，今
後の課題と対応策について検討する。検討にあたっては，市区町村全体や当該施設・学校（必
要に応じて他の市区町村等）のデータに基づいて，現状の分析とこれまでのう蝕予防に関する
取組の評価・分析を行う。また，必要に応じて専門家の意見を聞き，これらを踏まえて事業実
施計画（案）を立案する。

　フッ化物洗口に対して専門的な指導と助言を行う立場にある地域歯科医師（会）には，事業
実施計画（案）策定段階から参加してもらう必要がある。また，医師（会）と薬剤師（会）に
も早期に説明を行い，理解と協力を得るようにする。

■ステップ2：フッ化物洗口事業の予算の検討

　フッ化物洗口事業の実施計画（案）の実施に必要な経費等を精査し，必要な時期に予算要求
を行う。国や都道府県の補助制度の活用も検討する。(必ずしもこのステップである必要はなく，
各自治体の状況に応じて検討する。)

■ステップ3：関係者の合意

　行政（保健衛生主管課，福祉主管課，教育委員会），歯科医師（会）（園・学校歯科医師），施
設・学校の責任者（園長，学校長），PTA などの保護者代表等の関係者によって構成される会
議（例えば，歯科保健推進会議など）を組織し，事業実施計画（案）について十分に協議を行
う。

　関係者会議での議論等を踏まえ，最終的に事業実施主体である市区町村が事業実施計画を策
定する。

　なお，施設・学校が独自に取り組む場合は「ステップ3：関係者の合意」から開始すること
になるが，その場合であっても，市区町村や教育委員会，および地域の歯科医師（会）と十分

に連携を図り，各施設・学校で事業実施計画を策定し，実施することが望ましい。

■ステップ4：フッ化物洗口実施現場における理解を得るための説明

フッ化物洗口を実際に実施する施設・学校の職員に対して，フッ化物洗口に関する基本的な知識や事業計画等について説明する機会（説明会）を設ける。この説明会を通して，実施現場における理解を得るとともに，実施上の課題などを十分検討し，実施のための確実な体制づくりに努める。行政は，施設・学校と適宜連絡をとり，互いに協力して計画を進めていく必要がある。

・事業計画，実施体制等の説明：市区町村の方針を伝え，関係者の協力のもと市区町村が実施主体となり洗口を施設・学校で実施することを明確に伝える。

・フッ化物洗口に関する知識の提供：地域の歯科医師（園・学校歯科医師）が講師となって実施することが望ましい。他の歯科医師や専門職に依頼する場合であっても，できる限り地域の歯科医師の同席を求め，地域の課題等については助言をもらうことができるように配慮する。

・施設・学校の長又はそれに準じる者（園長，校長，教頭など）と実際の担当者（保育士，保健主事，養護教諭など）の役割の説明：中心的な役割を担うこれらの関係者との十分な連携の下に計画を進めることが重要であるため，それぞれの役割について説明し，理解を深めてもらう必要がある。必要に応じてこのステップで，保護者の代表(PTA の役員や保健委員など)に参加してもらい，事業への理解と協力を要請してもよい。

・地域の歯科医師（会），医師（会）および薬剤師（会）との連携：各施設・学校は，学校保健安全法第 10 条にあるように，地域の歯科医師（会），医師（会）および薬剤師（会）にも適宜相談し，指導と助言を得るように努める。そして，学校保健委員会等を活用し，連携協力してそれぞれの役割分担を決めるようにする。

■ステップ5：保護者の理解を得るための説明・不安をもつ方への対応

保護者がフッ化物洗口に関する正しい知識を得ることができるように，実施に先立って説明会等を実施することが望ましい。説明会では，保護者の理解を深めるため，説明だけでなく質疑応答の時間を十分確保できるよう配慮する。また，説明会に出席できなかった保護者には，説明会の資料を配布する等の対応を行う。

この説明会と連動してパンフレットやリーフレットなどのわかりやすい資料を配布や市区町村の広報紙，園および学校の広報媒体（保健だより等）を活用した啓発も有効である。また，現在はインターネット等で多くの情報が提供されているが,必ずしも正確なものとは限らない。誤った情報等により，保護者の一部に不安や動揺が拡がることがある。こうした不安を解消するために，場合によっては説明会を複数回実施するなど，正確な情報を丁寧に伝える必要がある。

保護者のフッ化物洗口への理解が得られたら，施設・学校で実施するフッ化物洗口について，実施の意向（参加の希望）を文書で確認する（書式例「フッ化物洗口希望調査書」を参照）。その際の留意点を以下に記す。

・フッ化物洗口導入の際は，啓発活動が終了後，保護者の関心と理解が薄れない早い時期に参加の有無について希望をとる。

・フッ化物洗口開始後は，毎年度，施設・学校へ新しく入る者を対象に，フッ化物洗口に関する説明を行い参加の有無について希望をとる。

・フッ化物洗口への参加または中止の申し込みは，随時受け付ける。
・フッ化物洗口への参加は，保護者の希望に基づくもので強制ではないため，承諾書という形式はとらない。押印も不要である。

さらに，これらに前後して，フッ化物洗口を既に実施している施設や学校の見学を行うことができると，フッ化物洗口の実態が直接的に理解でき，非常に有効である。

■ステップ6：施設・学校における実施

実施にあたっては，施設・学校の職員に知識と技術が必要とされる。安全にフッ化物洗口を実施するため，研修や打ち合わせ等を適時実施する。また，フッ化物洗口に関する施設・学校の責任者は，薬剤や洗口液の管理，調整，指導等の担当者とその役割を明確にしておく（書式例「フッ化物洗口液調製指示書」を参照）。また，その薬剤の安全な保管場所を確保する。

保育園・幼稚園・子ども園では毎日法（週5回法）による日課への位置づけを行うことが望ましい。小・中学校では，週1回法により週単位のスケジュールに組み込むようにする。洗口は，第3章の「4．実施方法」に従い実施する。円滑な実施とともに，継続的に行うことが可能な体制づくりが求められる。

なお，学校におけるフッ化物洗口は，学校保健安全計画に位置づけられ，学校保健管理の一環として実施される。

2．フッ化物洗口の実施上の留意事項

1．フッ化物洗口と他のフッ化物応用との組み合わせ

1）局所応用との組み合わせ

フッ化物洗口と他のフッ化物応用との組み合わせについては，歯科医療機関等などで定期的に受けるフッ化物歯面塗布，毎日のセルフケアとしてのフッ化物配合歯磨剤との併用があるが，2種類以上のフッ化物応用を組み合わせて使用すると，一般的には相乗効果をもたらし，安全性にも問題はない。例えば，幼稚園で週5回フッ化物洗口を行っている子どもが，家庭で毎日フッ化物歯磨剤を使用して歯をみがき，歯科医療機関などで年に数回フッ化物歯面塗布を受けても問題はない。

毎日法（週5回法）によって0.05％フッ化ナトリウム溶液7 mLで1分間洗口した場合，洗口後の口腔内フッ化物残留率は，3歳で15％，5歳で10％，8歳で11％であると報告されている[39]。すなわち，1日平均のフッ化物摂取量は約0.2 mgとなる。また，歯磨剤の口腔内残留率は幼児では約30％と報告されており，1,000 ppmのフッ化物が配合された歯磨剤を0.5 g使用した場合，約0.15 mgのフッ化物が口腔内に残留することになる[40,41]。したがって，フッ化物洗口とフッ化物配合歯磨剤を毎日併用しても，フッ化物の口腔内残留量，すなわち体内に取り込まれる量は，米国歯科医師会が水道水フロリデーションが実施されていない地域に住む3〜6歳の子どもに推奨している1日0.5 mgのフッ化物補充剤（錠剤，液剤）の投与量より少ない。正しく使用している限り，歯のフッ素症を引き起こす危険性はなく，併用することでう蝕予防効果は高くなると考えられる[42]。

2）6歳未満児へのフッ化物洗口の考え方

WHOは1994（平成6）年，テクニカルレポートにおいて，6歳未満の就学前児童を対象としたフッ化物洗口は推奨されないとの見解を示した[43]。これは，WHOが全身応用である水道水フロリデーションを推奨していることから，水道水フロリデーション実施地区の6歳未満の小児では，フッ化物洗口によるフッ化物の付加的な飲み込みによって歯のフッ素症のリスクが増加

するかもしれないという観点で発表されたものである。

　しかし，日本においては，現在，水道水フロリデーション等の全身応用は行われていないことから，正しい洗口法で実施すればフッ化物の口腔内残留量は少量であり，歯のフッ素症への影響を考慮する必要はないと考えられ，日本の実状を踏まえた「就学前からのフッ化物洗口法に関する見解」が，1996（平成8）年に口腔衛生学会フッ化物応用研究委員会によってまとめられている[44]。この見解において，全身応用が実施されていない我が国では，フッ化物洗口法は幼児にも安全に実施でき，我が国の実情に適したフッ化物応用法として推奨されている。

　また，2008（平成20）年には，WHOのコラボレーションセンターから，口腔保健活動の事例紹介のひとつとして，日本の6歳未満の就学前児童を対象としたフッ化物洗口プログラムが紹介されている[45]。

2．指導上の留意点

1）誤飲に対する注意

　フッ化物洗口を安全に行うため，フッ化物洗口開始前に，正しいうがい，吐出ができることを必ず確認する。

2）インフォームド・コンセント

　フッ化物洗口を実施する場合には，本人あるいは保護者に具体的な方法，期待される効果，安全性などについて十分説明し，同意を得ておかなければならない。保護者を対象とした説明会等を開催し，十分に情報提供を行い，実施にあたってはフッ化物洗口の実施に関する希望調査を行い，保護者の意向を確認することが重要である（「1．地域における導入までのステップ」および書式例「フッ化物洗口希望調査書」を参照））。

6）その他

　保育園や幼稚園，子ども園，学校などの施設において，集団でフッ化物洗口を実施する場合，希望しない子どもには，洗口時間帯に水で洗口するなどの教育的配慮が必要になる。（学校長の「フッ化物洗口は学校保健事業の一環である」との判断から，洗口の準備や後片付けを手伝わせることによって洗口事業に参加させる等を行っている事例も存在する。）

3．フッ化物洗口の実施あたって必要な書式例

　ここでは学校や園でフッ化物洗口を実施する際に活用されている書類（フッ化物洗口希望調査書，フッ化物洗口液調製指示書，薬剤出納簿）について具体例を示す。

1. フッ化物洗口希望調査書

令和○○年○○月○○日

○○幼稚園　保護者様

○○町長　○○○○

○○幼稚園長　○○○○

フッ化物洗口実施について（希望調査）

　　本日、保護者説明会を開催しましたフッ化物洗口につきまして、次のとおり実施しますので、下記により希望調査書の提出をお願いします。

　　これは、子どもたちの健康な歯の育成のために、地域歯科医師会の指導と県の支援により、町の保健事業として実施するものです。

　　フッ化物洗口は、安全性や予防効果に優れた永久歯のむし歯予防方法です。是非とも多くの方のご参加をお願いいたします。

記

１．実施方法　　フッ化ナトリウムを水に溶かしたうがい液で、週５回、毎回30秒〜１分程度の「ブクブクうがい」を行います。

（フッ化ナトリウム濃度：○.○○％、フッ化物イオン濃度：○○○ppm）

２．開始予定　令和○○年○○月○○日

３．実施日時　毎週月〜金曜日に昼食後　　　クラスごとに実施

４．費用　　　無料（全額町費負担）

　　　　　　　　　　ただし、コップは各自ご用意願います。（給食用コップと併用できます）

５．申し込み　実施にあたり、下記の希望調査書にご記入のうえ、○月○日（○曜）までに、担任に提出してください。（希望しない方も提出してください。フッ化物ではなく水で洗口します）

---切り取り線---

フッ化物洗口希望調査書

＊該当する番号に○をつけてください

フッ化物洗口事業に参加することを

　　　　１　希望します

　　　　２　希望しません

令和　　　年　　　月　　　日

　　　　年　　組　児童氏名

　　　　　　　保護者氏名　　　　　　　　　　　　　※押印は不要です。

2.　フッ化物洗口液調製指示書

フッ化物洗口指示書

○○町 フッ化物洗口事業

令和　　年　　月　　日

施　設　長　様

　　　　　○○小学校のフッ化物洗口液　　　1回分(1週間分）として、

　　水　○○　　リットルにフッ化物洗口薬剤（名称）○○g 入り○○包を溶かして、

　　○.○○％のフッ化ナトリウム水溶液（フッ化物イオン濃度○○○ppm)を作成し、

　　　　週○回　　　児童1人につき○mL のフッ化物洗口液にて

　　　30秒から1分程度　洗口させること。

　　　フッ化物洗口後30分間はうがいや飲食を避けること。

担当歯科医師

住所

氏名　　　　　　　　　　　印

○g入り　とする

フッ化物洗口薬剤出納簿

令和　　　　年度　　　　　　　　　施設名 _____

1回 _____

月	日	受入量	受領者印	使用量	残量	取扱者印	備考
		○g×○包					
				○g×○包	○g×○包		

第5章　フッ化物洗口の事例紹介

　本章では自治体，施設・学校における個別事例について紹介する。主に自治体における導入事例についての紹介であるが，施設や学校における集団応用についても紹介する。

1．自治体における事例

Ⅰ　富山県南砺市

1．概要

　南砺市は富山県南西部に位置する人口6万人弱の農山村地である。平成の合併で8町村が一緒になったが，元々富山県南西部は，現在の砺波市と小矢部市を合わせて砺波地方と呼ばれ，福野保健所管内での砺波医療圏を構成していた。この医療圏の施設におけるフッ化物洗口の開始にあたっては，地域の学校歯科医並びに歯科医師会からの働きかけが端緒となり，南砺市内の1町がスタートを切り，徐々に周囲の理解が得られて普及が進み，現在は全市の事業として定着しているという事例である。

　現在フッ化物洗口を実施しているのは，砺波地域（砺波市・南砺市・小矢部市）の全幼稚園・保育園・こども園（認定こども園を含む），小・中学校である。このうち南砺市では，就学前施設14箇所，小学校9箇所，中学校8箇所の全施設で実施している。参加人数割合は97～99％で施設による差はない。

2．開始から普及までの経緯

　南砺市におけるフッ化物洗口は，地域の学校歯科医会と歯科医師会からの行政への働きかけがきっかけに開始された。行政におけるフッ化物洗口に対する理解を深めるため，当時の町長に十分な説明を行い，次に町内の歯科医師と研修会を実施するなどして研鑽を深め，平成3年度より公立保育所4園と私立幼稚園1園の年長児から，医薬品製剤（450 ppmF）による週2回の洗口を開始した。翌年以降，同じ地域の小学校のPTAに働きかけ，初年度は小学生1年生だけ開始し，翌年には2年生まで，翌々年には3年生までという「持ち上げ方式」で全学年実施へと広げていくことになった。その後，4年生まで実施する年には，同地域の中学校のPTA理解も深まり，PTAからの希望により中学校での開始が決まった。平成6年度から県内初となる幼・保育園の年中児から中学生までの継続実施となった。

　また，平成6年に「富山県歯の健康プラン」が策定され，平成7年から「市町村むし歯予防パーフェクト作戦事業（補助金事業）」が始まり，その初年度に井波町近隣の井口村（幼・保，小・中），平村（幼・保），上平村（幼・保）が事業に参加することになった。隣接する砺波市でも，学校歯科医の一部がフッ化物洗口に関心を寄せ，砺波市学校保健会などに働きかけ，小学校で開始することになった。

3．フッ化物洗口製剤の入手方法，溶解や管理

　開始当初から保育園のフッ化物洗口には，医薬品製剤（450 ppmF）による週2回法を採用していた。保育園のクラスが少人数で，製剤に附属する200 mLの溶解瓶1本で1クラスが十分賄えたからである。一方小・中学校では，歯科医師や薬剤師が必要なフッ化ナトリウム試薬を計量・分包して学校に届け，養護教諭が水で溶解しフッ化物洗口液としてクラス毎に分注して実施していた。

　現在では，南砺市保健センターがまとめてミラノール®（1.8 g包装のピンク袋と7.2 g包装のスティック）を歯科材料店に注文し，購入，管理している。保健センターは，各保育園や学校施設に管理簿とともに製剤を渡し，各施設では鍵のかかる保管庫内で管理している。現在のと

ころ，市教委教育総務課（小・中学校担当）や子ども課（保育園やこども園担当）では，市歯科医師会に指示書の作成を依頼し，各施設では学校歯科医の指示書にしたがって，保育士や養護教諭が，製剤を水で溶解してフッ化物洗口液を作成している。各施設では鍵のかかる棚に製剤を保管し，出納簿に使用数を記載し，市保健センターに報告している。

4．洗口の方法

現在，すべての保育園では 450 ppm F 製剤を利用した週2回の洗口を行っている。小規模小学校でも同じく 450 ppmF による週2回法を実施しているが，ほかの小学校と中学校では，製剤を利用した 900 ppmF による週1回法を採用している。実施曜日と時間帯は各施設で設定している。実施にあたっては，クラスの代表者（園の場合は担任の先生）が保健室に取りに行き，それをクラスに持ち帰り，子どもたちは1列に並び，紙コップとティッシュペーパーを取り，紙コップにフッ化物洗口液を分注する(小さな子どもの場合は先生が分注する)。子どもたちは着席し，担任の合図で一斉に洗口液を口に含み1分間の洗口を行う。その後，ティッシュペーパーで口元をぬぐって紙コップに投入し，代表者（あるいは担任）がごみ袋に回収し，必要品とともに保健室に戻す。

プラスティックのマイコップを使用していた小規模施設でも，現在は新型コロナウイルス感染予防の観点から，紙コップを使用している。

5．継続のための工夫

各小・中学校では，フッ化物洗口に関して問題などあればその都度，特にない場合でも年に1回，校長，養護教諭，保健主事，学校医・歯科医・薬剤師，保護者の代表からなる学校保健委員会を開催し，問題点などについて協議し対応している。これらが終了する毎年度末には，市が学校保健会を開催し，各施設での対応などの情報を共有するようにしている。

各保育園・こども園等の施設で問題点があれば，市保健センターが市歯科医師会に相談し，解決できるよう努めている。

市全体としては，歯科保健推進協議会の場で，学校の代表や保育園などの代表が，問題点があれば協議して，解決するように努めている。

6．現在の問題点など

現在の南砺市におけるフッ化物利用は，市の保健センターが，幼児の歯磨き教室とフッ化物歯面塗布，保育園・こども園，小・中学校でのフッ化物洗口を主管し，施設も全面的に信頼を寄せて継続実施されているので，あまり問題は見られない。

7．その他

施設の担当職員が交替しても，施設内で順当に引継がれるように配慮していきたい。そのための研修も，繰り返し適切に行って行けるように，歯科医師会と行政との連絡調整を行っていきたいと考えている。

II　静岡県牧之原市

1．概要

牧之原市は，静岡県中部南に位置する人口約 46,000 人の牧之原大茶園を有する緑豊かな市である。2005（平成17）年10月に，旧相良町と旧榛原町が合併し牧之原市が誕生した。2021（令和3）年4月時点で，市内には幼・保・こども園16園があり，1,371人が在園している。小学校は9校，中学校は2校あり，児童生徒数3,281人である。現在は，これらすべての幼・保・

こども園，小・中学校でフッ化物洗口が実施されている。合併前の2つの町では，う蝕が多い地域であったことから，その対策としてフッ化物洗口を選択し導入した。合併後は市長の政策方針にフッ化物洗口が取り入れられ，学校薬剤師とも協調して進められているという事例である。

2．開始から普及までの経緯

牧之原市誕生前の1976（昭和51）年，旧榛原町の子どものう蝕が多いことから，細江小学校では学校歯科医と協議の結果，県内では初めてフッ化物洗口が開始された。その後，1979（昭和54）年と1983（昭和58）年に，町内の2保育園でもフッ化物洗口が開始され，2002（平成14）年には，旧榛原町の3保育園でフッ化物洗口が開始された。一方旧相良町では，1996（平成8）年に学校歯科医の呼びかけにより，フッ化物洗口の勉強会・検討会が開催された。その3年後の1999（平成11）年に旧相良町の6保育園で洗口が開始されている。

2001（平成13）年度に，旧相良町の中学3年生の一人平均う蝕歯数が県内でワーストとなり，この結果を町教育委員会は重く受け止め，学校長代表，養護教諭代表，歯科医師，薬剤師，町の健康づくり担当を集め，学校でのフッ化物洗口実施を目標に検討会を開催した。さらに小中学校保護者を対象にした講演会を開催し，各学校では保護者に説明会を開催し，実施の同意を確認した。そして2003（平成15）年には，旧相良町の公立2幼稚園，6小学校，2中学校でフッ化物洗口を開始した。これは，旧相良町のすべての公立の幼・保育園，小・中学校に相当するものである。

両町の合併以降，当時の牧之原市長の「罹患率が高い幼児のむし歯対策については，予防のためのフッ化物洗口を推進する」という方針の下，全市の幼・保育園，小・中学校にフッ化物洗口を普及させることを目的に，教育委員会主催で，榛原地区の小・中学校保護者を対象とする「歯の健康とフッ化物洗口理解のための講演会」が開催された。さらに市内すべての小・中学校でのフッ化物洗口を実施するには，安全性と効率性の課題解決が必要となり，フッ化物応用推進委員会準備会が立ち上げられた。その後，榛原地区の3小学校で，学校歯科医による保護者と教職員を対象とするフッ化物洗口説明会が開催され，その年には市内4私立幼稚園，榛原地区3小学校でフッ化物洗口が開始された。2008（平成20）年には，市内で未実施の榛原地区の中学校でも開始された。この結果，市内のすべての幼・保育園，小中学校でフッ化物洗口実施となり，現在まで継続されている。

2016（平成28）年には「牧之原市歯や口の健康づくり条例」が制定され，「保育所，幼稚園，認定こども園，小学校及び中学校でのフッ化物応用等科学的根拠に基づいた効果的なむし歯予防対策を推進すること」と記載されている。

3．現在の製剤の入手方法（予算措置を含む）と製剤の溶解，管理者

開始当初の数十年は，幼・保育園では製剤（ミラノール®，オラブリス®）を，小・中学校ではフッ化ナトリウム試薬を使用していたが，2013（平成25）年にフッ化物洗口製剤の週1回法（900 ppmF）が承認されたのを機に，市内小・中学校でも製剤使用に切り替えている。

幼・保・こども園では，市健康推進課がフッ化物洗口製剤（ミラノール®）を業者より購入して各施設に定期的に配布し，各施設で水に溶解して洗口液を作成している。各施設では，薬剤を鍵のかかるキャビネットに保管している。

小・中学校では，各学校薬剤師が業者からフッ化物洗口製剤を購入し，保管ならびに洗口液作成を担当している。薬剤師は，各クラス分の洗口液を分注ボトルに分け，それを各学校が学

校薬剤師のところに受け取りに行っている。

　フッ化物洗口に係る費用は，市が全額負担しており保護者の負担はない。また，園・学校歯科医から，各施設ならびに学校薬剤師に，毎年指示書を送り，それにしたがってフッ化物洗口液の作成が行われている。

4．洗口の方法

　幼・保・こども園では，225 ppmF 濃度の洗口液を用いて週5回法（月〜金）で，1分間の洗口を実施している。小・中学校では，週1回法，900 ppmF 濃度で，1分間の洗口を実施している。実施の時間帯は，各施設で異なるが，幼・保育園ではお昼寝の前に，小・中学校では朝の時間（1時間目が始まる前）を利用して実施しているところが多い。

　フッ化物洗口の必要品は，小中学校では各自が持参するマイコップ（ポリコップ），幼・保・こども園では園が管理するポリコップ，クラス分の洗口液を入れる分注ボトル，1分間の洗口時間を守るための砂時計などである。

　洗口時の注意点としては，洗口後30分間は飲食しないことを徹底している。

5．継続のための工夫

　2008（平成20）年に市内の全幼・保育園，小中学校でフッ化物洗口が開始されたのを契機に，市学校教育課主催の下，フッ化物洗口メンテナンス連絡会が組織され，年1回開催されている。この会は，フッ化物の正しい使用法の確認，学校歯科医のアドバイス，保育・学校現場の課題を検討することを目的とするもので，学校歯科医，学校薬剤師，幼・保・こども園の先生方，学校の養護教諭，校長，市健康推進課，学校教育課で構成されている。また，年度当初には各幼・保・こども園年中児童の保護者を対象に「むし歯予防説明会（フッ化物洗口など）」を行っている。説明は園歯科医，市保健師が担当している。小・中学校では不定期に児童生徒を対象に，「むし歯，歯肉炎予防教室」を開催し，その中でフッ化物の正しい応用法についても説明している。

6．現在の実施にあたっての問題点・注意点など

　週1回法の場合，年間の洗口回数を約37〜40日確保しないと予防効果が充分期待できないとの報告があるため，洗口日が祭日に重なった場合は代替え日を設けるように学校に伝えている。しかし学校行事の都合上，代替え日を設けることが難しい中学校などもあり，苦慮している。また，長年実施していると，生徒が真面目に洗口を行わないケースが出てくる。そこで，定期的にフッ化物洗口の意義や必要性を生徒に説明するだけでなく，養護教諭や担任の先生にも伝える機会が必要である。

　またコロナ禍では，飛沫感染予防のため，洗口液の吐き出しは出来るだけポリコップに静かに行うこと，洗口場で吐き出す場合は密にならないように留意することを徹底している。

7．近隣地域（榛原地域）でのフッ化物洗口の取組み

　榛原歯科医師会が管轄する地域は，牧之原市の他に，島田市の金谷地区と川根地区，吉田町，川根本町の2市2町である。

　(1) 島田市川根地区では，1989（平成元）年より保育園，小・中学校の全施設でフッ化物洗口を実施し，子どもたちのう蝕は明らかに減少した。また2008（平成20）年の成人式の時に歯科健診を実施したところ，川根地区で生まれ育った新成人（保育園の4歳から中学校までフッ化物洗口を経験している）のう蝕本数は，全国平均（6.1本）の半分以下の2.7本となっていた。

　(2) 吉田町，川根本町でも，町内の幼・保育園，小・中学校でフッ化物洗口を実施している。

このうち川根本町では，2014（平成26）年度に県内で一番う蝕の少ない町になった。

8．その他

現在のコロナ禍において，経済的に困窮している家庭が増え，その結果子どもたちの健康に悪影響が生じている。歯科においても，健康格差から来るう蝕多発児童が増えていると言われている。また地域によっては，子どもたちのう蝕が多い地域と少ない地域があるとの報告もある。人生のスタート時点で，家庭環境や地域によってう蝕の多寡が生じるのは問題である。う蝕を，個人や家庭の問題とせずに地域の問題として考える必要がある。学校などの施設におけるフッ化物洗口を広く普及させることにより，う蝕が以前より減少し健康格差の縮小につながることが，新潟県，佐賀県，秋田県などで報告されている。

III　静岡県御前崎市

1．概要

御前崎市は静岡県西部に位置し，北部は牧之原台地から続く丘陵地帯，南部は太平洋に面し，海と山の自然に恵まれた人口約3万人の市である。平成16年4月1日に，小笠郡浜岡町と榛原郡御前崎町が合併し，御前崎市が誕生した。

県では，市町村や歯科医師会に対し，地域ぐるみで集団でフッ化物洗口に取組んでいる市町村のう蝕予防の成果を示し，取組みを推進していた。平成12（2000）年，県フッ化物等利用推進研究会の委員からの，町に対するフッ化物洗口実施の提案がフッ化物洗口実施の端緒である。

その後，地域歯科医師会，県行政がともにフッ化物洗口実施に向けて取組み，徐々にフッ化物洗口実施施設が増加し，現在では，市内の全幼稚園・保育所・こども園9箇所（100％），全小学校（5校100％）で実施されているという事例である。参加人数の割合は，幼稚園98.6％，保育所98.5％，こども園97.1％（令和元年度調査），小学校は平均99.2％である。（令和2年度　市資料）

2．開始から普及までの経緯

御前崎市誕生前の平成12（2000）年に，旧浜岡町に県フッ化物等利用推進研究会の委員からフッ化物洗口実施の提案があった。その後，町長，助役，教育長等に対して，地元の歯科医師と県行政の歯科医師・歯科衛生士からフッ化物洗口の有効性や安全性に係る説明と依頼が行われ，町内の6幼稚園と9保育所の年中児・年長児を対象にフッ化物洗口が開始されることになった。当初は，平成14年度から小学校でも1年生からフッ化物洗口を開始する予定であったが，関係者の合意が得られなかった。しかし，地域歯科医師会と健康づくり担当課は，粘り強く小・中学校におけるフッ化物洗口の実施について校長会などと協議を行い続けた。その間，健康づくり担当課と小笠掛川歯科医師会はフッ化物洗口に関する研修会を開催し，保護者などの市民への啓発も行った。

一方，旧御前崎町の幼稚園・保育所においては，平成16年の合併を機に，フッ化物洗口が開始された。

御前崎市誕生後の令和元年に，市教育部長から市教育長に，子どもたちの歯の状況が良いとは言えないので，小学校におけるフッ化物洗口の実施をと進言があり，学校現場に負担を生じないことを前提にフッ化物洗口の実施について御前崎市校長会で承認された。その後，健康づくり推進協議会で小学校でのフッ化物洗口事業実施が決定され，市の重点事業にも位置づけられた。

　実施については各学校と協議し，幼稚園等の年中・年長児が週5回法で実施しているので，まずは小学1年生から開始することとなり，その後1〜2年生，1〜3年生へと段階的に拡大していくことになった。

　令和2年9月より，まずは小学1年生から開始された。新型コロナウイルス感染症の感染拡大予防のため，開始時期は予定より遅れたものの，次年度には小学1年生から2年生へと実施対象が拡大し，現在に至っている。

3．現在の製剤の入手方法

　フッ化物洗口製剤に係る費用は，市の一般会計から支出し，保護者の費用負担はない。

　幼稚園・保育所・こども園では，各施設の園歯科医の指示書に基づき，幼稚園教諭・保育士・保育教諭（以下，園職員という。）がミラノール®顆粒11％1gを用いて，必要なフッ化物洗口液（250 ppmF）をクラスごと作成している。製剤の保管は，子どもたちの手が届かない棚等，職員室等の他の医薬品とは別の場所に保管している。

　小学校では，学校歯科医の指示書に基づき，市職員が市庁舎においてミラノール®顆粒11％1.8gを用いて，各学校で必要なフッ化物洗口液（900 ppmF）を作成し，クラスごとの分注ビンに小分けし，各学校に持参している。製剤は健康づくり課内で，他の医薬品とは区別して別の棚に保管している。

4．洗口の方法

　幼稚園・保育所・こども園では，250 ppmF濃度の洗口液7 mL による週5回（月から金曜日）1分間の洗口を行っている。小学校では900 ppm F 濃度の洗口液10 mL による週1回，1分間の洗口を行っている。小学校での実施曜日と各施設での実施時間帯は，各施設で設定しているが，園では昼食後，小学校では朝実施しているところが多い。

　幼稚園・保育所・こども園では，園職員が各クラスで監督し実施している。各自持参した個人のコップを園で預かり，洗口の時間になったら，各園児のコップにフッ化物洗口液を分注し，園児へ配布し洗口させている。洗口終了後は，洗口液をコップに吐き戻させ，吐き出し量を確認し，その後コップを園で洗って持ち帰らせ，分注ビンは洗浄保管している。

　小学校では，市職員が市庁舎において各学校で必要なフッ化物洗口製剤を，指示書にしたがって水に溶解しフッ化物洗口液を作成する。それをクラスごとの分注ビンに小分けし，紙コップやなどの必要品とともに学校に持参する。学校に到着したら，市職員が主となり，各クラスで紙コップに10 mL ずつ分注して児童に配り，児童の洗口の見守り等は教職員の協力を得ながら行っている。洗口終了後，吐き出した洗口液入りの紙コップを市職員が回収廃棄し，分注ビン等は市役所に持ち帰り，洗浄保管している。

5．継続のための工夫

　小学校については，令和2年度開始したばかりであるので，各学校におけるフッ化物洗口に関しての課題などを把握するためにアンケート調査を行い，より現場のニーズに合った対応を検討している。幼稚園・保育所・こども園については，問題などあればその都度，連絡をもらい対応しているが，今のところほとんど問題なく，スムーズに実施されている。

6．現在の実施にあたっての問題点など

　子どもたちのう蝕が減ったとの報道や文部科学省からの「教員の働き方改革」の指導もあり，フッ化物洗口は学校ではなく家庭で行うべきとの意見がある。これに対し市では，子どもたちのう蝕は県平均程度であるが，一人で多数のう蝕を持つ児童が県平均の2倍と多い（令和元年

度の中学1年生DMFTは，御前崎市0.5，県平均0.5であるが，中学3年生の1人で5本以上のう蝕をもつ児童の割合は，御前崎市9.8％，県平均5％）ことを指摘している。さらに，家庭におけるフッ化物洗口では，健康リテラシーの高くない家庭での利用が期待できなくなるため，幼稚園・保育所・こども園から小・中学校まで集団で実施することが，健康格差の増大を防ぐために必要と考えている。

そこで，スムーズに実施されている幼稚園・保育所・こども園では現在の実施方法を継続し，小学校においては，現場の負担を考慮しながら，洗口液の作成・配布は市の職員が行い，1～2年生，1～3年生へと段階的に拡大して，感染予防に注意しながら現行の手段を継続していく予定である。

Ⅳ　青森県三沢市

1．概要

三沢市は青森県南東部に位置し太平洋に面している。在日米軍三沢基地が所在し，約4万人の人口に加え，約1万人の米軍人，軍属およびその家族が暮らす国際都市である。

平成8年当時，3歳児歯科健診のう蝕有病率66.8％，12歳児のう蝕有病率88.1％と，県や国に比べて子どもたちのう蝕が多いことが問題となっていた。そこで，妊婦歯科健診や2歳児歯科健診の実施に加え，県のモデル事業「三沢保健所歯の健康づくり推進事業」として，モデル地区でフッ化物洗口を開始することとなった。

現在では，市内の幼稚園・こども園・保育所全23箇所のうち，フッ化物洗口対象児の年中・年長児が在籍する全21箇所，小学校全7箇所，中学校全5箇所でフッ化物洗口を実施している。実施人数の割合は約98.8％で，施設別の差はない。

2．開始から普及までの経緯

県のモデル事業「三沢保健所歯の健康づくり推進事業」として，平成9年4月から平成12年3月まで，モデル地区（淋代地区の淋代保育所，淋代小学校）において，900 ppmFの洗口液7 mLによる週1回の洗口を実施した。開始前には，フッ化物の危険性を危惧する意見も多かったが，説明会等を行い理解が得られた。さらに，モデル地区の小学校の校長，養護教諭，市職員などがフッ化物洗口の先進地に赴き，フッ化物洗口の実際を見学し，実施可能との自信を深めた。

モデル地区での円滑な実施と成果に基づき，平成12年4月から，三沢市内の全小・中学校に週1回の洗口を広げ，平成14年8月からは，三沢市内の幼稚園・保育所においても洗口を実施することになった。

3．現在の製剤の入手方法と製剤の溶解や管理者

平成30年度まではフッ化ナトリウム試薬を使用し，歯科医師の指示書の下に，三沢市薬剤師会が900 ppmFの洗口液調製し，各施設へ配送していた。各施設においては，配送されたフッ化物洗口液一人7 mLを用い，1分間洗口を行っていた。

令和元年度からは，試薬から医薬品製剤としてのミラノール®顆粒11％に切り替えた。それ以外は元来の方法を踏襲している。つまり，歯科医師の指示書の下に，三沢薬剤師薬局がフッ化物洗口液を調製し，各施設へ配送している。紙コップを含む必要物品の購入や調製等にかかる費用は，すべて市が支出しており保護者の負担等はない。

4．洗口の方法

0.2％フッ化ナトリウム（900 ppmF）水溶液による週1回の洗口を行っている。クラスの代表者が保健室に必要物品を取りに行き，手押し式ポンプから紙コップに分注し，クラス担任の監督下で1分間のブクブクうがいを行う。洗口終了後は，紙コップに洗口液を吐き戻し，ティッシュペーパーで口元をぬぐい，紙コップ内に投入し，代表者がごみとして処理している。

実施時間帯は各施設で設定している。フッ化物洗口への参加は希望者のみであり，希望しない児童生徒は飲用水での洗口を実施している。

5．継続のための工夫

平成14年4月より，三沢市歯科医師会，三沢地区医師会，上十三薬剤師会，三沢保育事業研究会，三沢市幼稚園教育研究会，上十三保健所歯科保健担当を委員とした歯の健康づくり推進協議会を設置し，年1回会議を開催し，フッ化物洗口を含む市の歯の健康づくり事業について協議している。

V　静岡県伊豆市

1．概要

伊豆市は静岡県東部，伊豆半島の中心に位置する人口3万人弱の自然豊かな街であり，平成16年4月に修善寺町・土肥町・天城湯ケ島町・中伊豆町が合併して誕生した。いずれの町も県下でう蝕の多い地域であった。

平成元年1月，天城湯ケ島町では，県の「日本一健康まちづくりモデル事業」において，子どものう蝕予防対策をテーマに取り組むこととなり，町長，町内の歯科医師，町関係職員等で実行委員会を立ち上げた。その後，幼稚園・保育園・小学校の合同研修会を開催し，園と学校の関係者が参加し，フッ化物に対する理解が進んだことを契機に，子どものう蝕予防対策としてフッ化物を活用しようという検討が開始された。

その後，先進地への視察も行い，静岡県内では町の事業として最も早い平成元年11月に，3幼稚園と1保育園でフッ化物洗口が開始された。小学校については，平成2年9月，町内の3小学校の児童を対象に開始された。

その後，近隣の町にもフッ化物洗口の有用性の情報が伝わり，県の働きかけもあり修善寺町では平成7年，中伊豆町では平成8年，土肥町では平成15年にフッ化物洗口が開始され継続している。伊豆市誕生後の現在も，市内のこども園6園・保育園1園，小学校6校，小中一貫校1校，市内の保育教育施設で実施されている。参加人数の割合は，平均98％で施設別の差はない。

2．開始から普及までの経緯

平成元年1月23日，天城湯ケ島町では実行委員会を町長，町内の歯科医師，町関係職員等で立ち上げ，同年5月，「静岡県子どもの歯を守る会」の協力を得て，幼稚園・保育園・小学校の合同研修会を開催し，園長および学校長・PTA役員，町内の歯科医師，保健所歯科衛生士等が参加し，天城湯ヶ島町の子どものう蝕の現状とう蝕予防対策について研修を行い，フッ化物応用に関する検討が開始された。

その後，各幼稚園・保育園・小学校において，県の歯科医師や保健所の歯科衛生士の協力を得ながら保護者への説明会を行い，フッ化物洗口の先進地への視察やフッ化物洗口の体験を行い，県内では町の事業として最も早い平成元年11月から，3幼稚園と1保育園でフッ化物洗口

が開始された。小学校については，平成2年1月に，各小学校長，担当教諭，町助役，教育長，県歯科医師，保健所歯科衛生士等による協議を行い，各学校における打ち合せや説明会を重ね，平成2年9月，3小学校の全児童を対象に開始された。天城湯ケ島町のう蝕有病者率は，平成2年度の小学校1年生が20.3％，中学3年生が95.4％であったが，10年後の平成12年度には小学1年生の有病者率は1.3％，中学3年生では44.2％と大幅に減少した。

　天城湯ケ島町における取組の効果と県からの働きかけもあり，修善寺町では平成7年，中伊豆町では平成8年，土肥町では平成15年からフッ化物洗口が開始され，合併後も継続している。現在では，市内のこども園6園・保育園1園，小学校6校，小中一貫校1校と市内の保育教育施設で実施されている。

　一方で，洗口開始当初からフッ化物の安全性を危惧する意見や，フッ化物を使用することで保護者の予防意識が薄れるのではとの意見もあり，フッ化物洗口の説明会において，安全性に関するQ&Aや歯みがき等の生活習慣における予防を前提にした資料を作成し，理解を促した。また合併後は，ブラッシング指導を望む養護教諭等の意見を取り入れ，各園・学校におけるブラッシング指導を含む歯科教室を実施することとし，現在も継続している。

　現在のう蝕の状況は，小・中学生における有病者率・DMFTとも，県内で常にベスト3に入るほど少ない状況となり，「う蝕があるのが当たり前」から「ほとんどの子どもにう蝕がない」状態を維持している。令和2年度の伊豆市中学3年生のう蝕有病者率10.7％，DMFT 0.18，1人で5本以上う蝕のある生徒の割合0.50％に対して，本県平均では，それぞれ29.1％，0.83本，4.90％であり，伊豆市のう蝕の改善状況が明確である。

　3．現在の製剤の入手方法と製剤の溶解や管理者

　開始当初はフッ化ナトリウム試薬を使用し，園・学校薬剤師が秤量し，幼稚園教諭や保育士，養護教諭が，園・学校歯科医の指示書に基づき水道水に溶解し，各クラス分に小分けしていた。しかし，令和2年度より県からの働きかけもあり，医薬品であるミラノール®に変更した。また，平成17年からは，学校現場等の負担を考慮し，フッ化物洗口液薬剤の調達から洗口液の作成・ボトルへの分注・各施設への配達・回収・消毒までを医薬品等販売会社に委託している。洗口液は園・学校歯科医の指示書に基づき，委託先の薬剤師が作成している。洗口に必要な消耗品類は市で準備し，委託先から洗口液配達時に各施設に併せて配布する。費用は市の一般会計から支出し，保護者の費用負担はない。

　4．洗口の方法

　開始当初から，園では225 ppmFで週5回，昼食後に実施し，学校では900 ppmFで週1回，朝または給食後に実施している。

　園においては届けられた分注ボトルを園教諭が受け取り，フッ化物洗口液を園児が持参するプラスチックコップに分注し，配る。子どもたちは着席し，先生の合図で一斉に洗口（編者注：洗口液）を口に含み1分間の洗口を行う。1分後にコップへ洗口液を飛び散らないように吐きだす。洗口後，園教諭等が密にならないように園児を誘導し，各自が水飲み場でコップを洗浄し，自分の収納袋にしまって持ち帰る。

　学校においては，届けられたカゴに入った必要品をクラスの代表者が保健室に取りに行く。それをクラスに持ち帰り，紙コップとティッシュペーパーを取り，紙コップにフッ化物洗口液を分注する。子どもたちは着席し，先生の合図で一斉に洗口（編者注：洗口液）を口に含み1分間の洗口を行う。1分後にコップへ洗口液を飛び散らないように吐きだし，ティッシュペーパー

で口元をぬぐって紙コップに入れ，代表者（あるいは担任）がごみ袋に回収し，必要品とともに保健室に戻す。

令和2年度より，新型コロナウイルスの感染防止対策として，園では以前よりも密にならないように園児に目を配り，学校ではティッシュペーパーを増やしごみ回収時の使い捨て手袋なども新たに取り入れた。

5．継続のための工夫

フッ化物洗口に関して問題などあれば，その都度各施設で改善に向けた対応を協議している。特に新型コロナウイルス感染症拡大を受け，学校においては令和2年3月からの休校に伴いフッ化物洗口が中止され，また学校再開後のカリキュラム変更や感染防止の観点から，洗口再開に慎重な意見が寄せられた。

市は地元歯科医師会に相談し，各園や学校に状況を確認しながら，感染防止対策や洗口の開始日について提案し，園では令和2年5月から，学校では了承を得られた7月から再開した。感染防止への配慮として，県の歯科医師から「新型コロナウイルス緊急事態宣言下における集団フッ化物洗口の実施について」（一般社団法人日本口腔衛生学会）[37]を参考資料にとの助言を受け，飛沫飛散防止のためティッシュペーパーを追加して使用することで，紙コップ内の洗口液の飛散を減らし，そのままごみ袋に回収する方法や，紙コップ回収者の感染防止のため使い捨て手袋の使用を提案（一連の実施手順を画像入りで提示）したところ，養護教諭から「担任にそのまま説明できて協力が得やすかった」と言っていただいた。

また合併後は，ブラッシング指導を望む養護教諭等の意見を取り入れ，各園・学校におけるブラッシング指導を含む歯科教室を実施することとし，現在も継続している。日ごろから市内の養護教諭や現場の声を聞きながら相互理解が深められるように努めている。

6．現在の問題点など

学校関係者においては，現場の多忙さや「フッ化物洗口は生活習慣の一環であり，家庭で取組むべきこと」との考えから，集団洗口の実施について状況が厳しいとの意見が出ている。しかし，児童・生徒の歯垢の付着や歯肉炎の状況は年度により増減がある一方，う蝕については，一人平均の本数や有病者率が県内でも常にベスト3に入る良好な状況を維持しており，フッ化物洗口のう蝕予防効果は確実に現れている。このような結果を踏まえ，う蝕予防のためのフッ化物洗口の実施と歯肉炎予防のための歯科保健指導を併せて進める市の姿勢に変わりはない。

フッ化物洗口を継続するには，学校現場の負担を軽減できるような方法等の検討が必要になるかもしれないが，子どもたちの健康を守りたい思いは共通である。地元歯科医師会をはじめ，市の歯科保健推進協議会における保育教育施設の関係者・市民代表者等との意見交換や事業評価を踏まえ，学校関係者等と協議しながら，事業を推進していくこととしている。

VI　神奈川県横須賀市

1．概要

横須賀市では，平成28年度から市立の保育園と市立の幼稚園の希望園に対して，設置者である市が集団フッ化物洗口を実施し，令和元年度の実施園数は12園となった。希望園では4・5歳児クラスの園児の保護者に参加希望をとり，希望する園児にフッ化物洗口を実施している。

一方，令和2年6月に横須賀市歯及び口腔の健康づくり推進条例が制定され，その基本的施策第7条（3）に「乳幼児期から高齢期まで生涯にわたるフッ化物応用等の効果的なむし歯予防

対策を推進すること」が明記された。これを受けて，横須賀市歯及び口腔の健康づくり推進計画（令和3年度～令和5年度）が策定され，その重点施策として，「乳幼児期の集団フッ化物洗口具体的な取り組み（幼稚園・保育園等の4・5歳児クラスの希望者にフッ化物洗口を実施します）」が計画された。この評価指標は「集団フッ化物洗口実施園を令和元年度の12園から令和5年度には全83園にする」である。

このような状況下で，令和3年度9月から横須賀市歯科医師会に集団フッ化物洗口事業を委託して，市内の保育園，幼稚園，こども園に拡充することになった。歯科医師会への委託内容は，①実施園への薬剤指示書の発行，②実施園へのフッ化物洗口薬剤およびボトル等物品の購入と申込のあった園への配布および管理，③実施園への保健指導，歯科相談対応などである。

2．フッ化物洗口製剤

令和3年9月からは，フッ化物洗口申し込みのあった園に対して，歯科医師会がフッ化物洗口薬剤と関連物品を購入して園に配布することになる。ミラノール® の購入に関しては，歯科医師会で障害者歯科（横須賀口腔衛生センター）の診療を行っているため，歯科器械店から購入する予定である。このセンターでも，歯科医師会長を開設者として開設届を提出しているので，センターに医薬品の納入が可能である。また，配布と薬剤指示書に関しては歯科医師会長の名前で行うことになる。

各園では，指示書にしたがってフッ化物洗口製剤を水に溶解し，必要量を手押し式のボトルに入れて洗口に備えている。

3．園でのフッ化物洗口の実施方法

参加園は市が主催する「集団フッ化物洗口講習会」を受講したうえで，歯科園医の了承を得る必要があり，参加者は，園児の保護者から「参加希望書」の提出があった児のみとしている。

園におけるフッ化物洗口は月曜から金曜までの週5回法で，各園で都合のよい時間帯を決めて実施している。ただし，洗口後に30分飲食を控えることができる時間帯であり，登園日以外の夏休み期間中などは実施していない。また，洗口終了後には，30分間はうがいや飲食を避けるようにしている。実施園では以下の手順でフッ化物洗口を行っている。

①園児の洗口コップに，担任の先生がボトルを一押して5 mLずつフッ化物洗口液を入れる。

②全員準備ができたら，先生が「ブクブクうがいを始めますのでフッ素液を口に含んでください」と指示し，「ブクブクうがい始め」と声をかける。

③約30秒間，ゆっくりと頬をふくらませたり閉じたりさせて，洗口液を隅々まで行きわたらせる。

④時間がきたら「終わりです。フッ素液をコップ，あるいは流しに吐き出してください」と指示する。

⑤流しでコップを洗い保管させて終了とする。

2．施設における事例紹介

Ⅰ　岐阜県山県市　学校法人春日学園はなぞの北幼稚園

1．対象者数，フッ化物洗口実施の人数

対象者数：令和3年度在籍園児　年中児108名，年長児92名

フッ化物洗口実施園児数：令和3年度　年中児106名（98％），年長児92名（100％）

2．開始から普及までの経緯

平成15（2003）年1月に出された厚生労働省のフッ化物洗口ガイドラインと同年に開催した

フッ化物応用の研修会を機に，山県市歯科医師会から山県市行政に対して，園児，児童，生徒のう蝕予防のために市が事業主となって，市内すべての保育園・幼稚園，小学校，中学校で「ミラノール 11 ％顆粒 1.8 g」「ミラノール 11 ％顆粒 1 g」を用いたフッ化物洗口を行うという提案がなされた。提案は受け入れられ，当園においても翌年平成 16（2004）年 7 月から「ミラノール 11 ％顆粒 1 g」を用いたフッ化物洗口が実施されている。

　当初は年長からの実施であったが，年中児にも永久歯の萌出がみられることから，すべての永久歯の萌出時期を逃さないために，平成 20（2008）年 1 月からは年中児からの実施となった。開始当初から現在に至るまで高い実施率で継続されている。

3. 製剤の入手方法，予算措置，製剤の溶解，管理・担当者

　毎年度初めに園歯科医から洗口実施に関する指示書が園長宛てに出され，それに従って洗口が実施されている。

　使用製剤：ミラノール 11 ％顆粒 1 g（ビーブランド・メディコ・デンタル社）

　入手方法・予算措置：市が在庫状況をみて，必要に応じて製剤を注文し購入している。ミラノールの単価見積書を請求し，見積入札を行って安い業者と契約する。予算は，すべて市が負担，個人負担はなし。

　園は，必要に応じ市子育て支援課へ製剤を取りに行き，補充をしている。

　製剤の溶解担当者：幼稚園教諭 1 人

　製剤の管理担当者：同じ教諭

　溶液の調整，保管，器具の消毒：「ミラノール顆粒 11 ％ 1 g」は鍵のかかる保管庫で保管。月曜日の朝に担当保育士が各クラスの分注ボトルに 5 日分を調整し，冷蔵庫に保管する。金曜日の洗口後は担当保育士が，ボトルを水洗いしてピューラックス消毒液で 10 分間浸漬消毒，水洗い，乾燥を行う。

4. 洗口の方法：頻度，フッ化物濃度，実施時間帯，備品，洗口時の配慮

　頻度：月曜日から金曜日の週 5 回，30 秒間

　フッ化物濃度：「ミラノール顆粒 1 ％ 1 g」を水道水 200 ml で溶解して作成。250 ppmF（1 人分の洗口溶液量 7 ml）

　実施時間帯：給食後の歯みがきを行った後，午後 1 時頃

　備品：紙コップ，ティシュペーパー，分注用ディスペンサー付きボトル，ごみ袋，消毒用ピューラックス，ゴム手袋を市が支給。消毒容器のみを園が用意。

　洗口時の配慮：洗口時間に担任がボトルをクラスへ持参する。担任が洗口液 7 mL を紙コップに分注し，椅子に座って待つ園児に配布する。着席した状態で担任の合図により 30 秒間洗口を行う。この際にはやや下を向き，唇をしっかり閉じて，洗口液が前歯と奥歯に届くようにゆっくりクチュクチュする。担任のやめの号令で紙コップを口に付け飛び散らないように吐き出させる。その後ティッシュペーパーで口を拭って紙コップに入れて，その紙コップを担任が専用ゴミ袋で回収する。分注ボトルは担任が冷蔵庫へ返却する。

5. 現在の実施にあたっての課題あるいは問題点

　正しい理解の普及が必ずしも容易ではなく，実施を希望しない保護者があること

6. 課題解決のための活動あるいは支援体制

　①正しく理解して洗口を希望してもらうために，年少児の保護者対象に園歯科医による説明会と洗口体験を行っている。

②実施率を上げるために個人負担はなし。

<u>7．その他</u>

　安全に実施できるよう，毎年見直しを図って「山県市フッ化物洗口実施マニュアル」が配布されている。また，フッ化物溶液の調整方法や薬剤の保管状況，消毒方法等について歯科衛生士による巡回指導および確認を年に2回，薬剤師による巡回指導および確認を年1回実施されている。

　フッ化物洗口の保護者説明会の後，年少児に対して水を用いてブクブクうがいや洗口の姿勢，吐き出し方の練習を行い，年中になっても練習を継続し，園の判断で洗口液に切り替える。通常年中の6月頃より開始できている。

　事故が発生した場合は，市作成の事故対応マニュアルに沿って対応することとしている。

Ⅱ　新潟県　弥彦村立弥彦小学校

<u>1．対象者数，フッ化物洗口実施の人数（割合%）</u>

在籍児童390名，フッ化物洗口実施児童数386名（99.0%）

<u>2．開始から普及までの経緯</u>

　昭和45（1970）年，弥彦村の保健師が3歳児検診におけるう歯が非常に多いことに気付き，なんとかしなければならないと考えた。その頃，小学校でも児童のう歯罹患率は97.6%と高く，罹患率の割に，処置率18.3%と低いという実態があった。

　当時の学校歯科医が，村の教育委員（新潟大学歯学部予防歯科学教室助教授）の指導を得て，フッ化物洗口を誘致した。その後，教育委員（助教授）が地域に向けて5回の講演会を持ち，村当局，PTA，学校から深い理解を得てフッ化物洗口が実施されるに至った。

　昭和45（1970）年4月，小学校でのフッ化物洗口が開始される。

　昭和48（1973）年4月，中学校でのフッ化物洗口が開始される。

　昭和53（1978）年9月，保育園で予備期間として1週間1回法でのフッ化物洗口が開始される。

　昭和54（1979）年4月，保育園での1日1回法でのフッ化物洗口が開始される。

<u>3．製剤の入手方法，予算措置，製剤の溶解，管理・担当者</u>

　年度末に次年度に必要なオラブリスの量を各保育園，学校から教育委員会に報告する。それを受けて，教育委員会がオラブリス洗口用顆粒11%6gをまとめて医薬品販売業者に注文し，業者から配送されたものを各保育園，学校で管理している。支払いなどは村の予算から支出し，保護者負担などはない。

　各保育園，学校では，オラブリスを鍵のかかる戸棚や金庫等に保管している。フッ化物洗口実施日には保育士や養護教諭が学校歯科医の指示書にしたがって，各保育園，学校で必要なフッ化物洗口液を秤量・溶解してクラスごとのディスペンサー付きボトルに小分けし，1分間計測用の砂時計や紙コップ，紙コップを捨てる際のゴミ袋等の必要品を準備している。実施後の洗口液やゴミ等の廃棄あるいはディスペンサー付きボトルの洗浄保管も各保育園，学校で行っている。

<u>4．洗口の方法：頻度，フッ化物濃度，実施時間帯，備品，洗口時の配慮</u>

　小学校では，900ppmFによる週1回の洗口を行っている。毎週金曜日の学級朝会の時間帯15分間を設定している。

　実施日の朝，保健室に用意された各クラスのカゴに入った必要物品（クラスごとに必要な量のフッ化物洗口液が入っているディスペンサー付きボトル，紙コップ，ゴミ袋，1分間計測用の砂時計）を，クラスの代表者が保健室に取りに行く。それをクラスに持ち帰り，担任が紙コップにフッ化物洗口液を分注する。子どもたちは，洗口液が入った紙コップとティッシュペーパーを机上に準備し，着席した状態で，担任の合図に合わせて，一斉に洗口液を口に含み1分間の洗口を行う。この際にはやや下を向き，唇をしっかり閉じて，洗口液が前歯と奥歯に届くようにゆっくりクチュクチュする。1分後に担任が「やめ」と号令をかけ，子どもたちは紙コップを口に付けて洗口液を飛び散らないように吐き戻す。その後，ティッシュペーパーで口元をぬぐって紙コップに投入し，その紙コップを担任がゴミ袋に回収し，ゴミ袋の口をしっかりと閉じて，必要物品とともに保健室に返却する。その日のうちに，養護教諭がゴミを村指定のゴミ袋にまとめて捨て，ディスペンサー付ボトルは洗浄，乾燥後，保管する。

Ⅲ　滋賀県　日野町立日野中学校

1．対象者数，フッ化物洗口実施の人数（割合％）

　対象者数：令和3年度在籍数478人　1年生151人　2年生151人　3年生176人

　フッ化物洗口実施数：450人（94.1％）　1年生145人（96％）　2年生140人（92.7％）　3年生165人（93.7％）

2．開始から普及までの経緯

　生徒のむし歯が多いことを危惧し，保健センター，養護教諭，歯科医師などが協議し平成27年より5歳児のフッ化物洗口を始めた。28年からは小学校も始めたが，小学校の兄弟姉妹を一緒にやってほしいという意見や，早く効果を出したいなどの思いから，全学年を同時に始めた。29年は中学だが，中学生は何かと問題があるのではということで，小6で経験のある1年生から3年をかけて3年生まで行うようにし，現在に至っている。

3．製剤の入手方法，予算措置，製剤の溶解，管理・担当者

　日野町がミラノールを始め，それに伴う機材などすべての負担をしている。

　毎年校医から保健センターにミラノール1.8g顆粒の溶解方法や洗口方法に関する指示書が出され，それに従って洗口が実施される。

　製剤の溶解は養護教諭が行う。

　フッ化物の保管は鍵のかかるロッカーに保管し，出納簿で数量を管理している。

　養護教諭が不在でも洗口ができるように，ロッカーには2回分のコップと廃棄用のゴミ袋をセッティングしてあり，ミラノールは20包ずつにわけている。2000mLボトル2本と1100mLボトル1本を作成し，各クラスのボトルに小分けする。クラスの人数分+2〜3人分それに検査用のストック用の量を分配する。これを前日，保健室で行い，教室棟の職員控室へ運び，クラス別にセットしておき，当日の朝担任が各教室に持っていく。

4．洗口の方法：頻度，フッ化物濃度，実施時間帯，備品，洗口時の配慮

　頻度　：週一回（水曜日）

　フッ化物濃度：900ppm

　実施時間帯：朝学習（朝読書）の時間に実施　（8：30〜8：40）

　実施方法：担任が紙コップに一人ずつ10mLを入れる。コップを各生徒に配布する。担任が配布するクラスと班ごと，あるいは列ごとに取りに行くクラスもある。読書をしながらタイマ

ーに従い1分間洗口する。終われば紙コップに吐き出す．その後担任がコップを回収する。その時思春期の生徒たちになるべく抵抗なく廃棄できるようにゴミ袋の中に新聞紙を入れ，廃棄物が見えないように，また，液体がしみ込みやすいようにする。ゴミ袋はそのまま捨てられるように町のごみ袋を利用し，まとめてその日に集積場に持っていく。

　備品：鍵付きロッカー，ポンプ（大，小），お盆，紙コップ，ごみ袋，新聞紙，タイマー

　洗口時の配慮：生徒が吐き出した洗口液入りの紙コップの中身が見えないように配慮している。使い終わったポンプは集められた後，養護教諭が洗浄する。

　<u>5．現在実施にあたっての課題あるいは問題点</u>

　学校全体の協力体制が必ず必要である。

　養護教員だけでは激務になるので，手伝える仕事は他の人が助ける必要がある。

　<u>6．課題解決のための活動あるいは支援体制</u>

　子供のむし歯を減らそうという意識を，学校全体で持つ必要があり，今のところ持ってもらっている。

　<u>7．その他</u>

　以前より洗口をする生徒は増えているが，歯磨きがおろそかになってきたのか，歯垢，歯肉炎に引っかかる生徒が増えてきた。DMF指数は減ってきているので，フッ化物洗口の効果は表れてきている。

＜第一部の文献＞

1) Who：World Health Assembly Resolution paves the way for better oral health care：
 [https://www.who.int/news/item/27-05-2021-world-health-assembly-resolution-paves-the-way-for-better-oral-health-care]
2) 日本口腔衛生学会：第74回WHO総会議決書を踏まえた口腔衛生学会の提言：
 [http://www.kokuhoken.or.jp/jsdh/statement/file/statement_202109.pdf]
3) Marcenes W, Bernabé E, Global Burden of Oral Conditions. Oral Epidemiology（編）：Springer, Cham; 2021.
4) 相田 潤：ライフコースを通じた歯科疾患の健康格差．口腔衛生学会雑誌 69：2-5，2019.
5) Matsuyama Y, Aida J, Watt RG ら：Dental Status and Compression of Life Expectancy with Disability. J Dent Res 96：1006-1013, 2017.
6) 文部科学省：令和2年度学校保健統計調査：
 [http://www.mext.go.jp/b_menu/toukei/chousa 05/hoken/1268826.htm]
7) 厚生労働省：平成30年度 国民医療費の概況：
 [https://www.mhlw.go.jp/toukei/saikin/hw/k-iryohi/18/index.html]
8) 厚生労働省：平成28年歯科疾患実態調査：
 [http://www.mhlw.go.jp/toukei/list/dl/62-28-02.pdf]
9) 公益財団法人8020推進財団：第2回永久歯の抜歯原因調査：
 [https://8020 zaidan.or.jp/pdf/document-tooth-extraction-investigation-2 nd.pdf]
10) Whelton HP, Spencer AJ, Do LG ら：Fluoride Revolution and Dental Caries: Evolution of Policies for Global Use. J Dent Res 98：837-846, 2019.
11) 林文子，Tedjosasongko U，粟根佐穂里ら：各種茶浸出液のフッ素濃度に関する研究．小児歯科学雑誌 37：708-715，1999.
12) Fejerskov O, Kidd E 編，髙橋信博・恵比須繁之（監訳）：デンタルカリエス 原著第2版 その病態と臨床マネージメント．2013.
13) 安井利一，宮﨑秀夫，鶴本明久ら：口腔保健・予防歯科学．医歯薬出版株式会社，2017.

14) 可児瑞夫，可児徳子，飯野新太郎ら：フッ素含有洗口液によるう蝕予防法の基礎的研究：II．フッ素取込量と耐酸性について．口腔衛生会誌 30：160-165，1980．

15) 可児瑞夫，可児徳子，高橋美次ら：フッ素含有洗口液によるう蝕予防法の基礎的研究：I．X 線マイクロアナライザ分析ならびに微小焦点 X 線回折法．口腔衛生会誌 30：150-159，1980．

16) 飯島洋一，熊谷崇：カリエスコントロール 脱灰と再石灰化のメカニズム．医歯薬出版株式会社，1999．

17) 日本口腔衛生学会フッ素研究部（編）：口腔保健のためのフッ化物応用ガイドブック．東京，口腔保健協会，1996．

18) 境脩，筒井昭仁，佐久間汐子ら：小学学童におけるフッ化物洗口法による 17 年間の齲蝕予防効果．口腔衛生会誌 38：116-126，1988．

19) 郡司島由香：成人におけるフッ化物応用による齲蝕予防効果．口腔衛生会誌 47：281-291，1997．

20) 八木稔：小学校におけるフッ化物洗口プログラムの予防効果．日本歯科医療管理学会雑誌 47：263-270，2013．

21) 厚生労働省：口腔保健に関する予防強化推進モデル事業（自治体におけるフッ化物応用によるう蝕予防対策の長期的な影響等の検証）に係る調査等一式：[https://www.mhlw.go.jp/content/000816585.pdf]

22) Rose GA，水嶋春朔訳：予防医学のストラテジー：生活習慣対策と健康推進．東京，医学書院，1998．

23) Kusama T, Todoriki H, Osaka K ら：Majority of New Onset of Dental Caries Occurred from Caries-Free Students: A Longitudinal Study in Primary School Students. Int J Environ Res Public Health 17：1-9, 2020．

24) Matsuyama Y, Aida J, Taura K ら：School-Based Fluoride Mouth-Rinse Program Dissemination Associated With Decreasing Dental Caries Inequalities Between Japanese Prefectures: An Ecological Study. J Epidemiol 26：563-571, 2016．

25) Aida J, Ando Y, Aoyama H ら：An ecological study on the association of public dental health activities and sociodemographic characteristics with caries prevalence in Japanese 3-year-old children. Caries Res 40：466-472, 2006．

26) 医療科学研究所：健康格差対策の 7 原則：[https://www.iken.org/project/sdh/pdf/17 SDHpj_ver 1_1_20170803.pdf]

27) 松尾忠行：地域の学童および保護者の歯科保健に関する QOL と学校歯科保健状況の関連．口腔衛生会誌 52：119-134，2002．

28) 重城正敏，岩崎理浩，廣瀬晃子ら：450 ppm，週1回，1分間のフッ化物洗口法によるう蝕予防効果の研究．岐阜歯科学会雑誌＝The Journal of Gifu Dental Society 48：35-48，2021．

29) NPO 法人日本フッ化物むし歯予防協会：日本におけるフッ化物製剤 第 10 版．一般社団法人 口腔保健協会，2016．

30) 日本歯磨工業会：歯みがき類の表示に関する公正競争規約：[https://www.hamigaki.gr.jp/hamigaki 1/kiyaku_01.html]

31) 厚生労働省：薬用歯みがき類製造販売承認基準について：[https://www.mhlw.go.jp/content/000797783.pdf]

32) Johnson & Johnson Consumer Inc：TOTAL CARE Anticavity Fluoride Mouthwash ｜ LISTERINE®：[https://www.listerine.com/mouthwash/listerine-total-care/listerine-total-care-anticavity-mouthwash]

33) Colgate-Palmolive Company：Should You Use a Fluoride Mouth Rinse?，2022．

34) 日本歯科医学会フッ化物検討部会：日本歯科医学会フッ化物検討部会最終答申 口腔保健とフッ化物応用：[http://www.f-take.com/nichif-files/shikaigakukai-kenkai.doc]

35) 荒川浩久：低濃度フッ化物溶液（F：100 ppm）洗口によるう蝕抑制効果（第1報）臨地試験結果．口腔衛生会誌 35：14-34，1985．

36) 荒川浩久，平田幸夫，山田弘倫ら：低濃度フッ化物溶液（F：100 ppm)洗口によるう蝕抑制効果（第

3 報）洗口中止 3 年後のう蝕抑制効果の持続性．口腔衛生会誌 37：136-142，1987．

37) 日本口腔衛生学会：新型コロナウイルス緊急事態宣言下における集団フッ化物洗口の実施について：[https://www.nichigakushi.or.jp/news/pdf/koukuueiseigakkai.pdf]

38) 新潟県福祉保健部健康づくり支援課：フッ化物洗口マニュアル／健康にいがた 21：[https://www.kenko-niigata.com/kouhou/hatokuchi/1005.html]

39) 日本口腔衛生学会フッ素研究部会編：フッ化物局所応用に関するガイドブック．東京，口腔保健協会，44-47，1985．

40) 飯塚喜一，境脩，堀井欣一編：8020 運動を推進するこれからのむし歯予防　わかりやすいフッ素の応用とひろめかた．東京，学建書院，29-34，1993．

41) Sakuma S, Ikeda S, Miyazaki H ら：Fluoride mouth rinsing proficiency of Japanese preschool-aged children. Int Dent J 54：126-130，2004．

42) 日本口腔衛生学会フッ化物応用研究委員会編：フッ化物応用と健康―う蝕予防効果と安全性―．東京，口腔保健協会，106-114，1998．

43) 高江洲義矩（日本語監修），真木吉信，杉原直樹（翻訳）：フッ化物と口腔保健―WHO のフッ化物応用と口腔保健に関する新しい見解．東京，一世出版，1995．

44) 日本口腔衛生学会フッ化物応用研究委員会：就学前からのフッ化物洗口法に関する見解．口腔衛生会誌 46：116-118，1996．

45) Project OHCAP：Japan-A school-based fluoride mouth rinse programme for preschool children：
[https://capp.mau.se/bank-of-ideas/japan-a-school-based-fluoride-mouth-rinse-programme-for-preschool-children/]

第二部　フッ化物洗口エビデンス集

第二部ではフッ化物洗口に関するエビデンスの紹介を行う。
フッ化物洗口の有効性，健康格差への影響，医療経済的側面の
3つの観点から文献レビューを行った。

1．う蝕を予防するためにフッ化物洗口は有用か

う蝕有病率の高さは公衆衛生上の大きな課題である。う蝕予防法として，フッ化物応用は多くの国や地域で普及している。その応用法では，フッ化物配合歯磨き剤，フッ化物洗口，フッ化物歯面塗布が我が国で実施されているが，このうち，フッ化物洗口は個別応用だけでなく集団応用が可能な手法である。フッ化物洗口のう蝕予防効果を示すエビデンスは60年以上前から蓄積されているが，最新のエビデンスをアップデートする必要がある。また，フッ化物洗口に関してのエビデンスは幼児・学童期を対象としたものが極めて多いが，う蝕は生涯を通じて発症する疾患であるため，成人期以降でのう蝕予防効果も検討する必要がある。

推奨の裏付けとなるエビデンス
1．検索の過程
幼児・学童期と成人・高齢期に分けて文献検索を行った。
【幼児・学童期】
2021年8月5日にPubMedで文献検索をした。検索にもちいたキーワードは，(“fluoride mouthrinse” OR “fluoride mouth rinsing” OR “fluoride rinsing” OR “fluoride program” OR “fluoride mouthwash”) AND (“dental caries” OR “dental decay” OR “untreated teeth” OR “dmft index”) AND (“children” OR “school”) とした。検索によりPubMedで113本の文献を得た。包含基準は1．ヒトを対象とした疫学研究であることおよび2．システマティックレビューであることとした。包含基準を適用し重複を除外した結果，5本がスクリーニングの対象となり，タイトルおよびアブストラクトを読んだ結果，フッ化物洗口の集団応用の効果を検討した1本のシステマティックレビューを特定した。
【成人・高齢期】
2021年7月12日にPubMedで文献検索をした。検索にもちいたキーワードは，(“fluoride mouth rinse” OR “fluoride mouth rinsing” OR “fluoride rinsing” OR “fluoride program” OR “topical fluoride”) AND (“root caries” OR “dental caries” OR “dental decay” OR “untreated teeth” OR “dmft index”) NOT (“children” OR “school”) とした。検索によりPubMedで233本の文献を得た。包含基準は1．ヒトを対象とした疫学研究であることおよび2．システマティックレビューであることとした。包含基準を適用し重複を除外した結果，6本がスクリーニングの対象となり，タイトルおよびアブストラクトを読んだ結果，フッ化物洗口の集団応用の効果を検討した文献はなかったため，個別応用の効果を評価した1本のシステマティックレビューを特定した。
2．各文献の要約
【幼児・学童期】
2016年のコクランレビューで (Marinho et al.)，学校における集団フッ化物洗口が永久歯う

蝕の予防に効果があるとのエビデンスが示されている。

　このレビューは 15,813 人の幼児・学童を対象とした 37 本の介入研究の結果を統合した。これらの研究の介入期間は 1 年未満〜3 年間で，ベースライン時の年齢は 5〜14 歳であった。フッ化物洗口はフッ化ナトリウム製剤を用い，介入内容として毎日 230 ppm の洗口あるいは 1 週間あるいは 2 週間に 1 回 900 ppm の洗口を実施した。アウトカムは永久歯の decayed, missing and filled toothsurface（DMFS）と decayed, missing and filled teeth（DMFT）とした。

　レビューに示された結果サマリーを表 1 に示す。35 本の介入研究の結果を統合すると，学校でのフッ化物洗口は，洗口しない場合と比較して 27 ％（95 ％信頼区間 23-30 ％）の DMFS が減少した。同様に，13 本の介入研究の結果を統合すると，フッ化物洗口によって 23 ％（95 ％信頼区間 18-29 ％）の DMFT が減少した。これらの介入研究は永久歯への影響のみを評価し，有害事象についての情報はなかった。

推奨

　学校での集団フッ化物洗口は幼児・学童期のう蝕を予防するために推奨される。

　このレビューでは 1960 年代から 70 年代の介入研究が多く含まれ，当時はフッ化物配合歯磨剤が一般的に使用されていない時代である。歯磨剤が普及していたと考えられる 1980 年代から 90 年代の 8 本の介入研究の結果に限ってもなお，フッ化物洗口によるう蝕予防効果は認められた。同様に，レビューでは水道水フロリデーションの影響を解析していたが，その影響はなく，フッ化物洗口の効果が示されていた。

　1960 年代から 70 年代の介入研究は，ランダム化の方法や介入の割り当て方法が詳細に記載されていないため，これらの介入研究の質は比較的低いと考えられる。レビューには 2000 年代の介入研究（Skod et al., 2005）が 1 本含まれており，この介入研究では学校でフッ化物洗口していた者は隣接面のう蝕発症が少なかったことが示されている。

【成人・高齢期】

　2020 年のシステマティックレビュー（Zhang et al.）では，フッ化物の局所応用は根面う蝕の予防に効果があるとのエビデンスが示されている。このレビューには 9 本の介入研究が含まれ，このうち，フッ化物洗口に関した介入研究は 5 本だった。

　この 5 本の介入研究の期間は 2〜4 年間で，ベースライン時の平均年齢は 40〜83 歳であった。このレビューでは network meta-analysis という手法を用い，複数の介入研究を統合させて，異なる介入内容の結果を比較していた。アウトカムは根面う蝕の増加とした。

　レビュー全体の結果から，フッ化物洗口に関しての結果を表 2 に抜粋した。表に抽出した介入内容は，230 ppm フッ化物洗口を毎日実施，1,100〜1,500 ppm フッ化物配合歯磨剤の使用，1,100〜1,500 ppm フッ化物配合歯磨剤と 230 ppm フッ化物洗口を毎日実施，900 ppm フッ化物洗口を毎日実施とした。フッ化物利用をしていない control に比べ，900 ppm フッ化物洗口を毎日実施していると根面う蝕が少なかった。230 ppm フッ化物洗口では control との差は認められなかったが，1,100〜1,500 ppm フッ化物配合歯磨剤との併用では根面う蝕が control より少なかった。フッ化物配合歯磨剤の単独使用は control よりも根面う蝕が少なかった。また，900 ppm フッ化物洗口を毎日実施することは，フッ化物配合歯磨剤の単独使用よりも根面う蝕が少ないことが認められた。レビューの著者らは，セルフケアでのフッ化物応用法のなか

で，900 ppm フッ化物洗口を毎日実施することが根面う蝕を予防する際に最も効果的であると考察していた。

推奨
　フッ化物洗口は成人・高齢期の根面う蝕を抑制するために推奨される。

　根面う蝕の抑制として，う蝕の発生抑制と進行抑制が考えられる。う蝕の発生抑制は，新たにう蝕が発生することを防ぐことで，う蝕の進行抑制は，既に存在するう蝕が進行するのを抑えることに当たる。システマティックレビュー（Zhang et al. 2020）では，根面う蝕の発生抑制に対するフッ化物洗口の効果を示した介入研究（Ripa et al. 1987, Fure et al. 1998）と，根面う蝕の進行抑制効果を示した介入研究（Wyatt et al. 2004）が抽出されていた。
　これらの介入研究（Ripa et al. 1987, Fure et al. 1998, Wyatt et al. 2004）のうち，研究者がフッ化物配合歯磨剤の使用を指示していたのは2編で（Ripa et al. 1987, Fure et al. 1998），1編の介入研究（Wyatt et al .2004）では研究者が歯磨剤の使用について指示していなかったが，ほとんど全ての対象者がフッ化物配合歯磨剤を使用していたことが言及されていた。システマティックレビュー（Zhang et al. 2020）では採用されていなかったが，初期活動性根面う蝕を有する高齢者を対象にした介入研究で，フッ化物配合歯磨剤とフッ化物洗口を併用した際に根面う蝕の進行が抑制されたことが示されている（Petersson et al. 2007）。これらの根面う蝕についての介入研究は，フッ化物配合歯磨剤とフッ化物洗口を併用した際の効果を示す結果と解釈される。
　また，システマティックレビューで抽出された介入研究（Ripa et al. 1987, Fure et al. 1998, Wyatt et al. 2004）のうち，う蝕の発生抑制効果を調べた2編（Ripa et al. 1987, Fure et al. 1998）は230 ppm のフッ化物洗口を使用していた一方，う蝕の進行抑制効果を示した介入研究は900 ppm のフッ化物洗口を用いていた（Wyatt et al. 2004）。この介入研究（Wyatt et al. 2004）は2年間の研究期間で入院や死亡，その他，洗口ができずに脱落した者が多かったが，その理由は介護施設入所者を対象としているためであり，高齢化のすすむ日本における高齢者施設でのフッ化物洗口の実施にも参考になる研究だと考えられる。

＜文献＞
1) Marinho VC et al. Fluoride mouthrinses for preventing dental caries in children and adolescents. Cochrane Database Syst Rev. 2016. 29；7 (7)：CD 002284.
2) Sköld UM et al. Approximal caries development in adolescents with low to moderate caries risk after different 3-year school-based supervised fluoride mouth rinsing programmes. Caries Res. 2005. 39 (6)：529-35.
3) Zhang J et al. Topical Fluoride to Prevent Root Caries: Systematic Review with Network Metaanalysis. J Dent Res. 2020. 99 (5)：506-13.
4) Wallace MC et al. The 48-month increment of root caries in an urban population of older adults participating in a preventive dental program. J Public Health Dent. 1993. 53 (3)：133-7.
5) Fure et al. A comparison of four home-care fluoride programs on the caries incidence in the elderly. Gerondotology. 1998. 15 (2)：51-60.
6) Wyatt CCL et al. Caries management for institutionalized elders using fluoride and chlorhex-

表1 幼児・学童における集団フッ化物洗口のう蝕予防効果 結果サマリー（Marinho et al., 2016. Summary of findings から一部抜粋）

アウトカム	Illustrative comparative risks 実例比較リスク（95%信頼区間）		Relative effect 相対効果	対象者数（研究数）	エビデンスの質（GRADE）
	対照群でのリスク (assumed risk 想定リスク)	介入群でのリスク (corresponding risk 対応リスク)			
永久歯の歯面でのう蝕増加（約3年間のD(M)FS増加）	対照群での平均増加範囲 0.74-21.05, 中央値5.6	介入群で対応する平均増加 3.80（95%信頼区間3.64-4.00）	Prevented fraction* 抑制率 0.27 (0.23-0.30)	15305 (35 RCT)	⊕⊕⊕⊖ 中程度
永久歯でのう蝕増加（約3年間のD(M)FT増加）	対照群での平均増加範囲 0.72-8.41, 中央値3.2	介入群で対応する平均増 2.46（95%信頼区間2.27-2.62）	Prevented fraction* 抑制率 0.23 (0.18-0.29)	5105 (13 RCT)	⊕⊕⊕⊖ 中程度

*Prevented fraction＝1-(対照群での平均増加/介入群での平均増加)．1%〜10%は小さい効果，10%〜20%は中程度の効果，30%以上は高い効果を示す。
RCT；randomized controlled trial.

表2 根面う蝕に対するフッ化物洗口および歯磨剤利用の効果（Zhang et al. 2020，Figure 5 より一部結果を抜粋）

	Control	Reference 230 ppm フッ化物洗口	1100-1500 ppm 歯磨剤＋230 ppm フッ化物洗口	1100-1500 ppm 歯磨剤
230 ppm フッ化物洗口	-0.12 (-0.29, 0.06)			
1,100-1,500 ppm 歯磨剤＋230 ppm フッ化物洗口	-0.29 (-0.55, -0.03)*	-1.17 (-1.98, -0.37)*		
1,100-1,500 ppm 歯磨剤	-1.29 (-2.07, -0.51)*	-0.17 (-0.49, 0.14)	1.00 (0.26, 1.74)*	
900 ppm フッ化物洗口	-1.90 (-3.48, -0.32)*	-1.78 (-3.37, -0.20)*	-0.61 (-2.37, 1.15)	-1.61 (-3.21, -0.01)*

数値は treatment effect で，reference に対する各介入内容の treatment effect を示す．
*p＜0.05

idine mouthrinses. Community Dent Oral Epidmiol. 2004. 32（5）：322-8.

2．集団フッ化物洗口はう蝕の健康格差是正に有効か

背景

　う蝕は子どもから高齢者まで多くみられ，健康格差が大きい疾患である。幼少期から罹患しうるため，社会経済状況などの健康の社会的決定要因の差が早期から現れ，生涯の健康格差のマーカーとなる（Watt et al., 2018）。う蝕の健康格差は年齢を追うごとに拡大するため，各ライフステージにおける適切な保健施策による対策が必要である。日本ではう蝕予防の集団アプローチとして学校などでの集団フッ化物洗口が一部で実施されている。実施可能な保健施策として，集団フッ化物洗口がう蝕の健康格差を縮小するか過去の知見を集約することは意義が大きい。

推奨の裏付けとなるエビデンス

1．検索の過程

　2021年6月16日にPubMedおよび医中誌で文献検索をした。検索にもちいたキーワードは，PubMedでは（"fluoride mouth rinse" OR "fluoride mouth rinsing" OR "fluoride rinsing" OR "fluoride program"）AND（"dental caries" OR "dental decay" OR "untreated teeth" OR "dmft index"）AND（inequality OR gradient OR equity）とした。医中誌では（フッ化物洗口 AND う蝕 AND 健康格差）とした。検索によりPubMedで2本，医中誌で5本の文献を得た。包含基準は1．ヒトを対象とした疫学研究であることおよび2．原著論文であることとした。包含基準を適用し重複を除外した結果，3本（英語論文2本，日本語論文1本）がスクリーニングの対象となり，タイトルおよびアブストラクトから，3本すべてが精読の対象となった。

2．各文献の要約

　精読の対象となった3本の文献のリストおよびその概要を表1に示す。

　Matsuyamaらは日本の都道府県の複数時点のパネルデータを分析し，学校フッ化物洗口の普及割合と12歳児DMFT指数の関連を検討した。フッ化物配合歯磨剤消費量や平均所得などの交絡因子を調整後，学校フッ化物洗口普及割合が1％高くなるごとに，12歳児DMFT指数は0.011低下した（95％信頼区間0.005, 0.018）。学校フッ化物洗口普及割合は12歳児DMFT指数の都道府県レベル分散を25.2％説明した。学校フッ化物洗口のう蝕予防効果は3歳児乳歯う蝕が多い都道府県で有意に大きく，健康格差の縮小がみられた。

　川田らはフッ化物洗口プログラムを導入した日本のある小学校の1, 4, 6年生のう蝕罹患状況を評価した。1, 4, 6年生の各学年について，プログラム開始時のDMFT指数（標準偏差）はそれぞれ0.03（0.17），0.75（1.41），1.68（2.11）だった。プログラム導入から3年後は，同学年においてそれぞれ0.04（0.19），0.32（0.75），1.09（1.51）だった。プログラム導入から5年後は，同学年においてそれぞれ0.03（0.16），0.32（0.85），0.41（0.96）だった。フッ化物洗口プログラムの導入後，う蝕の平均的な本数の減少とばらつきの縮小が観察された。

　LevinらはスコットランドのLothian地域で実施された小学校でのフッ化物洗口プログラムのう蝕予防効果を評価した。61の小学校の1337名の10〜12歳の子どものデータを分析した（平均11.39歳，D_3MFTの平均1.17）。そのうち661名が学校フッ化物洗口プログラムに参加していた。D_3MFTの有病割合は45.6％であり，D_3MFTの平均本数は1.17本だった。学校−

子ども－歯というデータの階層構造を考慮するマルチレベル分析をもちいて，年齢，性別，地域の社会経済指標を考慮してもなお，プログラム参加者は不参加者にくらべてD_3MFTをもつ者が有意に少なかった（オッズ比0.79；95％信頼区間0.65，0.96）。この効果量は，同地域での20年分のう蝕の減少に相当すると著者らは論じている。プログラムの効果と地域の社会経済指標の交互作用は有意でなかったが，プログラム参加者ではう蝕有病率のばらつきが小さかった。

推奨

　集団フッ化物洗口はう蝕の健康格差を縮小するために推奨される。

　集団フッ化物洗口が健康格差を縮小するか検証した研究として3本の観察研究論文があった。一方，介入研究はなかった。介入研究のためには集団フッ化物洗口をしない対照群が必要だが，フッ化物洗口が個人のう蝕を予防することを支持する介入研究はすでに多くある（Marinho et al. 2016）。よって対照群の設定が倫理的に困難であり介入研究の実施は難しいと考えられる。さらに，介入研究に参加する集団は一般集団と異なる可能性もある。そのため保健施策の実社会への影響を評価することができる観察研究は重要である。既存の観察研究のエビデンスをもとに保健施策を推進し，継続的に評価していくことが必要であろう。

　精読の対象となった3本の文献のうち2本は日本で実施された研究であり，1本は日本と同じく歯科を含む国民皆保険が達成されている英国スコットランドで実施された研究だった。よって，これらの知見は日本によくあてはまると考えられる。3本すべてが集団フッ化物洗口のう蝕予防効果を示した。さらに，3本すべてで，集団フッ化物洗口を受けた群でう蝕の健康格差が小さかった。しかし，統計的に有意でない研究もあった。成人期以降の研究はなかった。集団フッ化物洗口が成人期以降のう蝕の健康格差を縮小するかは今後の研究が必要であろう。

＜文献＞
1. Watt RG. et al. Oral Health Disparities in Children: A Canary in the Coalmine? Pediatric Clinics of North America. 2018. 65；965-79.
2. Matsuyama Y. et al. School-Based Fluoride Mouth-Rinse Program Dissemination Associated With Decreasing Dental Caries Inequalities Between Japanese Prefectures: An Ecological Study. J Epidemiol. 2016. 5；26 (11)：563-571.
3. Levin KA et al. Fluoride rinsing and dental health inequalities in 11-year-old children: an evaluation of a supervised school-based fluoride rinsing programme in Edinburgh. Community Dent Oral Epidemiol. 2009；37 (1)：19-26.
4. 川田ら. 某小学校におけるフッ化物洗口によるう蝕抑制効果. 神奈川歯学. 2014. 49 (1)：8-15.
5. Marinho VC et al. Fluoride mouthrinses for preventing dental caries in children and adolescents. Cochrane Database Syst Rev. 2016. 29；7 (7)：CD 002284.

表 1　レビューに含められた文献のリスト（年代順）

文献	研究デザイン	国	対象者	曝露または介入	アウトカム	考慮した交絡因子	結果の要約
Matsuyama et al. 2016	地域パネルデータ研究	日本	都道府県単位の集計データ	学校フッ化物洗口の普及割合	12歳児のDMFT指数	フッ化物配合歯磨剤の消費量、平均所得、砂糖消費量、人口あたり歯科医師数、3歳児のdmft指数	学校フッ化物洗口の普及割合と12歳児DMFT指数の関連を検討した。交絡因子の調整後、学校フッ化物洗口普及割合が1%高くなるごとに、12歳児DMFT指数は0.011低下した（95%信頼区間 0.005, 0.018）。学校フッ化物洗口普及割合は12歳児DMFT指数の都道府県レベル分散を25.2%説明した。学校フッ化物洗口のう蝕予防効果は3歳児乳歯う蝕が多い都道府県で大きかった。
川田ら. 2014	反復横断調査研究	日本	単一の小学校の1、4、6年生	週1回、900 ppmF洗口液	各学年のDMFT指数	なし	フッ化物洗口プログラムを導入した小学校の1、4、6年生のう蝕罹患状況を評価した。1、4、6年生の各学年について、プログラム開始時はDMFT指数（標準偏差）はそれぞれ0.03(0.17)、0.75(1.41)、1.68(2.11)だった。プログラム導入から3年後は、それぞれ0.04(0.19)、0.32(0.75)、1.09(1.51)だった。プログラム導入から5年後は、それぞれ0.03(0.16)、0.32(0.85)、0.41(0.96)だった。う蝕の平均的な本数の減少とばらつきの縮小が観察された。
Levin et al. 2009	横断研究	スコットランド	10〜12歳の子ども1337名	学校フッ化物洗口プログラムへの参加（2週間に1回、900 ppmF洗口液）	D₃MFT有病割合	年齢、性別、社会経済指標	学校フッ化物洗口プログラムのう蝕予防効果を評価した。年齢、性別、地域の社会経済指標を考慮してもなお、プログラム参加者はそうでない者にくらべてD₃MFTをもつ者が有意に少なかった（オッズ比0.79：95%信頼区間0.65, 0.96）。プログラム参加と地域の社会経済指標の交互作用項は有意でなかったが、プログラム参加者ではう蝕有病率の分散が小さかった。

3．フッ化物洗口は医療経済的に推奨されるか

背景

　フッ化物洗口は方法が簡便であり，かつ比較的安価に集団に実施することが可能なことから，公衆衛生的に優れたう蝕予防法とされ，日本では主に幼児期・学童期の集団フッ化物洗口の普及が広がっている[1]。しかし，保健施策を実施する上で費用対効果が悪ければ，いかに優れた保健施策であっても，持続可能性が失われてしまう。そこで，フッ化物洗口の医療経済効果を検討することを目的として，これまでの研究報告を収集し，その結果をまとめた。

推奨の裏付けとなるエビデンス

1．検索の過程

　2021年7月2日にPubMedおよびWeb of Science，医中誌Webで文献検索を行った。検索に用いたキーワードは，PubMedおよびWeb of Scienceでは（"fluoride mouth rinse" or "fluoride mouth rinsing" or "fluoride rinsing" or "fluoride program"）and（"expenses" or "expenditure" or "cost" or "economic"）とした。医中誌Webでは，フッ化物洗口 AND（経済 OR 費用 OR 医療費 OR 診療費）とした。検索から得られない文献を得るためのハンドサーチも実施した。検索によりPubMedで12本，Web of Scienceで11本，医中誌Webで24本の文献を得た。

　文献の包含基準は1）タイトルおよび抄録に対するスクリーニング，2）全文論文に対する適格性の評価の各段階に設けた。1）における包含基準は，1．ヒトを対象とした疫学研究であることおよび2．原著論文であること，3．日本のデータに基づいた研究であることとした。2）における包含基準は，1．フッ化物洗口以外のフッ化物応用法を同時に実施していないこと，2．フッ化物洗口の医療経済効果に関するデータに基づいた言及があることとした。包含基準を適用した結果，3本が抽出され，ハンドサーチで得られた1本と合わせて，4本の日本語文献が得られ，精読の対象となった。

2．各文献の要約

　精読の対象となった4本の文献の概要を表1に示す。

　磯崎ら[2]は岐阜県内のフッ化物洗口を実施している小学校3校（大規模校1校と中規模校2校）と，フッ化物洗口を実施していない小学校2校の入学者を，入学時から卒業時まで追跡し，フッ化物洗口の経済効果を評価した。フッ化物洗口は週5回法により6年間実施された。入学時と卒業時の歯面別口腔検査の結果より推定歯科治療費を算出した。フッ化物洗口を実施している大規模校と中規模校で6年間の1人平均推定歯科治療費はそれぞれ11,263円，11,167円であった。フッ化物洗口を実施していない小学校では，6年間の1人平均推定歯科治療費は16,680円であり，大規模校と中規模校のフッ化物洗口に伴う1年間の費用便益はそれぞれ903円，919円であった。フッ化物洗口の実施は1年間に1人あたり785円の直接経費が必要であり，大規模校と中規模校のそれぞれの費用便益比はそれぞれ1.15，1.17を示した。よって，小学校6年間のフッ化物洗口継続実施による良好な経済効果が認められた。

　安藤ら[3]は新潟県国民健康保険に加入している県内108市町村の5〜19歳を対象に，フッ化物洗口の経済効果を評価した。1990年の各市町村の国民健康保険による歯科医療費から，フッ化物洗口による歯科医療費の軽減額を推定したところ，新潟県全体で3億8,040万円の歯科医療費が軽減されていた。フッ化物洗口を長期(5〜9歳では4年以上，10〜14歳および15〜19歳

では 6 年以上）実施した市町村は，フッ化物洗口を実施していない市町村と比べ，5〜9 歳，10〜14 歳，15〜19 歳の各年齢層で 1 人あたりの平均歯科医療費が 3,286 円，4,556 円，3,612 円軽減されていた。さらに，フッ化物洗口の経験年数が増加するほど，より大きな経済効果が得られる傾向がみられた。フッ化物洗口実施の直接経費は 2,366 万円であり，費用便益比は 16.08 であった。よって，フッ化物洗口の医療費軽減効果が認められた。

　葭原ら[4]は新潟県内の地域歯科保健活動としてフッ化物洗口を実施している村と，その村に隣接するフッ化物洗口を実施していない村の中学校 3 年生の 1 人推定歯科治療費を比較することで，フッ化物洗口の経済効果を評価した。フッ化物洗口は保育所の 4 歳児から中学校 3 年生まで，保育所および小学校では週 5 回法，中学校では週 1 回法で継続実施された。中学校 3 年生の秋に実施された歯科健診の結果を基に，推定歯科治療費を算出したところ，フッ化物洗口を実施している村とフッ化物洗口を実施していない村で，中学校 3 年生時点までに要した 1 人平均推定歯科治療費はそれぞれ 4,248 円，27,840 円であり，節約された推定治療費は 23,592 円であった。同期間のフッ化物洗口の実施には 1 人あたり 1,252 円の直接経費が必要であり，費用便益比は 18.8 を示した。よって，集団フッ化物洗口を実施することの経済効果が示唆された。

　岩瀬ら[5]は，福岡県内の 1 町において，フッ化物洗口を導入する前の小学校 1〜6 年生と，フッ化物洗口導入から 6 年経過後の小学校 1〜6 年生の 1 人推定歯科治療費を比較することで，フッ化物洗口の経済効果を評価した。フッ化物洗口は各学年週 1 回法で実施された。小学校 6 年生の秋に実施された歯科検診の結果を基に，推定歯科治療費を算出したところ，プログラムを導入する前とプログラム導入から 6 年経過後で，小学校 1〜6 年生の 1 人推定歯科治療費はそれぞれ 22,700 円，10,400 円であった。よって，フッ化物洗口の実施により，歯科治療費が節減される可能性が示された。

推奨

　フッ化物洗口は医療経済的観点から推奨される。

　フッ化物洗口の医療経済効果を検討した結果，幼児期・学童期におけるフッ化物洗口の集団応用が，歯科医療費を節減する可能性が示された。

　しかし，今回収集された 4 つの文献はすべて 1990 年代に実施されたものであり，今の時代にフッ化物洗口を導入または継続した場合に，今回収集された文献と同程度の歯科医療費節減効果が得られるかは定かではない。その理由として，フッ化物配合歯磨剤のシェア（市場占有率）が 1990 年代半ばまで 5 割に満たなかったのに対し，1990 年代後半から 2000 年代前半に急速拡大し，2010 年代から 9 割を超えている[6]影響が考えられる。加えて，12 歳児の永久歯の 1 人平均う歯数は 1993 年の 3.6 本から，2016 年には 0.2 本に減少しており[7]，それに伴い歯科治療費も減少していると仮定した場合，費用便益比は 1990 年代よりも小さな値となる可能性がある。しかし，安藤ら[3]，葭原ら[4]の算出した費用便益比に基づけば，う蝕が減少したことを考慮してもなお，フッ化物洗口の歯科医療費節減効果は洗口にかかる費用を上回ると考えられる。

　結論として，フッ化物洗口が医療経済効果を有する可能性は示唆されたが，同時にさらなる評価も必要と考える。

＜文献＞

1. 田浦勝彦，相田 潤，安藤雄一ほか．フッ化物洗口の都道府県別にみた普及の推移　国が果たした役割の検討．口腔衛生学会雑誌．2010．60（5）：556-562．

2. 磯崎篤則，大橋たみえ，新谷裕久ほか．フッ化物洗口法（250 ppmF-）によるう蝕予防プログラムの経済効果分析．口腔衛生学会雑誌．1998．48：488-489．

3. 安藤雄一，小林清吾．歯科医療費の地域格差に関する研究 II．フッ化物洗口による歯科医療費の軽減効果について．口腔衛生学会雑誌．1994．44：315-328．

4. 葭原明弘，小林清吾，八木 稔ほか．地域歯科保健活動におけるフッ化物洗口法の有用性．日本公衆衛生雑誌．1993．40（11）：1054-1061．

5. 岩瀬達雄，於保孝彦，山口 登ほか．フッ化物応用を中心とした地域歯科保健活動　福岡県久山町．口腔衛生学会雑誌．1991．41（5）：716-722．

6. 公益財団法人ライオン歯科衛生研究所，フッ化物配合歯みがき剤のシェア（市場占有率）と12歳児のむし歯経験歯数(DMFT)の推移，https://www.lion-denthealth.or.jp/statistics/husso_dmft.htm（2021年8月18日アクセス）．

7. 厚生労働省，平成28 年歯科疾患実態調査結果の概要，https://www.mhlw.go.jp/toukei/list/dl/62-28-02.pdf（2021年8月18日アクセス）．

表1　レビューに含められた文献のリスト（年代順）

文献	研究デザイン	対象者	介入	フッ化物洗口の費用	節約された歯科治療費	結果の要約
磯崎ら.1998	コホート研究	岐阜県内の5つの小学校入学者を卒業時まで追跡を3学年に実施	フッ化物洗口の期間：小学校在学中の6年間 フッ化物濃度 250 ppmで週5回法	785円/人/年（器具・薬剤等に要する直接的経費）	フッ化物洗口実施の大規模校：11,263円/人/6年 フッ化物洗口実施の中規模校：11,167円/人/6年 フッ化物洗口未実施校：16,680円/人/6年	フッ化物洗口を実施している小学校と、フッ化物洗口を実施していない小学校への入学者を、入学時から卒業時まで追跡し、フッ化物洗口の経済効果を評価した。フッ化物洗口を実施している大規模校、中規模校で6年間の1人平均推定歯科治療費はそれぞれ11,263円、11,167円であった。フッ化物洗口を実施していない小学校では、6年間の1人平均推定歯科治療費は16,680円であった。プログラムの実施には1年間に1人あたり785円の直接経費が必要であった。大規模校と中規模校のそれぞれの費用便益比はそれぞれ 1.15、1.17 を示した。
安藤ら.1998	地域相関研究	新潟県国民健康保険に加入している県内108市町村の5～19歳	個々の市町村で実施されるフッ化物洗口についての具体的記載はなし	2,366万円/年（器具・薬剤等に要する直接的経費）	国民健康保険の歯科医療費から推定したところ、3億8040万円/年 5～9歳：8203万円/年 10～14歳：1億6878万円/年 15～19歳：1億2960万円/年	新潟県国民健康保険に加入している県内108市町村の5～19歳を対象に、フッ化物洗口の経済効果を評価した。フッ化物洗口による歯科医療費の軽減額を推定したところ、新潟県全体で3億8040万円の歯科医療費が軽減されていた。フッ化物洗口を長期間実施した市町村の5～19歳、5～9歳、10～14歳、15～19歳でそれぞれ、実施していない市町村の平均歯科医療費が3,286円、4,556円、3,612円削減された。フッ化物洗口の実施には2,366万円の直接経費を要し、費用便益比は16.08であった。
霞原ら.1993	横断研究	新潟県内の2つの村の中学校の3年生	フッ化物洗口の期間：保育園の4歳児から中学3年生まで 保育園・小学校：0.05% NaF溶液で週5回法 中学校：0.2% NaF溶液で週1回法	1,252円/人/年（器具・薬剤等に要する直接的経費）	M村、4,248円/人/年；K村、27,840円/人/年	フッ化物洗口を実施している村の中学校3年生と、フッ化物洗口を実施していない村の中学3年生を比較することで、フッ化物洗口の経済効果を評価した。フッ化物洗口を実施している村としていない村で、中学3年生時点までに要した1人平均推定歯科治療費はそれぞれ4,248円、27,840円であり、節約された推定歯科治療費は23,592円であった。同期間のフッ化物洗口の実施には1人あたり1,252円の直接経費が必要であり、費用便益比は18.8を示した。
岩瀬ら.1991	反復横断調査研究	福岡県内のある町の小学校1～6年生	フッ化物洗口の期間：1984年に開始 小学校：0.2% NaF溶液で週1回法	記載なし	1984年の全学年の児童平均：22,700円/人、1990年の全学年の児童平均：10,400円/人	福岡県内の1町において、フッ化物洗口を導入する前の小学校1～6年生と、フッ化物洗口導入から6年経過後の小学校1～6年生の1人推定歯科治療費を比較することで、フッ化物洗口の経済効果を評価した。フッ化物洗口導入前とフッ化物洗口導入から6年経過後で、小学校1～6年生の1人推定歯科治療費はそれぞれ37,900円、16,200円であった。

第三部　フッ化物洗口 Q & A

第三部ではフッ化物洗口に関してよく出される質問と
それに対する回答を Q&A 形式でまとめた。

質問 1：フッ化物によるむし歯予防にはどんな方法があり，どのように分類できますか？

回答：水道水中のフッ化物濃度をむし歯予防に適正な濃度に調整する水道水フロリデーションや，食塩へのフッ化物添加，フッ化物補充剤（液剤，錠剤）などのフッ化物を摂取するの全身応用，フッ化物配合歯磨剤，フッ化物歯面塗布，フッ化物洗口など歯に直接作用させる局所応用があり，それらの各方法を状況に応じて集団や個人で行うことができます。

　フッ化物応用法に関する書籍が出版[1-3)]されていますので，そちらを参照してください。

<文献>
1) 一般社団法人日本口腔衛生学会フッ化物応用委員会編：う蝕予防の実際　フッ化物局所応用実施マニュアル，社会保険研究所，東京．第 1 版，2017．176 頁．
2) 一般社団法人日本口腔衛生学会フッ化物応用委員会編：フロリデーション・ファクツ 2018―科学的根拠に基づく水道水フロリデーション―，口腔保健協会，東京．第 1 版，2020．124 頁．
3) 日本口腔衛生学会フッ化物応用委員会：フッ化物応用の科学第 2 版，口腔保健協会，東京．2018．264 頁．

質問 2：フッ化物洗口の際に，誤って 1 人 1 回量の洗口液を飲み込んでも大丈夫ですか？

回答：フッ化物洗口液は，たとえ誤って 1 人分の全量を飲み込んでも安全です。しかし，洗口環境を整備して，事前の洗口練習や洗口後のコップへの吐き出し量の確認などを行い，誤飲を防止することが大切です。

<文献>
1) 荒川浩久，川村和章，宋文群：フッ化物利用の安全性「フッ化物をめぐる誤解を解くための 12 章＋ 4 つの新トピックス」．医歯薬出版，東京，2018，39-42．
2) 日本口腔衛生学会フッ化物応用委員会 編：う蝕予防の実際　フッ化物局所応用実施マニュアル．社会保険研究所，2017．p 69 フッ化物洗口 Q & A．

質問 3：保育園や学校などでフッ化物洗口を行い，家庭でもフッ化物配合歯みがき剤を使い，歯科医院でフッ化物歯面塗布を行ったら，フッ化物の使いすぎになりませんか？

回答：フッ化物洗口と他のフッ化物配合歯みがき剤，フッ化物歯面塗布を組み合わせて実施しても，フッ化物の過剰摂取になることはありません。

　フッ化物洗口の場合は，洗口液を吐き出した後に全体量の 10〜15 ％の液が口の中に残りますので，フッ化物として週 1 回法で 0.9〜1.5 mg，週 5 回法で 0.25〜0.36 mg になります。また，

フッ化物配合歯みがき剤の使用後のフッ化物残留量は1回あたり0.08 mgです。さらに，年2〜3回のフッ化物歯面塗布では1回あたり平均1.83 mgのフッ化物残留量となります。3種のフッ化物利用の濃度と頻度に違いがありますので，フッ化物洗口と他のフッ化物応用法とを併用しても1日あたり平均で0.5 mgのフッ化物量を超えることはなく，安全性に問題はありません。

　したがって，フッ化物洗口と他のフッ化物配合歯みがき剤，フッ化物歯面塗布を併用してもフッ化物の使いすぎになりません。

　むしろフッ化物応用方法を併用することで，より一層むし歯リスクは低くなって予防効果が高まることが期待されます。

質問4：学校でフッ化物洗口を行っていますが，夏休み中は中断してもよいですか？

回答：できるだけ継続して実施することが理想ですが，夏休み中に実施しなくても高いむし歯予防効果が得られています。

　フッ化物洗口で確実なむし歯予防効果を得るためには，できるだけ継続して実施することが理想的です。しかし，フッ化物洗口を実施するために，夏休み中に子どもたちを登校させることは無理があります。これまでの研究から，小・中学校でフッ化物洗口を実施している場合でも休み中には中断していますが，高いむし歯予防効果が得られています。このようなことから，夏休み中は学校などの施設でのフッ化物洗口は実施しなくてもよいでしょう。しかし，この期間にもむし歯予防は重要なので，家庭でできるむし歯予防方法である甘味（糖質）の適正な摂取やフッ化物配合歯磨剤を用いた歯みがきの励行を一層徹底するよう指導すべきでしょう。フッ化物配合歯磨剤を用いた歯みがきの際には，歯磨きのあとに口内に歯磨剤のフッ化物イオンができるだけ残るよう，歯磨きの後のすすぎを少量（5-15 mL）の水で1回のみ行うよう指導します。

質問5：学校で養護教諭がフッ化物洗口液を作ることは違法ですか？

回答：違法ではありません。

　1984年12月21日付けで当時の国会議員から国会に提出された「フッ素の安全性に関する質問主意書」に対する回答が当時の中曽根康弘内閣総理大臣の答弁書1)に記載されており，それには「学校の養護教諭がフッ化ナトリウムを含有する医薬品をその使用方法に従い，溶解，希釈する行為は，薬事法（現 薬機法）及び薬剤師法に抵触するものではない。」とあります。

　同様に平成30年12月5日に提出された「虫歯予防用のフッ素洗口等に関する質問主意書」2)の，「希釈等を教職員や非正規事務職員が行っている例も少なくないことについてどう考えるか」という質問に対し，「集団応用の場合の薬剤管理は，歯科医師の指導のもと，歯科医師あるいは薬剤師が，薬剤の処方，調剤，計量を行い，施設において厳重に管理する」，「フッ化物洗口を実施する場合には，本人あるいは保護者に対して，具体的方法，期待される効果，安全性について十分に説明した後，同意を得て行う」と回答しています。

　このように，歯科医師の指示に基づき薬剤師が計量し分包したフッ化物洗口剤（あるいは顆粒の洗口製剤）から，指示された水に溶解し，フッ化物洗口液を調整（顆粒を水で溶かす）す

る行為を学校教諭等の職員が行うことに問題はありません。

<文献>
1) 衆議院議員松沢俊昭君提出フッ素の安全性に関する質問に対する答弁書，衆議院，昭和 60 年 3 月 1 日．http://www.shugiin.go.jp/internet/itdb_shitsumona.nsf/html/shitsumon/b 102011.htm
2) 衆議院議員阿部知子提出虫歯予防用のフッ素洗口等に関する質問主意書に対する答弁書，衆議院，平成 30 年 12 月 18 日．

> 質問 6：子どもたちのむし歯は減少しています。なぜ学校でフッ化物洗口を実施するのですか？

回答：むし歯有病状況（乳歯と永久歯を合わせた）は経年的に減少傾向にあるとはいえ，小学生において過去から変わらずに一番多い病気であり続けています。また，永久歯むし歯も歯が生えたばかりの小学校では少なくても，中学生以降急速に増加していく傾向が明らかにされています。「生きる力」を育む小中学校時代のフッ化物洗口実施は萌出直後の弱い歯の強化を図り，将来のむし歯の少なさに貢献します。

　文部科学省の学校保健統計調査で，小学生のむし歯（乳歯と永久歯を合わせた）は過去から現在まで最も多いという状態が続いています（近視の方が多い年齢もありますが，医療受診する疾患としては近視よりもむし歯の方が多いです。）。また，2016 年の厚生労働省の歯科疾患実態調査の年齢に応じた一人平均永久歯むし歯本数の増え方をみると，小学 1，2 年生で永久歯むし歯が発生・増加し，しばらくは低値で推移しますが，中学・高校生になると増加へと転じ，青年期から壮・中年期への急増につながっています。現在，文部科学省の学習指導要領では，小中学校は「生きる力」を育む場となっています。小学生のむし歯の低値だけをみて問題は解決したとするのは，将来を見据えた「生きる力」を育む学習指導要領に沿ったものではないと考えられます。

> 質問 7：むし歯予防のためのフッ化物の利用について専門機関はどのような意見をもっているのですか？

回答：国内外の多くの行政機関，専門機関，学術団体が，むし歯予防のためのフッ化物利用推進を表明しています。下記に例を挙げます。

　国際歯科連盟（FDI），世界保健機関（WHO），ヨーロッパむし歯研究学会，イギリス王立医学協会，米国歯科医師会（ADA），国内の厚生労働省，文部科学省の関係行政，衆議院（国会），日本歯科医師会，日本学校歯科医会，日本歯科医学会，日本口腔衛生学会，日本小児歯科学会等。

> 質問 8：フッ化物洗口を実施するのに必要な費用はどれくらいかかりますか？

回答：フッ化物洗口を実施しようとする施設，対象者数，洗口頻度および使用する洗口剤により異なります。

　フッ化物洗口を実施するには，実施施設や対象者の人数，洗口頻度や洗口剤の種類により必要な費用は異なりますが，啓発や指導管理に必要な経費を除くと，洗口薬剤費と始めるにあたり必要な容器代などの器材代がかかります。器材費は，溶解用の容器やディスペンサー付ボトル(洗口液を分注するための容器)，ストップウォッチは初年度に購入すれば破損しない限り次年度以降購入する必要はありません。また個人で用いる洗口用のカップあるいは紙コップも準備する場合がありますが，これは各自でプラスチックコップを持参してもらえば必要ありません。

　洗口薬剤としては，医療用医薬品として顆粒タイプのものと液状タイプのものがあります。一般に集団で洗口事業を行う場合は経費削減の点から顆粒タイプのものを用いることが多いです。詳細な費用は，第3章の表1をご覧ください。

＜謝辞＞
執筆にあたりご協力をいただいた下記の方々に深謝いたします。(敬称略，順不同)
三藤　聡：（一社）尾道市歯科医師会
山本武夫：富山県歯科医師会会員 / 南砺市歯科医師会理事
榎田中外：静岡県歯科医師会 / 榛原歯科医師会会員
上田絵美：御前崎市健康づくり課
古谷みゆき：静岡県東部健康福祉センター
伊藤博次：三沢市学校薬剤師会
堀江真理：伊豆市子育て支援課
佐々木雅子：横須賀市民生局健康支援課　医長
尾野康夫：はなぞの北幼稚園歯科医
加藤智子：弥彦小学校養護教諭
輪田茂樹：湖東歯科医師会
小城賢一：オーラルセラピーデンタルオフィス

＜執筆者＞
相田潤：東京医科歯科大学　大学院医歯学総合研究科　健康推進歯学分野
濃野要：新潟大学大学院医歯学総合研究科　口腔生命福祉学講座
晴佐久悟：福岡看護大学基礎・基礎看護部門・専門基礎分野
竹内研時：東北大学大学院歯学研究科国際歯科保健学分野
磯﨑篤則：朝日大学 / 朝日大学歯科衛生士専門学校
荒川浩久：神奈川歯科大学
石塚洋一：東京歯科大学衛生学講座
古田美智子：九州大学歯学研究院　歯学部門　口腔保健推進学
松山祐輔：東京医科歯科大学　大学院医歯学総合研究科　国際健康推進医学分野
廣瀬晃子：朝日大学保健医療学部総合医科学講座
森木大輔：宮崎県福祉保健部健康増進課
田所大典：秋田県健康福祉部健康づくり推進課
井下英二：梅花女子大学／大学院　看護保健学部　口腔保健学科

田浦勝彦：NPO 法人　日本フッ化物むし歯予防協会
筒井昭仁：NPO 法人　ウェルビーイング附属研究所
小林清吾：NPO 法人　水道水フロリデーション協会
眞木吉信：東京歯科大学　衛生学講座
田口円裕：東京歯科大学　歯科医療政策学
八木　稔：三条看護・医療・歯科衛生専門学校非常勤講師

通 知 等

フッ化物を配合する薬用歯みがき類の使用上の注意について

平成 29 年 3 月 17 日
薬生薬審発 0317 第 1 号
薬生安発 0317 第 1 号
各都道府県衛生主管部(局)長あて
厚生労働省医薬・生活衛生局医薬品審査管理課長,
厚生労働省医薬・生活衛生局安全対策課長通知

　　フッ化物を配合する薬用歯みがき類（ブラッシングを行うもので，液体の剤形を除く。以下同じ。）で最も高濃度なものは，これまで，フッ素として 1,000 ppm（0.10 ％）を配合するものでしたが，本日，これを超えるフッ化物を配合する薬用歯みがき類が医薬部外品として承認されました。併せて，日本歯磨工業会が同日付で別紙のとおり「高濃度フッ化物配合薬用歯みがきの注意表示等について」（以下「自主基準」という。）を策定したとの報告がありました。

　　つきましては，今後，フッ素として 1,000 ppm を超えるフッ化物を配合する薬用歯みがき類の使用上の注意に関して，下記のとおり取り扱うこととしましたので，御了知の上，自主基準と併せて貴管下製造販売業者に対し周知をお願いいたします。

記

1．使用上の注意として，以下の事項を直接の容器等に記載すること。ただし，十分な記載スペースがない場合には，(2)の記載を省略してもやむを得ないこと。
　(1)　6 歳未満の子供には使用を控える旨
　(2)　6 歳未満の子供の手の届かない所に保管する旨
2．また，フッ化物のフッ素としての配合濃度を直接の容器等に記載すること。ただし，1．の記載と別の記載箇所であっても差し支えないこと。
3．製造販売承認申請書の備考欄の使用上の注意については，「使用上の注意：平成 29 年 3 月 17 日付け薬生薬審発 0317 第 1 号，薬生安発 0317 第 1 号医薬品審査管理課長・安全対策課長連名通知による。」と簡略記載して差し支えないこと。なお，その他追加して記載すべき事項があれば記載すること。

［別紙］

日 歯 工 第 19 号
平成 29 年 3 月 17 日

日本歯磨工業会会員各位

日本歯磨工業会会長

高濃度フッ化物配合薬用歯みがきの注意表示等について

拝啓　時下ますますご清栄のこととお慶び申し上げます。

　会員各社におかれましては，日ごろより歯みがき類の安全対策に努められていることと存じます。

　さて，薬用歯みがき類の承認基準では，有効成分としてフッ化物を配合する場合，その配合量の合計はフッ素として 1,000 ppm 以下とするよう定められておりますが，今般，その範囲を超え 1,500 ppm を上限とする高濃度フッ化物を配合した薬用歯みがきが厚生労働省に承認されました。つきましては，高濃度フッ化物配合薬用歯みがきの注意表示等に関する自主基準を下記のように作成致しましたので，遵守下さいますようお願い申し上げます。

記

　フッ素の配合量の合計が 1,000 ppm を超え 1,500 ppm 以下である高濃度フッ化物配合薬用歯みがきについては，以下の要領で注意表示及びフッ素濃度を記載すること。

(1)　注意表示

　1）表示内容

　　①　「6 歳未満の子供への使用を控える」旨の表示を，使用時及び購入時に確認できるよう，直接の容器及び外部の被包等に記載すること。

　　　表示例)

　　　　「6 歳未満の子供への使用を控える」

　　　　「6 歳未満の子供には使用を控える」

　　　　「6 歳未満の子供への使用を避ける」

　　　　「6 歳未満の子供への使用はさせない」

　　　　「6 歳未満の子供には使用させない」

　　　　上記いずれも，「の子供」は省略可

　　②　「6 歳未満の子供の手の届かない所に保管する」旨の表示を，使用時に確認できるよう，直接の容器等に記載すること。

　　　表示例)

　　　　「6 歳未満の子供の手の届かない所に保管する」

　　　　「6 歳未満の手の届かない所に保管する」

　　　　「子供の手の届かない所に保管する」

　　　　「6 歳未満の小児の手の届かない所に保管する」

「小児の手の届かない所に保管する」

なお，これら①②の表示は，1文にまとめて表示することもできるが，その場合は，①が6歳未満に対する注意表示であることがわかる内容とし，①と同様の場所に記載すること。

表示例)

「6歳未満の手の届かない所に保管し，使用させない」

2）注意表示の強調等

必要に応じて，強調体文字・下線などの方法によって目立たせる工夫を行う。

3）注意表示の省略について

注意表示のうち②については，内容量が10g以下の場合，その表示を省略することができる。

(2) フッ素濃度

1）表示内容

承認されたフッ化物の配合量に基づくフッ素としての濃度を，使用時及び購入時に確認できるよう，直接の容器及び外部の被包等に記載すること。単位はppmまたは%(w/w%)（両方併記も可）を用い，次のように50ppm又は0.005%単位で丸めた値とする。

承認されたフッ化物の配合量に基づくフッ素濃度	表示値
1,000 ppm（0.1000 %）を超えて，1,025 ppm（0.1025 %）未満	1,000 ppm または 0.100 %
1,025 ppm（0.1025 %）以上，1,075 ppm（0.1075 %）未満	1,050 ppm または 0.105 %
1,075 ppm（0.1075 %）以上，1,125 ppm（0.1125 %）未満	1,100 ppm または 0.110 %
1,125 ppm（0.1125 %）以上，1,175 ppm（0.1175 %）未満	1,150 ppm または 0.115 %
1,175 ppm（0.1175 %）以上，1,225 ppm（0.1225 %）未満	1,200 ppm または 0.120 %
1,225 ppm（0.1225 %）以上，1,275 ppm（0.1275 %）未満	1,250 ppm または 0.125 %
1,275 ppm（0.1275 %）以上，1,325 ppm（0.1325 %）未満	1,300 ppm または 0.130 %
1,325 ppm（0.1325 %）以上，1,375 ppm（0.1375 %）未満	1,350 ppm または 0.135 %
1,375 ppm（0.1375 %）以上，1,425 ppm（0.1425 %）未満	1,400 ppm または 0.140 %
1,425 ppm（0.1425 %）以上，1,475 ppm（0.1475 %）未満	1,450 ppm または 0.145 %
1,475 ppm（0.1475 %）以上，1,500 ppm（0.1500 %）以下	1,500 ppm または 0.150 %

2）表示方法

フッ素濃度の表示方法は特に規定しない。

表示方法及び表示の例)

・注意表示と組み合わせて表示する方法

「本品はフッ素1,400 ppm配合のため，6歳未満の子供への使用を控える」

・単独で表示する方法

「フッ素1,400 ppm配合」

・成分欄のフッ化物名に続けて記載する方法

「…，薬用成分：フッ化ナトリウム（フッ素として1,400 ppm），……」

など

　　　　　　　　　　　　　　　　　　　　　　　　　　　　　　以上

通 知 等

医政発 1005 第 2 号
令和 5 年 10 月 5 日

各 都道府県知事
　　保健所設置市長　殿
　　特 別 区 長

厚生労働省医政局長
（公 印 省 略）

歯科口腔保健の推進に関する基本的事項の全部改正について

　歯科口腔保健の推進に関する基本的事項の全部を改正する件（令和 5 年厚生労働省告示第
289 号）（別添 1 参照）が，本日告示されたので通知する。その改正の趣旨，内容等は下記のと
おりであるので，御了知の上，貴管内市町村，関係団体，関係機関等に対する周知についてよ
ろしく御配慮願いたい。

　なお，「「歯科口腔保健の推進に関する基本的事項」の制定について」（平成 24 年 7 月 23 日付
け医政発 0723 第 1 号厚生労働省医政局長通知）は，本通知の発出をもって廃止する。

記

1．改正の趣旨

　歯科疾患の予防等による口腔の健康の保持に関する国及び地方公共団体の施策等を総合的に
推進するための基本的な事項（平成 24 年厚生労働省告示第 438 号）は，厚生労働大臣が歯科口
腔保健の推進に関する法律（平成 23 年法律第 95 号）第 12 条第 1 項の規定に基づき示すもので
ある。平成 24 年より開始された「歯科口腔保健の推進に関する基本的事項」については，その
終期が令和 5 年度となっているため，令和 4 年 10 月に最終評価が行われた。最終評価では，指
標の一部が悪化している，歯や口腔の健康に関する健康格差がある，国・地方公共団体におけ
る PDCA サイクルの推進が不十分であるといった課題が指摘された。

　これらの議論を踏まえ，基本的事項を改正し，令和 6 年度から，「歯科口腔保健の推進に関す
る基本的事項（第二次）」（歯・口腔の健康づくりプラン。以下「歯・口腔の健康づくりプラン」
という。）を展開することとした。

2．改正の概要

　全ての国民にとって健康で質の高い生活を営む基盤となる歯科口腔保健の実現に向けて，「個
人のライフコースに沿った歯・口腔の健康づくりを展開できる社会環境の整備」及び「より実
効性をもつ取組を推進するために適切な PDCA サイクルの実施」に重点を置き，歯科口腔保健
のさらなる推進に向けて取り組む旨などを規定した。

　歯科口腔保健の推進に向けて，生涯にわたる歯・口腔の健康に関する取組を達成していくとともに，歯・口腔に関する健康格差の縮小を目指すこととし，これまで掲げていた基本的事項に加えて，歯科口腔保健の推進に関するロジックモデル等を参考にし，効率的な歯科口腔保健の推進を図ることとした。

　歯・口腔の健康づくりプランの計画期間については，関連する他の計画の計画期間などを踏まえ，令和 6 年度から令和 17 年度までの 12 年とし，計画開始後 6 年（令和 11 年度）を目途に全ての目標について中間評価を行うとともに，計画開始後 10 年（令和 15 年度）を目途に最終評価を行うことにより，目標を達成するための諸活動の成果を適切に評価する。

　現在定められている歯科口腔保健の推進に関する目標項目（指標を含む）について，各目標の必要性，目標値の水準を検証し，目標項目の見直しを行った。なお，歯・口腔の健康づくりプランで定めた指標一覧は表 1 の通りである。

3．都道府県及び市町村における歯科口腔保健の基本的事項の策定

　都道府県及び市町村は，歯科口腔保健の基本的事項の策定に当たっては，健康増進法（平成 14 年法律第 103 号）に規定する都道府県健康増進計画，地域保健法（昭和 22 年法律第 101 号）に規定する地域保健対策の推進に関する基本指針，医療法（昭和 23 年法律第 205 号）の規定に基づき都道府県が策定する医療計画（以下「医療計画」という。），高齢者の医療の確保に関する法律（昭和 57 年法律第 80 号）に規定する都道府県医療費適正化計画，介護保険法（平成 9 年法律第 123 号）に規定する都道府県介護保険事業支援計画，がん対策基本法（平成 18 年法律第 98 号）に規定する都道府県がん対策推進計画，健康寿命の延伸等を図るための脳卒中，心臓病その他の循環器病に係る対策に関する基本法（平成 30 年法律第 105 号）に規定する都道府県循環器病対策推進計画，成育過程にある者及びその保護者並びに妊産婦に対し必要な成育医療等を切れ目なく提供するための施策の総合的な推進に関する法律（平成 30 年法律第 104 号）に規定する成育医療等の提供に関する施策の総合的な推進に関する基本的な方針，社会福祉法（昭和 26 年法律第 45 号）に規定する都道府県地域福祉支援計画，障害者の日常生活及び社会生活を総合的に支援するための法律（平成 17 年法律第 123 号）に規定する都道府県障害福祉計画等との調和に配慮する。

　なお，政策的に関連が深い他の計画等に定める内容が，当該都道府県及び市町村における歯科口腔保健の基本的事項に定める内容と重複する場合には，当該都道府県及び市町村における歯科口腔保健の基本的事項とそれらの計画を一体のものとして策定することも可能である。政策的に関連が深い計画として，例えば上記に掲げる計画が考えられるが，それ以外の計画についても，各地方公共団体において政策的に関連が深い計画であると判断する場合には，一体のものとして策定して差し支えない。市町村における歯科口腔保健の基本的事項の策定については，地域の実情を踏まえ，特段の支障がない場合は，複数の市町村で共同策定することも可能である。

4．歯・口腔の健康づくりプラン推進のための説明資料について

　歯・口腔の健康づくりプランについて，その詳細な趣旨，内容等については「歯・口腔の健康づくりプラン推進のための説明資料」（別添 2 参照）にお示ししているので，各地方公共団体において歯科口腔保健の推進に関する基本的事項を策定するに際し，参考にされたい。

5．参考指標について

　歯科口腔保健の推進に関する基本的事項において，別途示すこととしている参考指標は表2の通りであるので，参考にされたい。

（表1）歯・口腔の健康づくりプランの指標一覧

3歳児で4本以上のう蝕のある歯を有する者の割合
12歳児でう蝕のない者の割合が90％以上の都道府県数
40歳以上における自分の歯が19歯以下の者の割合
20歳以上における未処置歯を有する者の割合
60歳以上における未処置の根面う蝕を有する者の割合
10代における歯肉に炎症所見を有する者の割合
20代～30代における歯肉に炎症所見を有する者の割合
40歳以上における歯周炎を有する者の割合
80歳で20歯以上の自分の歯を有する者の割合
50歳以上における咀嚼良好者の割合
障害者支援施設及び障害児入所施設での過去1年間の歯科検診実施率
介護老人福祉施設，介護医療院及び介護老人保健施設での過去1年間の歯科検診実施率
歯科口腔保健の推進に関する条例を制定している保健所設置市・特別区の割合
歯科口腔保健に関する事業の効果検証を実施している市町村の割合
過去1年間に歯科検診を受診した者の割合
法令で定められている歯科検診を除く歯科検診を実施している市町村の割合
15歳未満でフッ化物応用の経験がある者

（表2）参考指標一覧

3歳児でう蝕のない者の割合
12歳児でう蝕のない者の割合
20歳代における歯肉に炎症所見を有する者の割合
40歳代における歯周炎を有する者の割合
60歳代における歯周炎を有する者の割合
60歳で24歯以上の自分の歯を有する者の割合
60歳代における咀嚼良好者の割合
80歳での咀嚼良好者の割合
市町村支援を実施している都道府県数
歯科口腔保健の推進に関する基本的事項（歯科口腔保健計画を含む）を策定している市町村の割合
乳幼児期におけるフッ化物塗布に関する事業を実施している市町村の割合
学齢期におけるフッ化物洗口に関する事業を実施している市町村の割合
歯周病に関する事業を実施している都道府県数

| 口腔機能の育成に関する事業を実施している都道府県数 |
| 口腔機能低下対策に関する事業を実施している都道府県数 |
| 障害者・障害児に関する歯科口腔保健事業を実施している都道府県数 |
| 要介護高齢者に関する歯科口腔保健事業を実施している都道府県数 |
| 在宅等で生活等する障害者・障害児に関する歯科口腔保健事業を実施している都道府県数 |
| 在宅等で生活等する要介護高齢者に関する歯科口腔保健事業を実施している都道府県数 |
| 医科歯科連携に関する事業を実施している都道府県数 |

別添 1

歯科口腔保健の推進に関する基本的事項

平成 24 年 7 月 23 日
厚生労働省告示第 438 号
最終改正：令和 5 年 10 月 5 日厚労告第 289 号

　人生 100 年時代に本格的に突入する中で，国民誰もが，より長く元気に暮らしていくための基盤として，健康の重要性はより高まってきている。生涯にわたる歯・口腔の健康が社会生活の質の向上に寄与することや歯・口腔の健康と全身の健康との関連性についても指摘されていることを踏まえると，歯科疾患の予防等による口腔の健康の保持（以下「歯科口腔保健」という。）が不可欠であることから，歯・口腔の健康づくりの取組をさらに強化していくことが求められる。

　我が国では，歯科口腔保健に係る取組の成果により，子どものう蝕の減少・高齢者の歯数の増加等の口腔状態や地方公共団体における歯科口腔保健の推進のための社会環境の整備の状況等について着実に向上している。一方で，依然として，歯科疾患の高い罹患状況や社会における歯・口腔に関する健康格差（地域や社会経済状況の違いによる集団間の健康状態の差をいう。以下同じ。）等の課題が指摘されており，全ての国民に歯科口腔保健の重要性が十分に理解され，歯科口腔保健のための行動が浸透しているとはいえない。また，地方公共団体における歯科口腔保健の推進にあたっては，PDCA サイクルに沿った歯科口腔保健施策の推進が不十分であること等の課題が指摘されている。今後，少子高齢化，デジタルトランスフォーメーションの加速といった社会環境の変化が進む中で，歯科口腔保健の推進においてもこのような変化に着実に対応していくことが求められる。

　これらを踏まえ，本告示は，全ての国民が健康で質の高い生活を営む基盤となる生涯を通じた歯科口腔保健を実現することを目的に，保健，医療，社会福祉，労働衛生，教育その他の関連施策及びその関係者との相互連携を図り，歯科口腔保健に関する国及び地方公共団体の施策等を総合的に推進するための基本的な事項を示し，令和 6 年度から令和 17 年度までの「歯科口腔保健の推進に関する基本的事項」（以下「歯・口腔の健康づくりプラン」という。）を推進するものである。

第一　歯科口腔保健の推進のための基本的な方針

　歯科口腔保健は，健康で質の高い生活を営む上で基礎的かつ重要な役割を果たしており，健全な食生活の実現や社会生活等の質の向上等に寄与している。このため，健康寿命の延伸や健康格差の縮小の観点からも，歯科口腔保健の推進に取り組むことが重要である。歯科口腔保健の推進は，国民が主体的に取り組むべき課題であるが，国民一人一人が行う取組に加え，家庭，行政（保健所，市町村保健センター，口腔保健支援センター，教育委員会等を含む。），保育所，認定こども園，学校，職場，事業者，医療機関（歯科の標榜の有無に関わらず全ての病院及び診療所を含む。以下同じ。），医療保険者，障害者支援施設，障害児入所施設，介護保険施設，

その関係者等を含めた社会全体においてその取組を支援し，誰一人取り残さない歯科口腔保健施策を推進する。歯科医師，歯科衛生士及び歯科技工士（以下「歯科専門職」という。）は，医師，保健師，助産師，看護師，准看護師，薬剤師，言語聴覚士，管理栄養士，栄養士等の歯科口腔保健に関係する医療専門職（以下「医療専門職」という。）や介護福祉士，介護支援専門員等の歯科口腔保健に関係する介護関係者（以下「介護関係者」という。），社会福祉士等の歯科口腔保健に関係する福祉関係者（以下「福祉関係者」という。）その他の歯科口腔保健の関係者と相互に連携して，歯科口腔保健の推進に関する取組を実施する。

　この際，歯・口腔の健康のために必要な個人の行動変容を促進するために，効果的な情報提供等を行い，歯科口腔保健に関する普及啓発を図る。良好な歯・口腔の発育成長や歯科疾患の発症予防・重症化予防等による歯・口腔の器質的な健康の推進に係る取組及び口腔機能の獲得・維持・向上等の歯・口腔の機能的な健康の推進に係る取組を実施することによって，生涯にわたる歯・口腔の健康を達成する。

　歯科口腔保健の推進を適切かつ効果的に行うためには，様々なライフステージ（乳幼児期，青年期，高齢期等の人の生涯における各段階をいう。以下同じ。）ごとの特性を踏まえて，生涯を通じた切れ目のない歯科口腔保健の推進に引き続き取り組む必要がある。加えて，現在の歯・口腔の健康状態は，これまでの自らの生活習慣や社会環境等の影響を受ける可能性や，次世代の健康にも影響を及ぼす可能性があるものである。こうしたことを踏まえ，ライフコースアプローチ（胎児期から高齢期に至るまでの人の生涯を経時的にとらえた健康づくりをいう。以下同じ。）に基づく，歯・口腔の健康づくりの推進に取り組む。

一　歯・口腔に関する健康格差の縮小

　社会における地域格差や経済格差による歯・口腔に関する健康格差の縮小を目指し，その状況の把握に努めるとともに，地域や集団の状況に応じた効果的な歯科口腔保健施策に取り組む。さらに，五に掲げる社会環境の整備に取り組むとともに，二から四までに掲げる基本的な方針を達成すること等により，歯・口腔に関する健康格差の縮小を目指す。

二　歯科疾患の予防

　う蝕，歯周病等の歯科疾患がない社会を目指して，歯科疾患の成り立ち及び予防方法について広く国民に普及啓発を行うとともに，歯・口腔の健康を増進する一次予防に重点を置いた対策を総合的に推進する。また，歯科疾患の発症・重症化リスクが高い集団に対する歯・口腔の健康に関連する生活習慣の改善や歯の喪失の防止等のための取組を組み合わせることにより，効果的な歯科疾患の予防・重症化予防を実現する。

三　口腔機能の獲得・維持・向上

　食べる喜び，話す楽しみ等の生活の質の向上等のために，口腔機能の獲得・維持・向上を図るには，各ライフステージにおける適切な取組が重要である。特に，乳幼児期から青年期にかけては，良好な口腔・顎・顔面の成長発育及び適切な口腔機能の獲得を図る必要がある。壮年期から高齢期においては，口腔機能の維持を図るとともに，口腔機能が低下した際には回復及び向上を図っていくことが重要である。

四　定期的に歯科検診又は歯科医療を受けることが困難な者に対する歯科口腔保健

　障害者・障害児，要介護高齢者等で，在宅で生活する者等，定期的に歯科検診（健康診査及び健康診断を含む。以下同じ。）又は歯科医療を受けることが困難な者に対しては，その状況に応じて，歯科疾患の予防や口腔機能の獲得・維持・向上等による歯科口腔保健の推進を引き続

き図っていく必要がある。

五　歯科口腔保健を推進するために必要な社会環境の整備

歯科口腔保健に関する施策を総合的に推進していくため，国及び地方公共団体に歯科口腔保健の推進に関わる人材として，歯科専門職を配置し，資質の向上を図る。また，地方公共団体に，歯科医療又は保健指導に係る業務に従事する者等に対する情報の提供，研修の実施その他の支援を行う口腔保健支援センターを設置することを推進する。併せて，歯科口腔保健の推進に関する条例等の制定，より実効性をもつ歯科口腔保健施策のための適切なPDCAサイクルに沿った取組の実施等により，地方公共団体における効果的な歯科口腔保健施策を推進する。また，歯科疾患等の早期発見等を行うために，定期的な歯科検診の機会の拡充等の歯科検診の実施に係る体制整備に取り組む。

第二　歯科口腔保健を推進するための目標・計画に関する事項

歯科口腔保健を推進するために，国は，第一に示す基本的な方針について，それぞれ目標（目標の達成状況を評価するための指標及び目標値を含む。）及び計画を設定する。

一　目標・計画の設定及び評価の考え方

国は，歯科口腔保健の推進に関する基本的事項に係る目標・計画の策定に際し，歯科口腔保健の関係者が共通の認識として持つ科学的根拠に基づき，継続的に実態把握が可能な指標を設定することを原則とする。

目標値については，計画開始後おおむね9年間（令和14年度まで）を目途として設定することとする。第一の一から三までに関しては，疾患の特性等を踏まえつつ，年齢調整を行い幅広い年齢層を対象とした指標を設定することで，特定の集団における疾患の罹患状況等を把握し，評価が可能となる目標を設定するものとする。この際，必要に応じて，疾病等の罹患率のみでなく，患者数や需要も踏まえた取組の方策を検討するものとする。第一の四及び五に関しては，定期的に歯科検診又は歯科医療を受けることが困難な者に関わる施設での取組及び地方公共団体が行う歯科口腔保健の推進のための取組の結果を踏まえて，評価が可能となる目標を設定するものとする。

その他，歯科口腔保健の推進に係る施策の実施に際し参考とする参考指標は別途示すこととする。

歯科口腔保健の推進に関する基本的事項に係る計画の策定に際しては，実効性のある計画を策定するように努めることとする。また，歯・口腔の健康づくりプランに係る計画については，健康増進法（平成14年法律第103号）に規定する国民の健康の増進の総合的な推進を図るための基本的な方針等の他の方針・計画等と調和の保たれたものとし，計画期間は，令和6年度から令和17年度までの12年間とする。

歯・口腔の健康づくりプランに係る計画期間内の施策の成果については，計画開始後6年（令和11年度）を目途に中間評価を行うとともに，計画開始後10年（令和15年度）を目途に最終評価を行うことにより，目標を達成するための諸活動の成果を適切に評価し，その後の歯科口腔保健の推進に必要な施策に反映する。なお，中間評価及び最終評価の際に用いる比較値については，令和6年度までの最新値とする。比較値の状況により，計画開始後であっても，必要に応じて目標を変更する。

二　歯科口腔保健を推進するための目標・計画

　国は歯科口腔保健を推進するための目標・計画に基づき，歯科口腔保健の推進に取り組むとともに進捗管理を行っていくものとする。歯科口腔保健の推進のための基本的な方針についての目標は，別表第一から別表第五までに掲げるものとする。

1　歯・口腔に関する健康格差の縮小に関する目標・計画

　歯・口腔に関する健康格差の縮小は，歯・口腔に関する生活習慣の改善や社会環境の整備によって我が国全体として実現されるべき最終的な目標である。ポピュレーションアプローチ（一般的な地域住民を対象とした施策）及びハイリスクアプローチ（歯科疾患の高リスク者を対象とした施策）を組み合わせて，適切かつ効果的に歯科口腔保健施策を行い，歯・口腔に関する健康格差の縮小を目指す。また，地域単位，社会単位等における歯・口腔に関する健康格差の状況把握に努め，その状況を踏まえた効果的な介入を行うように努める。なお，全ての歯・口腔に関する健康格差の要素を総合的かつ包括的に示す単一の指標の策定は困難であるため，歯・口腔に関する健康格差を示しうる複数の指標を策定することとする。

2　歯科疾患の予防における目標・計画

　う蝕，歯周病等の歯科疾患は，歯の喪失の主な原因であるとともに，適切な口腔機能にも関係することであるため，生涯を通じた歯科疾患の予防・重症化予防に取り組む。う蝕及び歯周病については，それぞれのライフステージごとの特性及びライフコースアプローチを踏まえた歯科口腔保健施策を推進することとし，発症予防に重点的に取り組む。また，う蝕，歯周病等の歯科疾患により歯が喪失することから，歯科疾患の予防に関する取組の成果となる歯の喪失の防止を評価する。

(1)　乳幼児期

　健全な歯・口腔の育成を図るため，歯科疾患等に関する知識の普及啓発，う蝕予防のための食生活や生活習慣及び発達の程度に応じた口腔清掃等に係る歯科保健指導並びにフッ化物応用や小窩裂溝予防填塞法等のう蝕予防に重点的に取り組む。

(2)　少年期

　健全な歯・口腔の育成を図るため，乳幼児期の取組に加え，歯周病予防対策にも取り組む。また，運動時等に生じる歯の外傷への対応方法等の少年期に特徴的な歯・口腔の健康に関する知識の普及啓発を図るなど，歯科口腔保健の推進に取り組む。

(3)　青年期・壮年期

　健全な歯・口腔の維持を図るため，口腔の健康と全身の健康の関係性に関する知識の普及啓発，う蝕・歯周病等の歯科疾患の予防のための口腔清掃や食生活等に係る歯科保健指導等の歯科疾患の予防及び生活習慣の改善の支援に取り組む。特に歯周病予防の観点からは，禁煙支援と緊密に連携した歯周病対策等に取り組む。

(4)　中年期・高齢期

　歯の喪失防止を図るため，青年期・壮年期の取組に加えて，根面う蝕，歯・口腔領域のがんや粘膜疾患等の中年期・高齢期に好発する疾患等に関する知識の普及啓発に取り組む。また，フッ化物応用等の根面う蝕の発症予防や歯周病の重症化予防等のための口腔清掃や食生活等に係る歯科保健指導等の歯科疾患の予防及び生活習慣の改善の支援に取り組む。

(5)　その他

　妊産婦やその家族等に対して，妊産婦の歯・口腔の健康の重要性に関する知識の普及啓発

を図る。妊産婦等の生活習慣や生理的な変化によりリスクが高くなるう蝕や歯周病等の歯科疾患に係る歯科口腔保健に取り組む。また，乳幼児等の歯・口腔の健康の増進のための知識に関する普及啓発等を推進する。

3　口腔機能の獲得・維持・向上における目標・計画

健康で質の高い生活を確保するために，ライフステージごとの特性及びライフコースアプローチを踏まえて，口腔機能の獲得・維持・向上に取り組む。口腔機能は，加齢による生理的変化，基礎疾患等の要因だけでなく，歯列・咬合・顎骨の形態や，う蝕・歯周病・歯の喪失等の歯・口腔に関する要因も影響することを踏まえつつ，口腔機能の獲得・維持・向上に取り組むものとする。

(1)　乳幼児期から青年期

適切な口腔機能の獲得を図るため，口呼吸等の習癖が不正咬合や口腔の機能的な要因と器質的な要因が相互に口腔機能の獲得等に影響すること等の口腔・顎・顔面の成長発育等に関する知識の普及啓発を図る。併せて，口腔機能の獲得等に悪影響を及ぼす習癖等の除去，食育等に係る歯科保健指導等に取り組む。また，口腔機能に影響する習癖等に係る歯科口腔保健施策の実施に際し，その状況の把握等を行いつつ取り組むものとする。

(2)　壮年期から高齢期

口腔機能の維持及び口腔機能が低下した場合にはその回復及び向上を図るため，オーラルフレイル（口腔機能の衰え）等の口腔機能に関する知識の普及啓発，食育や口腔機能訓練等に係る歯科保健指導等に関する取組を推進する。

口腔機能に影響する要因の変化は高齢期以前にも現れることから，中年期から，口腔機能の低下の予防のための知識に関する普及啓発や口腔機能訓練等に係る歯科保健指導等の取組を行う。また，特に高齢期では，口腔機能に影響する歯・口腔の健康状態等の個人差が大きいことから，個人の状況に応じて医療や介護等の関連領域・関係職種と密に連携を図り，口腔機能の維持及び口腔機能が低下した場合はその回復及び向上に取り組む。

4　定期的に歯科検診又は歯科医療を受けることが困難な者に対する歯科口腔保健における目標・計画

定期的に歯科検診又は歯科医療を受けることが困難な障害者・障害児，要介護高齢者等で，在宅で生活する者等について，歯科口腔保健の推進を図るため，定期的な歯科検診又は歯科医療に関する実態の把握，実態に即した効果的な対策の実施，歯科疾患，医療・介護サービス等に関する知識の普及啓発等に取り組む。

5　歯科口腔保健を推進するために必要な社会環境の整備における目標・計画

歯科口腔保健を推進するために必要な社会環境の整備を図るため，地方公共団体においては，歯科口腔保健の推進に関する条例の制定，歯科口腔保健の推進に関する基本的事項の策定，PDCAサイクルに沿った歯科口腔保健に関する取組の実施，口腔保健支援センターの設置及び歯科専門職や歯科保健施策に関わる職員の研修の充実等に取り組む。

地方公共団体は，地域の状況に応じて，歯科疾患等の早期発見等を行うために定期的な歯科検診の受診勧奨や地域住民に対する歯科検診に係る事業等に取り組む。その際，適切な歯科保健指導を行うことにより，治療が必要であるが歯科診療を受診していない者の歯科医療機関への受診勧奨や医科歯科連携が必要な地域住民への介入を効率的に実施するよう努める。

また，地方公共団体は，1から4までの目標等を達成するために必要な歯科口腔保健施策に取

り組む。歯科疾患の予防に関する取組としては，フッ化物歯面塗布やフッ化物洗口等のフッ化物応用等によるう蝕予防及び歯周病予防に係る事業等を実施する。口腔機能の獲得・維持・向上に関する取組としては，口腔機能の育成や口腔機能の低下対策等に関する事業を実施する。定期的に歯科検診又は歯科医療を受けることが困難な者に対しては，歯科口腔保健事業を実施する。また，歯科口腔保健に関する事業の実施に際しては，PDCA サイクルに沿って，事業の効果検証を行う。

第三　都道府県及び市町村の歯科口腔保健の基本的事項の策定に関する事項

一　歯科口腔保健推進に関する目標・計画の設定及び評価

　都道府県は，歯科口腔保健の推進に関する法律（平成 23 年法律第 95 号）等に基づき講ぜられる歯科口腔保健の推進に関する施策について，市町村等の関係機関・関係者との円滑な連携の下に，それらの総合的な実施のための方針，目標・計画その他の基本的事項を定めるよう努めなければならない。

　また，都道府県及び市町村は，歯科口腔保健の基本的事項の策定に当たり，第二に掲げた国が国民の歯科口腔保健について設定する目標・計画等を勘案しつつ，地域の状況に応じて，独自に到達すべき目標・計画等を設定する。なお，都道府県は各都道府県内の市町村別等の地域の状況を，市町村は各市町村内の地域別の状況を把握し，各地域における歯・口腔に関する健康格差の縮小のための目標・計画等を設定することに努めるとともに，効率的な歯科口腔保健施策の推進に取り組むものとする。

　設定した目標については，継続的に数値の推移等の調査及び分析を行い，計画及び諸活動の成果を適切に評価することで，設定した目標の達成に向け，必要な施策を行うよう努める。さらに，中間評価及び最終評価を行うこと等により，定期的に，目標を達成するための計画及び諸活動の成果を適切に評価するとともに必要な改定を行い，その後の歯科口腔保健の推進に係る施策に反映させるよう努めるものとする。

二　目標，計画策定の留意事項

　都道府県及び市町村における歯科口腔保健の基本的事項の策定に当たっては，次の事項に留意する必要がある。

　1　都道府県は，市町村，医療保険者，学校保健関係者，産業保健関係者，介護関係者，福祉関係者等の一体的な取組を推進する観点から，これらの関係者の連携の強化について中心的な役割を果たすとともに，地域の状況に応じた歯科口腔保健の基本的事項を策定するよう努めること。また，都道府県内の市町村等の地域における歯科口腔保健に関する情報等を広域的に収集，管理及び分析するための体制を整備し，市町村の歯科口腔保健の推進のための取組状況を評価し，その情報を市町村等へ提供するとともに，歯科口腔保健に関する施策の推進や評価等の取組に必要な技術的援助を与えることに努めること。

　2　保健所は，所管区域に係る歯科口腔保健に関する情報を収集，管理及び分析し，提供するとともに，地域の状況に応じ，市町村における基本的事項策定の支援を行うとともに，歯科口腔保健に関する施策の推進や評価等の取組を支援するよう努めること。

　3　市町村は，歯科口腔保健の基本的事項を策定するに当たっては，都道府県と連携しつつ策定するよう努めること。

　4　都道府県及び市町村は，目標・計画の設定及び評価において，調査分析等により実態把

握が可能であって科学的根拠に基づいた目標を設定し，また，障害者・障害児，要介護高齢者等で，在宅で生活する者等であって，定期的に歯科検診又は歯科医療を受けることが困難な者やその家族を含めた地域住民が主体的に参加し，その意見を積極的に反映できるよう留意するとともに，地域の状況に応じて，保健，医療又は福祉に関する団体，大学，研究機関等との連携を図るよう努めること。また，地域間等の健康格差にも留意しつつ，効率的な歯科口腔保健施策の推進に取り組むよう努めること。その他，目標を設定するに際し，別途示す参考指標についても参考とすること。

　　5　都道府県及び市町村は，歯科口腔保健の基本的事項の策定に当たっては，健康増進法に規定する都道府県健康増進計画，地域保健法（昭和22年法律第101号）に規定する地域保健対策の推進に関する基本指針，医療法（昭和23年法律第205号）の規定に基づき都道府県が策定する医療計画（以下「医療計画」という。），高齢者の医療の確保に関する法律（昭和57年法律第80号）に規定する都道府県医療費適正化計画，介護保険法（平成9年法律第123号）に規定する都道府県介護保険事業支援計画，がん対策基本法（平成18年法律第98号）に規定する都道府県がん対策推進計画，健康寿命の延伸等を図るための脳卒中，心臓病その他の循環器病に係る対策に関する基本法（平成30年法律第105号）に規定する都道府県循環器病対策推進計画，成育過程にある者及びその保護者並びに妊産婦に対し必要な成育医療等を切れ目なく提供するための施策の総合的な推進に関する法律（平成30年法律第104号）に規定する成育医療等の提供に関する施策の総合的な推進に関する基本的な方針，社会福祉法（昭和26年法律第45号）に規定する都道府県地域福祉支援計画，障害者の日常生活及び社会生活を総合的に支援するための法律（平成17年法律第123号）に規定する都道府県障害福祉計画等との調和に配慮すること。

第四　歯科口腔保健を担う人材の確保・育成に関する事項

　　国及び地方公共団体においては，歯科専門職並びに歯科口腔保健を担当する医療専門職・介護関係者・福祉関係者その他の職員の確保及び資質の向上に努める必要がある。また，歯科口腔保健に関して，国民に対する正しい知識の普及啓発，科学的根拠に基づいた課題の抽出，PDCAサイクルに沿った取組等を適切に実施できる人材の育成に努める。さらに，歯科口腔保健がより円滑かつ適切に実施できるよう，関係団体・関係機関等との調整，歯科口腔保健の計画・施策への参画及び当該事業の企画・調整を行う質の高い歯科口腔保健を担当する人材として，歯科専門職の育成及び確保等に努める。

　　また，これらの人材の確保及び資質の向上を図るため，国において総合的な企画，調整等に係る能力の養成に重点を置いた研修の充実を図るとともに，都道府県において，市町村，医療保険者，地域の歯科医師会・歯科衛生士会・歯科技工士会・医師会・薬剤師会・栄養士会等の歯科口腔保健に関係する職能団体（以下「職能団体」という。）等の関係団体と連携しつつ，最新の科学的知見に基づく研修の充実を図ることに努める。

　　さらに，歯科口腔保健の推進には，地域のボランティアの役割も重要であるため，主体的に歯科口腔保健に取り組むボランティアを養成する体制を推進することも重要である。

第五　調査及び研究に関する基本的な事項
一　調査の実施及び活用
　国は，歯科口腔保健を推進するための目標・計画を適切に評価するため，その設定期間や，評価の時期を勘案して，原則として4年ごとに歯科疾患実態調査等を実施する。

　また，国，地方公共団体等は，歯科疾患実態調査，国民健康・栄養調査，学校保健統計調査，公的健康診査及び保健指導の結果，レセプト情報・特定健診等情報データベースその他の各種統計等を基に，個人情報の保護に留意しつつ，現状分析を行うとともに，これらを歯科口腔保健の推進に関する施策の評価に十分活用する。

　さらに，国は，各地域で行われている施策等を把握し，国民等に対し情報提供するとともに，評価を行うものとする。また，地方公共団体等は，得られた情報を歯科口腔保健の推進に活用できる形で地域住民に提供するよう努める。

二　研究の推進
　国，地方公共団体，大学，研究機関，学会等は，効果的な国民の歯科口腔保健の状況の改善に資するよう，口腔の健康と全身の健康との関係，歯・口腔に関する健康格差の縮小，口腔の健康と生活習慣との関係，口腔の健康や歯科保健医療施策と医療費・介護費との関係及び歯科疾患に係るより効果的な予防・治療法等についての研究を連携しつつ推進し，その研究結果の施策への反映を図るとともに，国民等に対し的確かつ十分に情報提供するものとする。

　この際，個人情報について適正な取扱いをすることが必要であることを認識し，個人情報の保護に関する法律（平成15年法律第57号），統計法（平成19年法律第53号），医療分野の研究開発に資するための匿名加工医療情報に関する法律（平成29年法律第28号），その他個人情報の保護に関する法律の趣旨を踏まえて制定される地方公共団体の条例等を遵守する。

　さらに，国及び地方公共団体は，保健，医療又は福祉に関する団体，研究機関，大学，学会，企業等との連携のもと，デジタルトランスフォーメーションを踏まえつつ，ICTやデータヘルス等を活用して，全国規模で健康情報を収集・分析し，効果的な歯科口腔保健の推進に関する施策を実施できる仕組みを構築するよう努める。

第六　その他歯科口腔保健の推進に関する重要事項
一　歯科口腔保健に関する正しい知識の普及に関する事項
　歯科口腔保健の推進には，基本的に国民一人一人の意識と行動の変容が重要である。国民の主体的な取組を支援していく上では，歯科口腔保健及び歯科保健医療の重要性に関する基本的な理解を深めるための十分かつ的確な情報提供が必要である。このため，国及び地方公共団体が行う情報提供については，その内容が科学的知見に基づいたものであり，分かりやすく，取組に結びつきやすい魅力的，効果的かつ効率的なものとなるよう工夫する。併せて，学校教育，マスメディア等の多様な経路を活用して情報提供を行うことも重要である。

　また，歯・口腔の健康に係る生活習慣に関する正しい知識の普及に当たっては，生活習慣や社会環境が歯・口腔の健康に及ぼす影響についても認識を高めることができるよう工夫する。

　なお，歯科口腔保健に関する正しい知識の普及に当たっては，特定の内容が強調され，誤った情報として伝わることがないよう留意する。

　さらに，歯科口腔保健の一層の推進を図るため，「歯と口の健康週間」，「8020（ハチマルニイマル）運動」等を活用していく。

二 歯科口腔保健を担う者の連携及び協力に関する事項

地方公共団体においては，歯科口腔保健を担当する地方公共団体の職員だけでなく，歯科専門職，医療専門職，介護関係者，福祉関係者，地域保健担当者，学校保健担当者，産業保健関係者等の歯科口腔保健を担う全ての者が情報を共有して連携・協力する体制の確保・整備に努める必要がある。

医療保険者，医療機関，職能団体，障害者支援施設，障害児入所施設，介護保険施設，教育関係機関（教育委員会等を含む。），大学，研究機関，学会，マスメディア，企業，ボランティア団体等は，国及び地方公共団体が講ずる歯科口腔保健の推進に関する施策に協力するとともに，地方公共団体は保健所，市町村保健センター，児童相談所等を含めた歯科口腔保健を担う関係団体・関係機関等から構成される中核的な推進組織を設置する等，互いに連携・協力して，歯科口腔保健を推進することが望ましい。

特に，口腔・顎・顔面の発育不全を有する者，糖尿病等の生活習慣病を有する者，禁煙を希望する者，妊産婦，がん患者等に対する周術期管理が必要な者等に対する医科歯科連携を積極的に図っていくことにより，歯科口腔保健の推進が期待される。障害者・障害児，要介護高齢者等に対する歯科口腔保健の推進に当たっては，地域の病院や主治医を含む関係団体・関係機関・関係者等との緊密な連携体制を構築することが望ましい。

また，併せて，産業保健と地域保健が協力して行う取組の中で，全身の健康のために歯・口腔の健康が重要であるという認識を深めていくことが望ましい。

三 大規模災害時の歯科口腔保健に関する事項

災害発生時には，避難生活等において口腔内の清掃不良等によりリスクが高くなる誤嚥性肺炎の発症等の二次的な健康被害を予防することが重要であり，平時から国民や歯科口腔保健の関係者に対して，災害時における歯科口腔保健の重要性について普及啓発活動に努める必要がある。

また，地方公共団体においては，大規模災害時に必要な歯科保健サービスを提供できる体制構築に平時から努める必要があり，災害時に対応できる歯科専門職や災害発生時の歯科保健活動ニーズを把握する人材の育成に努めるとともに，地域の職能団体等の関係団体と連携するように努めることとする。なお，大規模災害時の歯科口腔保健等に関する活動の指針等を策定する等の対応を行うことが望ましい。

別表第一　歯・口腔に関する健康格差の縮小に関する目標

一　歯・口腔に関する健康格差の縮小による全ての国民の生涯を通じた歯科口腔保健の達成

目　標	指　標	目標値
①　歯・口腔に関する健康格差の縮小	ア　3歳児で4本以上のう蝕のある歯を有する者の割合	0％
	イ　12歳児でう蝕のない者の割合が90％以上の都道府県数	25都道府県
	ウ　40歳以上における自分の歯が19歯以下の者の割合（年齢調整値）	5％

別表第二　歯科疾患の予防における目標

一　う蝕の予防による健全な歯・口腔の育成・保持の達成

目　標	指　標	目標値
①　う蝕を有する乳幼児の減少	3歳児で4本以上のう蝕のある歯を有する者の割合（再掲）	0％
②　う蝕を有する児童生徒の減少	12歳児でう蝕のない者の割合が90％以上の都道府県数（再掲）	25都道府県
③　治療していないう蝕を有する者の減少	20歳以上における未処置歯を有する者の割合（年齢調整値）	20％
④　根面う蝕を有する者の減少	60歳以上における未処置の根面う蝕を有する者の割合（年齢調整値）	5％

二　歯周病の予防による健全な歯・口腔の保持の達成

目　標	指　標	目標値
①　歯肉に炎症所見を有する者の減少	ア　10代における歯肉に炎症所見を有する者の割合	10％
	イ　20代〜30代における歯肉に炎症所見を有する者の割合	15％
②　歯周病を有する者の減少	40歳以上における歯周炎を有する者の割合（年齢調整値）	40％

三　歯の喪失防止による健全な歯・口腔の育成・保持の達成

目　標	指　標	目標値
①　歯の喪失の防止	40歳以上における自分の歯が19歯以下の者の割合（年齢調整値）（再掲）	5％
②　より多くの自分の歯を有する高齢者の増加	80歳で20歯以上の自分の歯を有する者の割合	85％

別表第三　口腔機能の獲得・維持・向上における目標・計画

一　生涯を通じた口腔機能の獲得・維持・向上の達成

目　標	指　標	目標値
①　よく噛んで食べることができる者の増加	50歳以上における咀嚼良好者の割合（年齢調整値）	80％
②　より多くの自分の歯を有する者の増加	40歳以上における自分の歯が19歯以下の者の割合（年齢調整値）（再掲）	5％

別表第四　定期的に歯科検診又は歯科医療を受けることが困難な者に対する
歯科口腔保健における目標

一　定期的に歯科検診又は歯科医療を受けることが困難な者に対する歯科口腔保健の推進

目　標	指　標	目標値
①　障害者・障害児の歯科口腔保健の推進	障害者・障害児が利用する施設での過去1年間の歯科検診実施率	90％
②　要介護高齢者の歯科口腔保健の推進	要介護高齢者が利用する施設での過去1年間の歯科検診実施率	50％

別表第五　歯科口腔保健を推進するために必要な社会環境の整備における目標

一　地方公共団体における歯科口腔保健の推進体制の整備

目　標	指　標	目標値
①　歯科口腔保健の推進に関する条例の制定	歯科口腔保健の推進に関する条例を制定している保健所設置市・特別区の割合	60％
②　PDCAサイクルに沿った歯科口腔保健に関する取組の実施	歯科口腔保健に関する事業の効果検証を実施している市町村の割合	100％

二　歯科検診の受診の機会及び歯科検診の実施体制等の整備

目　標	指　標	目標値
①　歯科検診の受診者の増加	過去1年間に歯科検診を受診した者の割合	95％
②　歯科検診の実施体制の整備	法令で定められている歯科検診を除く歯科検診を実施している市町村の割合	100％

三　歯科口腔保健の推進等のために必要な地方公共団体の取組の推進

目　標	指　標	目標値
①　う蝕予防の推進体制の整備	15歳未満でフッ化物応用の経験がある者	80％

別添2

歯・口腔の健康づくりプラン推進のための説明資料

令和5年10月
厚生科学審議会地域保健増進栄養部会
歯科口腔保健の推進に関する専門委員会

（略）

https://www.mhlw.go.jp/content/001154214.pdf　参照

通　知　等

事　務　連　絡
令和 2 年 4 月 27 日

各〔都 道 府 県
　保 健 所 設 置 市〕衛生主管部（局）　御中
　特 別 区

厚生労働省医政局医事課
厚生労働省医政局歯科保健課

新型コロナウイルス感染症に関する PCR 検査のための
鼻腔・咽頭拭い液の採取の歯科医師による実施について

　新型コロナウイルス感染症の感染拡大に伴い，新型コロナウイルス感染症に関する PCR 検査の件数も増加しており，新型コロナウイルス感染症が拡大している地域においては，今後の感染者数の増加に備えた更なる検査体制の整備が急務となっている。PCR 検査については，検査のための検体採取として，鼻腔・咽頭拭い液の採取を行う必要があり，検査体制の整備に当たっては，検体採取業務を行うことができる医師，看護職員又は臨床検査技師の確保が課題の一つとなっている。

　こうした中で，新型コロナウイルス感染症が拡大している地域においては，地域の医療提供体制を維持しつつ，更なる検査体制の充実を図る必要があることを踏まえ，4 月 26 日に医道審議会医師分科会及び歯科医師分科会合同による「PCR 検査に係る人材に関する懇談会」を開催し，新型コロナウイルス感染症の診断を目的とした PCR 検査のための鼻腔・咽頭拭い液の採取の歯科医師による実施の可否についての法的な整理について検討を行ったところである。

　同懇談会での検討の結果を踏まえ，新型コロナウイルス感染症の診断を目的とした PCR 検査のための鼻腔・咽頭拭い液の採取の歯科医師による実施の可否についての法的な整理について，下記のとおりとりまとめたので，その内容についてご了知いただくとともに，地域の医師会や歯科医師会をはじめとする関係者へ周知し，時限的・特例的な取り扱いとして，各地域における関係者の連携の下で，必要に応じ，歯科医師の協力を得て PCR 検査体制の強化に取り組んでいただくようお願いする。

記

1．PCR 検査のための鼻腔・咽頭拭い液の採取の医行為・歯科医行為該当性について

　新型コロナウイルス感染症の診断を目的とした PCR 検査のための鼻腔・咽頭拭い液の採取については，「歯科医行為」ではなく「医行為」に該当するものであり，医師等の資格を有さない歯科医師が反復継続する意思をもって行えば，基本的には，医師法(昭和 23 年法律第 201 号)第 17 条に違反する。

2．新型コロナウイルス感染症の感染拡大に際してのPCR検査のための鼻腔・咽頭拭い液の歯科医師による採取の違法性について

違法性阻却の可否は個別具体的に判断されるものであるが，歯科医師は，その養成課程において，感染症対策や口腔領域の構造，検体検査についての教育を受けており，また，口腔領域に加え，口腔と連続する領域である鼻腔や咽頭周囲の治療にも関わっていることを踏まえると，新型コロナウイルス感染症の感染が拡大している状況下で，検体採取を行う医師，看護職員又は臨床検査技師が確保できないことを理由に必要な検査体制の整備ができないような場合においては，少なくとも下記の条件の下で新型コロナウイルス感染症の診断を目的としたPCR検査のための鼻腔・咽頭拭い液の採取を歯科医師が行うことは，公衆衛生上の観点からやむを得ないものとして，医師法第17条との関係では違法性が阻却され得るものと考えられる。

（1）　感染が拡大し，新型コロナウイルス感染症の診断を目的としたPCR検査のための鼻腔・咽頭拭い液の歯科医師による採取を認めなければ医療提供が困難になるという状況であること。具体的には，

・新型インフルエンザ等対策特別措置法（平成24年法律第31号）第32条第1項に基づく新型インフルエンザ等緊急事態宣言の期間中又は新型コロナウイルス感染症の感染拡大によりPCR検査の必要性が増大している状況下で，

・地域に設置された地域外来・検査センターにおいて，直ちに検査を行わなければ感染が急速に拡大する等の緊急性を要するという状況で，都道府県協議会や地域医師会等の関係者間で検体採取に必要な医師，看護職員又は臨床検査技師を確保することが困難であること。

（2）　新型コロナウイルス感染症の診断を目的としたPCR検査のための鼻腔・咽頭拭い液の採取に関し必要な研修を受けた歯科医師が実施すること。

（3）　実施に当たって，歯科医師による検体採取について患者の同意を得ること。

なお，PCR検査の必要性については，医師が医学的に判断すべきものであり，歯科医師がPCR検査のための鼻腔・咽頭拭い液の採取を行うに当たっても，医師の適切な関与の下で行われる必要があること。

3．研修について

上記2（2）の研修について，具体的な研修内容の例は以下のとおりであること。

・研修内容：以下の内容を含むものとする。

① 鼻・口腔・咽頭部の解剖

② 新型コロナウイルス感染症に関する基礎知識

③ 新型コロナウイルス感染症に対する感染管理の基本

④ 個人防護具の適切な着脱方法

⑤ PCR検査の基礎知識

⑥ 検体採取方法の実際と検体採取時の留意事項（鼻出血への対応等）　等

　　※④⑥については，実技研修も実施すること。

　　　（実技研修については，講義と同日でなくてもよいこととする。）

・研修時間：3時間程度（実技研修の時間も含む。）

4．厚生労働省による支援

　歯科医師の協力を得て行う PCR 検査の具体的な実施方法等については，厚生労働省医政局医事課・歯科保健課において必要な助言・協力を行うこととしているので前広に相談されたい。

　また，3．の研修については，その内容等を事前に厚生労働省医政局医事課・歯科保健課に報告すること。なお，厚生労働省においてeラーニングを活用した研修についての検討を進めているところであり，追ってお示しすることとしているが，各地域において類似の研修が予定されている場合には当該研修を活用する等，地域の状況に応じて実施することも差し支えないものとする。

通　知　等

医政発１２０９第22号
産情発１２０９第２号
健　発１２０９第２号
生食発１２０９第７号
保　発１２０９第３号
令 和 4 年 12 月 9 日

各〔都 道 府 県 知 事〕殿
　〔保 健 所 設 置 市 長〕
　〔特 別 区 長〕

厚 生 労 働 省 医 政 局 長
厚生労働省大臣官房医薬産業振興・医療情報審議官
厚 生 労 働 省 健 康 局 長
厚生労働省大臣官房生活衛生・食品安全審議官
厚 生 労 働 省 保 険 局 長
（公　　印　　省　　略）

「感染症の予防及び感染症の患者に対する
医療に関する法律等の一部を改正する法律」の
公布及び一部施行について（通知）（抜粋）

　「感染症の予防及び感染症の患者に対する医療に関する法律等の一部を改正する法律」（令和4年法律第96号。以下「改正法」という。）が本日公布され順次施行されることとなりました。
　また，改正法の一部が公布日等に施行されることに伴い，感染症の予防及び感染症の患者に対する医療に関する法律等の一部を改正する法律の一部の施行に伴う関係政令の整備等に関する政令（令和4年政令第377号。以下「整備政令」という。）及び感染症の予防及び感染症の患者に対する医療に関する法律等の一部を改正する法律の一部の施行に伴う厚生労働省関係省令の整備に関する省令（令和4年厚生労働省令第165号。以下「整備省令」という。）が本日公布され，関係法令が改正されました。令和5年4月1日以降の施行に必要な政省令及び通知等については，今後制定し，その具体的な内容について別途通知する予定です。
　これらの改正の趣旨等は下記のとおりですので，十分御了知の上，管内の関係機関等に対し，その周知を図るとともに，その運用に遺漏のなきようお願いします。なお，本改正に関するＱ＆Ａ等を後日発出する予定ですので，当該Ｑ＆Ａ等についても御参照いただきますようお願いします。

記

第一　改正の趣旨

新型コロナウイルス感染症への対応を踏まえ，国民の生命及び健康に重大な影響を与えるおそれがある感染症の発生及びまん延に備えるため，国又は都道府県及び関係機関の連携協力による病床，外来医療及び医療人材並びに感染症対策物資の確保の強化，保健所や検査等の体制の強化，情報基盤の整備，機動的なワクチン接種の実施，水際対策の実効性の確保等の措置を講ずるもの。

第二　改正の概要

七　特措法の一部改正

2　検体採取及び注射行為の実施の要請等（令和6年4月1日施行）

(1)　改正の趣旨

新型コロナウイルス感染症に係る検体採取又は注射行為については，医師や看護師等が不足する中で，公衆衛生上の観点からやむを得ないものとして，違法性阻却の考え方をお示ししたところである。こうした状況を踏まえ，感染症発生・まん延時に，厚生労働大臣及び都道府県知事の要請により医師・看護師等以外の一部の者が検体採取や注射行為を行うことができる枠組みを整備する。

(2)　改正の概要

①　厚生労働大臣及び都道府県知事は，検体採取を行うため必要があると認めるときは，医療関係者に対し，その場所及び期間その他の必要な事項を示して，当該検体採取の実施に関し必要な協力の要請をすることができることとする。（特措法第31条第2項関係）

②　厚生労働大臣及び都道府県知事は，予防接種法第6条第3項の規定による予防接種等を行うため必要があると認めるときは，医療関係者に対し，その場所及び期間その他の必要な事項を示して，当該予防接種等の実施に関し必要な協力の要請をすることができることとする。（特措法第31条第3項関係）

③　医療関係者が正当な理由がないのに①又は②の要請に応じないときは，厚生労働大臣及び都道府県知事は，検体採取又は予防接種等を行うため特に必要があると認めるときに限り，当該医療関係者に対し，当該検体採取又は当該予防接種等を行うべきことを指示することができることとする。（同条第4項関係）

④　厚生労働大臣及び都道府県知事は，検体採取又は予防接種等を行うに際し，①若しくは②の要請又は③の指示を行ってもなお検体採取又は注射行為を行う医療関係者を確保することが困難であると認められる場合において，当該検体採取又は注射行為を行う者を確保することが特に必要であるときは，歯科医師に対し，その場所及び期間その他の必要な事項を示して，当該検体採取又は注射行為を行うよう要請することができ，歯科医師が，当該要請に応じて検体採取又は注射行為を行うときは，検体採取又は注射行為を行うことを業とすることができることとする。（特措法第31条の2関係）

⑤　厚生労働大臣及び都道府県知事は，予防接種等を行うに際し，②の要請又は③の指示を行ってもなお注射行為を行う医療関係者を確保することが困難であると認められる場合において，当該注射行為を行う者を確保することが特に必要であるときは，診療放射線技師（厚生労働省令で定める者に限る。），臨床検査技師，臨床工学技士（厚生労働省令で定める者に限る。）及び救急救命士に対し，その場所及び期間その他の必要な事項を示して，当該注射行為を行うよう要請することができ，これらの者が，当該要請に応じて注射行為を行うときは，注射行為を行うことを業とすることができることとする。（特措法第31条の3関係）

通 知 等

医政安発0607第1号
薬生副発0607第1号
令和5年6月7日

各 都 道 府 県
各保健所設置市　衛生主管部（局）長　殿
各 特 別 区

　　　　　　　　　　厚生労働省医政局地域医療計画課医療安全推進・医務指導室長
　　　　　　　　　　（　　　　公　　印　　省　　略　　）
　　　　　　　　　　厚生労働省医薬・生活衛生局総務課医薬品副作用被害対策室長
　　　　　　　　　　（　　　　公　　印　　省　　略　　）

医薬品安全管理責任者が行う従業者に対する
医薬品の安全使用のための研修について

　平素より厚生労働行政の推進にご協力を賜り感謝申し上げます。

　医療法施行規則（昭和23年厚生省令第50号）第1条の11第2項第2号イに規定する「従業者に対する医薬品の安全使用のための研修」については，その内容として「医薬品による副作用等が発生した場合の対応（施設内での報告，行政機関への報告等）に関する事項」等がありますが，（別添1参照），当該「副作用等が発生した場合の対応」には，独立行政法人医薬品医療機器総合機構法（平成14年法律第192号）に基づく医薬品の副作用による健康被害の救済に関する制度（以下「医薬品副作用被害救済制度」という。）に係る対応が含まれているところです。

　独立行政法人医薬品医療機器総合機構（以下「機構」という。）では，上記事項に係る研修に機構職員を講師として派遣し，医薬品副作用被害救済制度に関する講演（以下「出前講座」という。）を行っているほか，出前講座の内容と同様の必要情報を網羅したeラーニング講座（別添2参照）を設け，上記の研修で活用いただけるようにしています。

　上記の研修において，医薬品副作用被害救済制度の内容，同制度の対象となる可能性のある事例が発生した際の対応やその体制についても，テーマとして積極的に取り上げていただくとともに，出前講座やeラーニング講座を活用いただけるよう，貴職におかれましては，上記趣旨を御了知の上，貴管内医療機関等に周知方よろしくお願いします。

【担当部署：医薬品医療機器総合機構 健康被害救済部 企画管理課】
◆出前講座及びeラーニング講座についてのお問い合わせ窓口
　　電話番号：03-3506-9460　　Eメール：kyufu@pmda.go.jp
◆救済制度に関する相談窓口
　　電話番号：0120-149-931　　Eメール：kyufu@pmda.go.jp
　　受付時間：（月～金）9時～17時（祝日・年末年始を除く）
◆救済制度の情報や各種広報資料について
　　URL：https://www.pmda.go.jp/relief-services/adr-sufferers/0001.html
◆医薬品副作用被害救済制度等に関する講演（出前講座）について
　　URL：https://www.pmda.go.jp/relief-services/adr-sufferers/0051.html

---

（別添1）

（略）

（別添2）

【医薬品副作用被害救済制度のeラーニング講座について】

○　医薬品副作用被害救済制度のeラーニング講座は，出前講座で使用しているスライドを用いて作成しており，
　　・本制度創設の背景や制度の仕組み
　　・救済給付の請求から支給・不支給の決定・給付金支給までの流れ
　　・請求時の必要書類（副作用疾病の治療を行った医師の診断書や処方を行った医師の投薬・使用証明書等）
　　・支給・不支給の決定のために必要な情報と医学的薬学的判定を要する事項
　　・救済給付の対象・対象外とされた請求事例（対象外は医薬品の使用目的・方法が適正であったと認められなかったものなど）
　　・救済給付の対象となるような健康被害事例が生じた場合の院内での対応例
　　等，出前講座と同様の情報を網羅したものとなっています。なお，救済給付の対象・対象外とされた請求事例等の情報については適時に更新・充実が図られています。

○　PCのほかスマートフォンやタブレットからも視聴・受講が可能で，個人での視聴も研修としての視聴・受講もできます。機構から受講者リストを提供することも可能ですので，院内研修等の一環として自習形式で受講させる際などには，事前にeラーニング講座のお問合せ窓口にご相談ください。

※監修注：eラーニング講座URL；https://www.pmda.go.jp/kenkouhigai_camp/general06.html.

報　告　書

歯科口腔保健の推進に係るう蝕対策ワーキンググループ 報告書

令和元年 6 月 4 日

目　　次

はじめに

「歯科口腔保健の推進に関する法律」（平成23年法律第95号）に基づき策定された「歯科口腔保健の推進に関する基本的事項」（平成24年厚生労働省告示第438号）について，平成30年9月に中間評価報告書がとりまとめられた。同中間評価報告書において，う蝕に関しては，乳幼児期及び学齢期の状況は改善傾向にあるが，いずれのライフステージにおいても，依然としてう蝕有病率は高い水準にあり，地域間や社会経済的な要因等による健康格差の縮小にむけ，エビデンスに基づく効果的な取組を推進する必要がある旨等の提言がまとめられている。

　本ワーキンググループでは，同中間評価報告書に示された最終評価に向けた取組等をより具体化するため，わが国のう蝕対策を中心に，現状と課題を整理し，これまでのう蝕対策に加え，新たな視点も含めた今後の取組の方向性を示すため，関係学会からの意見聴取も行い議論を行った。今般，その議論の結果を次の通り取りまとめ，報告する。

　今回の報告や中間評価報告書で示された他の課題に関する今後の検討状況等も踏まえ，わが国の歯科口腔保健をさらに推進するため，関係各位において，必要な対策が進められることを期待する。

I　全てのライフステージに共通したう蝕対策

　わが国のう蝕有病率は，乳幼児・学齢期は改善傾向にあるものの，いずれのライフステージにおいても，依然として高い。疾病負荷でみても，わが国の歯科疾患は世界的にも高水準にある。例えば，平成28年歯科疾患実態調査の結果によると，う蝕の有病率は全体で86.4％（5歳以上で，永久歯にう歯のある者の割合）であり，未処置のう蝕を有する者は全体の30.8％（5歳以上で，永久歯に未処置のう歯のある者の割合）であった。

　う蝕は単一因子による疾患ではなく，食習慣や生活習慣，家庭環境等の社会的要因や個人のリスク要因等が複合的に重積して生じているものであり，地域間や社会経済的な要因による健康格差も生じている。

　う蝕の予防・重症化予防の取組を推進し，健康格差の縮小を図るためには，ハイリスク者への対策が強調される傾向にあるが，ハイリスク者の数は少なく，う蝕の多くがローリスク者から発生することから，ローリスク者も含めた疾患予防の取組が重要である。つまり，従来型の個人を対象としたハイリスクアプローチだけではなく，集団を対象としたポピュレーションアプローチを積極的に展開していくことが重要である。

　具体的なう蝕予防対策としては，フッ化物の応用（フッ化物洗口，フッ化物塗布，フッ化物配合歯磨剤等），シーラント，歯科保健指導等が効果的であるとされている。特に，フッ化物の応用については，健康格差を縮小し，集団全体のう蝕予防の効果が期待できる。現在，う蝕の予防・重症化予防については，各自治体において，乳幼児期・学齢期を主な対象として様々な取組が行われているところであり，フッ化物の応用とシーラントの活用等複数の予防策を組み合わせることにより効果を上げている自治体もある。

　また，乳幼児期・学齢期には，集団でのフッ化物洗口等のポピュレーションアプローチが実

施されているところであるが，成人期・高齢期におけるポピュレーションアプローチを進め，生涯を通じたう蝕予防・重症化予防を進めることが重要である。そのため，費用対効果に優れ，様々な国や地域で活用できることから WHO が推奨しているフロリデーション等，フッ化物の全身応用や成人期・高齢期におけるフッ化物洗口等のポピュレーションアプローチを検討していく必要がある。

　今後，う蝕の予防・重症化予防を進め，健康格差の縮小に向けた取組を行うため，地域や社会経済的な状況に関わらず，幅広く国民がそのメリットを享受できるよう，各自治体が行っている取り組み内容や実施体制，効果等の情報を収集し，特に効果的・効率的な取組については，他の自治体に展開していくことも考えていくべきであろう。その際，他の自治体への応用の可能性や実施上の留意点，各ライフステージ（妊産婦，乳幼児，児童，生徒，成人，高齢者等）に応じた国民への情報提供の内容や方法，歯科専門職以外の他職種や学術団体等との連携方策等を整理した上で，それらの取組について，実効性のあるモデルとして示していくことも必要であろう。

　フッ化物応用については，安全性を確保し，個人の意思を尊重しつつ，希望する住民が容易にそのメリットを享受することができるよう，事業を実施する自治体等の関係者への支援が必要である。そのため，まずは，新しい薬剤の販売や自治体における歯科口腔保健を取り巻く状況に対応するため，「フッ化物洗口ガイドラインについて」（平成 15 年厚生労働省医政局長・健康局長通知）の見直しを検討すべきである。

　さらに，う蝕は，適切な対策により発症を予防し，進行を抑制することが可能であることから，全てのライフステージを通して，患者の状況に合わせた歯科医療機関におけるう蝕の予防・重症化予防のための指導管理等が求められる。このような対応を早期に行うために，生涯を通じた歯科健診の充実等を検討し，必要な場合には，かかりつけ歯科医等へ円滑につなげる体制の構築や保健指導の充実，う蝕の予防の指導管理等が必要な患者に十分対応できるようかかりつけ歯科医等への支援等を検討すべきである。

II ライフステージごとのう蝕対策
1．乳幼児期・学齢期のう蝕対策

（歯科口腔保健の推進に関する基本的事項の中間評価報告書（抜粋））
・3歳児う蝕の罹患状況については，改善の傾向にある一方で，様々な研究において，社会経済的因子によってう蝕罹患状況に健康格差が生じていることや，多数のう歯を保有する者が増加していることなどの報告がある。さらに，う蝕については，一般的な疾患と比較して高い有病者率であることから，集団全体のリスクを低減させるう蝕予防対策が重要である。また，小児科や教育機関，地域の行政機関等との連携など，歯科と様々な分野とが連携して，包括的な対策が求められている。緊密な連携のもとに対策を検討する必要がある。
・12歳児のう蝕については，幼児期から継続的に実施されている集団でのフッ化物洗口等のフッ化物応用の効果として，う蝕有病者率の改善が認められるが，平均して12歳児の約3人に一人が罹患している実態を踏まえると，有病者率は未だ高く，地域差もあることから，引き続き，

社会全体として取組を継続・推進する必要がある。

【評価指標と達成状況】

項　目	策定時の現状値	中間評価時の実績値	目標値
3歳児でう蝕のない者の割合の増加	77.1％ （平成21年）	83.0％ （平成27年）	90％ （平成34年度）
12歳児でう蝕のない者の割合の増加	54.6％ （平成23年）	64.5％ （平成28年）	65％ （平成34年度）

　乳幼児期・学齢期におけるう蝕罹患状況は，地域間や学校間において，歯科保健対策の実施状況や家庭の状況等による影響が大きいとの指摘がある。例えば，学校におけるフッ化物洗口の取組が広く実施されている県では，3歳児のう蝕有病率が高くても，12歳児のう蝕有病率が大きく減少し，健康格差が縮小していることが報告されている。

　また，思春期以降は，ライフスタイルが多様化し，保健対策を行う上でも対応が難しくなる時期であり，学校健診後の歯科医療機関への受診率の低さが指摘されている。高校生から大学生にかけては，永久歯におけるう蝕が増加してくるが，学校卒業後の歯科健診は，健康増進事業による歯周疾患検診の対象となる40歳までは制度化されておらず，この時期の口腔の健康を維持・増進するための対策が求められている。

　乳幼児期・学齢期のう蝕対策は，フッ化物の応用やシーラント等の科学的根拠に基づいたう蝕予防対策を普及させることにより，歯科口腔保健に係る健康格差の縮小が期待される。また，ポピュレーションアプローチに加え，ハイリスクアプローチも重要であるので，乳幼児期・学齢期におけるう蝕のハイリスク者に対する指導管理等も不可欠である。このような対応を進めるため，成人期までの歯科保健対策についても，先述のように各自治体が行っている取り組み内容等を収集し，効果的・効率的な取組をモデル化して，他の自治体へ展開していくことを検討すべきである。その際，乳幼児期・学齢期における歯科保健対策は，成人期以降の口腔の健康にも影響を与える観点からも重要であることを念頭に，必要な対策を検討すべきである。

2．成人期・高齢期のう蝕対策

（歯科口腔保健の推進に関する基本的事項の中間評価報告書（抜粋））
・成人期のう蝕については，40歳の未処置歯を有する者の割合がやや改善傾向にあるものの，依然として未処置歯及び有病者率は高い水準にあることを踏まえ，成人期においても，継続的なう蝕予防及び早期治療が重要である。
・（高齢期のう蝕については，）現在歯数の増加に伴い，歯周病だけでなくう蝕にも罹患する可能性が高まることから，現在歯が健全な状態や機能を維持するための取組が必要である。

【評価指標と達成状況】

項　目	策定時の現状値	中間評価時の実績値	目標値
40 歳の未処置歯を有する者の割合の減少	40.3 %（平成 17 年）	35.1 %（平成 28 年）	10 %（平成 34 年度）
60 歳の未処置歯を有する者の割合の減少	37.6 %（平成 17 年）	34.4 %（平成 28 年）	10 %（平成 34 年度）

　成人期のう蝕有病率は年齢に応じて高くなり，35 歳以降は 90 ％以上となっている。また，年齢区分別のう蝕有病率の経年推移をみると，45 歳以上では増加傾向にあり，特に，高齢期ではその傾向が顕著である。この要因の一つとして，根面う蝕の罹患の影響が指摘されている。また，成人期・高齢期のう蝕については，未処置歯を有する者が多く存在することから，歯科健診等において歯科治療が必要と判断された者が必ずしも歯科医療機関を受診していない可能性があることも指摘されている。

　また，特に，成人期以降においては，口腔機能の維持に直接的な影響を及ぼす抜歯等による歯の喪失を予防することが重要である。「永久歯の抜歯原因調査」（平成 30 年 11 月公益財団法人 8020 推進財団）によれば，抜歯の主原因のうち，う蝕の割合（歯数ベース）は 30 歳代で約 46 ％と高く，それ以降は減少するものの 70 歳代においても約 21 ％となっており，また，80 歳以降では再びう蝕の割合が増加するため，85 歳以降では 30 ％を超える状況となっている。

　こうした状況を踏まえると，成人期・高齢期のう蝕対策については，根面う蝕の罹患状況等を含めた実態を把握した上で必要な対策を検討することが不可欠である。そのため，今後の歯科疾患実態調査等の調査項目の検討を行う際には，根面う蝕といった成人期・高齢期における歯科疾患の特性も考慮すべきである。

　また，成人期・高齢期は，特に未処置歯が多いことも課題であり，さらに，妊産婦は口腔内の環境変化でう蝕等の歯科疾患に罹患しやすくなることから，先述の通り，歯科医療機関におけるう蝕の治療やう蝕の予防・重症化予防のための指導管理等が求められる。こういった歯科治療については患者の状況に合わせて歯科医療機関において対応されているが，適切な時期にう蝕の治療や予防等を行うためには，歯科健診の充実を図り，必要な場合には，かかりつけ歯科医等による歯科医療へ円滑につなげる体制やセルフケア時のフッ化物の応用を含めた保健指導等を検討すべきである。

　なお，歯科健診・保健指導の充実等を検討する際は，職域における健診も重要な役割を担うので，健康経営などの観点から，いかに歯科健診・保健指導を普及展開していくか等も含めて検討していくことが必要である。

III　定期的な歯科検診又は歯科医療を受けることが困難な者のう蝕対策

（歯科口腔保健の推進に関する基本的事項の中間評価報告書（抜粋））

・歯科専門職による口腔衛生向上のための研修会の開催が，定期的な歯科検診の実施に結び付くという報告があることから，今後，施設内外での研修をより一層積極的に行うことが必要である。また，80％の高齢者入所施設が歯科訪問診療を利用していることから，歯科訪問診療の際に，あわせて定期的な歯科検診を実施する方策等について検討する必要がある。

・引き続き，国，都道府県，市区町村等のそれぞれの単位で，関係部局と連携した実態把握及び施策を推進し，通院が困難な者等に対しても，適切な定期健診や治療・予防の取組が提供できるよう検討する必要がある。

・障害者（児）や要介護者については，医療関係職種や介護関係職種等との連携を図りながら個別の課題を把握した上で，対応を検討する必要がある。

【評価指標と達成状況】

項　目	策定時の現状値	中間評価時の実績値	目標値
障害者支援施設及び障害児入所施設での定期的な歯科検診実施率の増加	66.9％（平成23年）	62.9％（平成28年）	90％（平成34年度）
介護老人福祉施設及び介護老人保健施設での定期的な歯科検診実施率の増加	19.2％（平成23年）	19.0％（平成28年）	50％（平成34年度）

　障害者等に対する歯科保健医療については，必要な歯科医療を受けることができる環境整備のためにで，各自治体におけるいわゆる口腔保健センターの設置や人材の育成等の対応がなされているところである。しかしながら，障害者等に対する歯科治療は，歯科ユニットにおける体位の不安定さや主訴等の不十分な伝達等から困難を伴う場合があり，また，通院に係る保護者の負担も極めて大きなものとなる。そのため，障害者等のう蝕等の歯科疾患の発症予防は一層重要である。

　障害者等，施設入所者の歯科疾患予防活動の多くは，食後の歯磨き時間の設置（約84％の施設で実施）や職員による歯磨きの状態の確認（約71％）であり，フッ化物応用については，定期的なフッ化物洗口（約2.5％）や定期的なフッ化物塗布（約6％）が一部の施設のみで実施されている。また，障害者等の口腔内の状態や在宅で生活する障害者等の歯科保健サービスの提供状況は十分把握されていない。

　こうした状況を踏まえ，障害者等については，口腔内の状態や歯科保健医療の提供状況等の把握を行い，その結果を踏まえた対策の検討を行う必要がある。その際，障害者等への歯科保健医療の提供体制を地域において構築していくため，専門的な歯科医療機関とかかりつけ歯科医等の連携方策や歯科専門職の研修等の人材の育成等についても検討し，内容の充実をはかっていくことが重要である。

　一方，要介護高齢者に対する歯科保健医療については，介護保険施設における，口腔衛生管理体制加算や口腔衛生管理加算による評価など，在宅における居宅療養管理指導による評価な

ど，介護報酬等によって一定程度対応されている。しかしながら，例えば，介護保険施設における口腔衛生管理体制加算はすべての施設において実施されている状況ではないなど，今後，さらなる浸透が不可欠であると考えられる。

　また，障害者等及び要介護高齢者の歯科保健医療については，施設入所者及び在宅で生活する者のいずれにおいても，セルフケアとプロフェッショナルケアが重要である。そのため，障害の程度や全身状態等に応じて，本人や日常的な口腔ケアを担う保護者や介護職員等に対する基本的な口腔ケアの方法や効果等に関する研修を実施するとともに，歯科治療が必要な場合には円滑に歯科医療機関につなぐ体制整備等を行う必要がある。

　なお，保護者や介護職員等に対する研修がより実践的かつ効果的なものとなるよう，障害者等や要介護高齢者の障害の程度や全身状態等に応じて，必要となる具体的な方法や歯科保健指導等の内容について，学術団体や歯科医療関係団体等の関係者とも連携し整理していくことが重要である。その際，障害の程度や全身状態等によっては，フッ化物を配合した泡状歯磨剤や洗口剤等の活用なども可能である場合があり，こうした方法も検討することが望ましい。

Ⅳ　う蝕対策に係る社会環境の整備

（歯科口腔保健の推進に関する基本的事項の中間評価報告書（抜粋））

・ライフステージに応じた取組を進めるに当たり，国，都道府県，市区町村等のそれぞれの単位で，関係部局と連携した施策・取組の推進が求められる。また，これまで，自治体での歯科保健対策の推進については，平成9年に作成された「都道府県及び市町村における歯科保健業務指針について」に基づき，推進されてきたが，少子高齢化の進展などの社会情勢の変化も踏まえ，新たな体制による歯科保健業務の推進が必要となったことから，「歯科保健業務指針」の改正等も含めた新たな枠組みの中での歯科保健対策の取組が求められる。

・例えば12歳児の一人平均むし歯数などに関して，都道府県間の地域格差は継続して認められることから，引き続き，各地方公共団体において，地域の実情に応じた歯科口腔保健施策の取組の充実と，取組を進めるに当たっての体制の充実が求められる。

・乳幼児及び学齢期でのフッ化物応用や歯科保健指導等の取組の実施状況は，都道府県によって異なることが考えられるため，効果的な都道府県等の事例の収集及び分析等が必要である。

【評価指標と達成状況】

項　目	策定時の現状値	中間評価時の実績値	目標値
過去1年間に歯科検診を受診した者の割合の増加	34.1％ （平成21年）	52.9％ （平成28年）	65％ （平成34年度）
3歳児でう蝕がない者の割合が80％以上である都道府県の増加	6都道府県 （平成23年）	26都道府県 （平成28年）	47都道府県 （平成34年度）
12歳児の一人平均う歯数が1.0未満である都道府県の増加	7都道府県 （平成23年）	28都道府県 （平成28年）	47都道府県 （平成34年度）
歯科口腔保健の推進に関する条例を制定している都道府県の増加	26都道府県 （平成24年）	43都道府県 （平成29年）	47都道府県 （平成34年度）

う蝕対策を含め，生涯を通じた歯科保健施策を効果的に推進するためには，様々な関係者の調整が発生することから，行政の役割は重要である。これまで歯科専門職のほとんどは，健康づくり部局に配置されており，教育委員会，障害者・高齢者担当部局には配置されていないため，これらと歯科専門職との連携の確保が課題となっている。また，行政部局内の連携に加え，歯科医師会等の医療関係団体，保健福祉・介護関係団体，医療保険者，学校，企業等との緊密な連携・協力による歯科保健施策の実施体制を構築することが不可欠である。

また，例えば，健康増進計画の策定が都道府県に義務付けられているように，歯科保健計画についても少なくとも都道府県・保健所設置市には策定を義務付けることを検討するべきとの意見も出るなど，行政の歯科専門職は，従来，住民に対する歯科保健サービスの担い手として活動していたが，昨今は，地域における歯科保健施策の企画立案能力が必要になってきている。そのため，行政の歯科専門職の人材育成の更なる充実やキャリアパスのあり方についても検討する必要がある。

こういった背景を踏まえ，「都道府県及び市町村における歯科保健業務指針」（平成9年厚生省健康政策局長通知）の見直しを検討するべきである。本指針については，策定されてから20年以上が経過し，その間，介護保険制度の施行，「歯科口腔保健の推進に関する法律」の公布・施行，2025年を目途にした地域包括ケアシステムの構築の推進等，歯科口腔保健を取り巻く状況は大きく変化している。歯科保健医療に係る新たな課題に対応するためにも，本指針の見直しを検討する必要がある。

また，各地域における歯科保健施策の企画立案能力をさらに充実させるためにも，口腔保健支援センターの数・内容の拡充や事業を実施する自治体等の支援を行う必要がある。そのためには，先述のようなフッ化物洗口ガイドラインの見直しをはじめとした各種ガイドラインやマニュアル等の整備や行政に対する歯科保健施策の企画立案等に関する研修の実施などの技術的支援に加え，財政的な支援も含め，各地域において必要な歯科保健施策を実施できるような支援が必要である。なお，行政に歯科専門職が配置されていない自治体であっても，効果的な歯科口腔保健の取組が実施されるよう，市町村における歯科保健施策の企画・実施等を支援するための手引き等の作成等の支援も必要である。

V　歯科保健医療の実態把握・分析等

（歯科口腔保健の推進に関する基本的事項の中間評価報告書（抜粋））
・データの信頼性の向上のため，歯科疾患実態調査の被調査者数を確保するための取組を検討する必要がある。
・成人期以降のデータが十分ではないことから，保険者等の取組によるデータを補完的な資料として活用することを検討する。

う蝕の実態把握については，3歳児や12歳児のう蝕有病率等の指標に加え，う蝕が大きく増加する10代半ば以降，生涯を通じた実態の把握・分析を実施する必要がある。成人期及び高齢期においては，従来のう蝕対策に加え，根面う蝕対策が重要となるので，その実態把握も必要

になってくる。

　また，障害者等や要介護高齢者への歯科保健医療に関して，必要な対策を検討する上で調査等が不足している。先述の通り，障害者等の口腔内の状態や提供されている歯科保健医療の状況等の把握を行っていく必要がある。その際，施設利用者だけではなく，在宅で生活をする障害者等についても把握をすることが重要である。

　さらに，現在，様々なデータヘルスに関する検討が進められているところであり，NDB等のビッグデータや歯科健診の精度管理を行った上での歯科健診のデータ等，歯科保健施策の企画立案を行うに当たっては，歯科保健医療に関するデータを積極的に活用していくことも重要である。その際，ライフステージごとの歯科保健データの連結，一元化，経年的・地域別に分析する方法についても検討していく必要がある。

　今後，各種実態把握を実施する場合の調査項目や各種データの分析を行う際は，こうした視点も踏まえ検討していく必要がある。また，各自治体における実態把握及びその結果に基づいた歯科保健施策の企画立案等を推進するためにも，先述の通り，「都道府県及び市町村における歯科保健業務指針について」の必要な見直しを検討するべきである。

Ⅵ　う蝕対策に係る次期目標等

　「歯科口腔保健の推進に関する基本的事項」に係る現行の指標は，歯科口腔保健の推進で目指すべき成果に着目した「3歳児でう蝕のない者の割の増加」や「12歳児でう蝕のない者の割合の増加」，「40歳で喪失歯のない者の割合の増加」等のアウトカム指標が設定されている。しかし，歯科口腔保健に関する取組は，その成果や実績等に応じて，内容を見直していく必要がある。こういったことから，取組を直接評価するアウトプット指標も併用し，プロセスと成果の両面からよりきめ細かく評価するべきである。

　各ライフステージ等における指標についても様々な意見が出されたところであり，以下のような意見も踏まえつつ，今後の指標を検討していくことが必要である。

- ・乳幼児期・学齢期のう蝕対策に係る指標については，う蝕の罹患状況が二極化している状況も踏まえ，健康格差の縮小を図るため，例えば，多数歯う蝕の子どもをゼロにすること等が目標となり得る。

- ・成人期以降においては，口腔機能を維持に直接的な影響を及ぼす抜歯等による歯の喪失の要因の一つである根面う蝕の罹患状況に係る指標が必要である。また，指標を設定する年齢についても拡充することが必要である。

- ・妊産婦に関する指標についても，母子保健に係る他の施策とも整合を取りながら検討していくことが必要である。

- ・成人期・高齢期の歯科口腔保健に係る指標には，8020運動のアウトカムである80歳における現在歯に着目した「80歳で20本以上の自分の歯を有する者の割合」や，「60歳で24本以上の自分の歯を有する者の割合」が設定されている。成人期・高齢期における口腔機能を維持し健全な食生活を営むためには，できるだけ多くの健全歯を維持することが重要で

あり，こういったことに着目した指標も検討し得る。

・障害者等や要介護高齢者に対する歯科保健医療に係る指標としては，例えば，歯科健診等の歯科保健医療サービスへのアクセス状況や施設職員への研修の実施状況等を指標にすることも考えられる。

・アウトプット指標の例としては，歯科健診後の歯科医療機関の受診状況や，フッ化物応用の普及に関する取組後のフッ化物洗口の実施状況やフッ化物歯磨剤の認知度・使用状況等の指標が考えられる。

・QALY 等は，歯科と他分野を共通の指標により比較検討することが可能となることから，実効性を検証しつつ，QALY の把握や活用方法等について検討すべきである。

なお，今後，「歯科口腔保健の推進に関する基本的事項」に係る指標を検討するに当たっては，歯科疾患実態調査等の既存の調査データをできるだけ活用し，自治体等に過度な負荷をかけないような配慮が必要である。

さいごに

歯科疾患の予防・重症化予防，健康格差の縮小には，各ライフステージに対応した，ポピュレーションアプローチとハイリスクアプローチを適切に組み合わせていくことが不可欠であり，その際，セルフケアを実施する住民自身，プロフェッショナルケアを担うかかりつけ歯科医等を支援していくことが重要である。そして，その両者を支える，行政，歯科医師会等の医療関係団体，保健福祉・介護関係団体，学術団体，医療保険者，学校，企業等がそれぞれ連携を密にし，各地域における歯科保健施策に取り組んでいくことが重要である。

さらに，今回の議論の対象とはなっていないが，健康寿命の更なる延伸のため，健康無関心層も含めた予防・健康づくりの推進や地域・保険者間の格差の解消に向け，「自然に健康になれる環境作り」や「行動変容を促す仕掛け」など「新たな手法」の活用が議論されている。そういった手法や健康経営に関する取組などの中で，思春期以降の学生，成人期・高齢期の住民等に対して，効果的な歯科疾患の予防・重症化予防を取り組んでいくことも重要になってくると考えられる。今後，そういった動向も把握しつつ，必要な検討及び事業等の展開がされることを期待したい。

歯科口腔保健の推進に係るう蝕対策ワーキンググループ
構成員名簿

相田　潤（あいだ じゅん）　東北大学大学院歯学研究科国際歯科保健学分野　准教授，(宮城県保健福祉部　参与)

秋野　憲一（あきの けんいち）　札幌市（札幌市保健福祉局保健所）　母子保健・歯科保健担当部長

小坂　健（おさか けん）　東北大学大学院歯学研究科国際歯科保健学分野　教授，(東北メディカルメガバンク機構口腔保健・疫学部門　教授)

木本　茂成（きもと しげなり）　神奈川歯科大学大学院歯学研究科口腔統合医療学講座小児歯科学分野　教授

高野　直久（たかの なおひさ）　日本歯科医師会　常務理事

瀧口　俊一（たきぐち しゅんいち）　宮崎県（宮崎県延岡保健所）　所長

武井　典子（たけい のりこ）　日本歯科衛生士会　会長

柘植　紳平（つげ しんぺい）　日本学校歯科医会　副会長

眞木　吉信（まさき よしのぶ）　東京歯科大学衛生学講座　教授

○三浦　宏子（みうら ひろこ）　国立保健医療科学院国際協力研究部　部長

○：座長

（五十音順・敬称略）

母子歯科保健

指導要領・手引き等

児 発 第 934 号
平成 8 年 11 月 20 日

各
　都道府県知事
　政 令 市 市 長
　中 核 市 市 長　殿
　特 別 区 区 長

厚生省児童家庭局長

母性，乳幼児に対する健康診査及び保健指導の実施について

　地域保健対策強化のための関係法律の整備に関する法律（平成 6 年法律第 84 号）の公布に伴う，母子保健法（昭和 40 年法律第 141 号）の一部改正にあわせ，今般，母性及び乳幼児を取り巻く環境の変化を勘案して，別添のとおり「母性及び乳幼児に対する健康診査及び保健指導に関する実施要領」を定め，平成 9 年 4 月より適用することとしたので，適切かつ効果的に健康診査及び保健指導を推進されたく通知する。

　なお，本通知の施行に伴い，昭和 41 年 10 月 21 日児発第 688 号本職通知「母性，乳幼児に対する健康診査及び保健指導の実施について」は廃止する。

別添

母性，乳幼児の健康診査及び保健指導に関する実施要領

　新しい生命は母体内にはじまり，乳児，幼児から学童，青少年へと成長する。母性は，すべての児童が健やかに生まれ，かつ育てられるための基盤として，その尊重，保護が必要であり，また，乳幼児については，心身ともに健全な人として成長してゆくために，その健康の保持増進がなされる必要がある。母子保健においては，このような母性の特性に着目した指導や相談がなされるよう留意するとともに，健全な児童の成育が，両親，特に母親の健康状態との密接不離の関係にあることから，母子の心身の健康をともに保持増進させることを基本として指導を行う必要がある。健康診査及び保健指導に当たっては，これら基本的事項を踏まえつつ，それぞれの母子の特徴並びにその家庭及び地域社会の諸条件に留意の上行うよう配意すべきである。

　母子保健の向上のためには，マンパワー及び施設基盤を十分確保し，効果的かつ充実した施策を推進することが必要である。マンパワーについては，医師，歯科医師，保健婦（士），助産婦，看護婦（士），栄養士，歯科衛生士，保育士及び心理相談を担当する者等をはじめ，母子保健に関与する職種のすべてが一致協力し，母性又は乳幼児をめぐる問題に対して，多方面から総合的な指導や助言を行うことが必要である。

　また，施設基盤については，市町村保健センター等を活用しつつ，保健所，医療施設，助産

所，公共団体，地区組織等すべての関係機関が，役割分担を明確にするとともに，母性及び乳幼児の健康診査並びに保健指導に際して，それぞれが有機的に連携しうるよう，あらかじめ組織的な体系を整備することが必要である。さらに，国及び地方公共団体の講ずる施策と母子保健関係者が実地に行う業務とを協調させて，総合的な健康診査及び保健指導が実施されるよう配意する必要がある。

　母子の健康増進には母親，父親又は保護者自身が健康の向上に関し，知識と理解を持つとともに，専門的知識を有する者に積極的に相談し指導を受け，さらに，これを日常生活に生かして健康的な生活の実践をすることが重要である。このため，母子が気軽に相談を受けられる場所と時間を設定するとともに，実際の健康診査，保健指導にあたっては，各自が主体性を持って健康管理を行うことができるよう，適切な健康教育をすすめることが必要である。また，母親だけでなく，父親を含む家族の家事や育児支援の大切さを理解させることが重要である。

　以上の観点から，家族，母子保健関係者，関係機関及び関係団体がそれぞれ母子保健の重要性を認識し，これを共通の目的にして相互に協力することにより，国民全体の健康の維持向上と将来にわたる社会の活性化に寄与するよう努めることが必要である。

Ⅰ　母性の健康診査及び保健指導要領
第1　総則

1　母性保健は，おおむね思春期より更年期にわたる年代の者を対象とし，その前後の年代の者は，小児保健及び成人保健対策を通じて母性保健の向上を図り，また，必要に応じて，母子保健以外の地域保健，学校保健，職域保健及び社会福祉等の諸施策と連携して推進すること。

2　母性保健の向上のため，母性尊重の理念を高め，かつ，すべての母性が健康を保持，増進する意欲を持つこととなるよう配意すること。また，妊娠の時点からの問題としてとらえるだけでなく，思春期からの保健にも留意し，母親としての機能を十分に発揮することができるよう配意すること。

3　医師，歯科医師，助産婦，保健婦（士），看護婦（士）及び栄養士等母性保健関係者が，母性保健向上のため，各職種及び地域組織の人々等の相互連携と積極的協力態勢のもとに，実地業務を担当し，国及び地方公共団体の講ずる対策と協調して，各方面から総合的に指導が行われるよう配慮すること。

4　指導の方法は，個別指導と集団指導とに分けられるが，いずれの場合も指導の内容は個々の母性の特性を考慮した具体的なものであり，家庭及び地域社会の諸条件に則したものであること。また，母性について，適切な労働，栄養・食生活，居住環境の整備，精神保健の保持等の日常生活の指導に留意すること。

5　母性の各期において，受けるべき健康診査及び保健指導等の回数は，原則として次に示すとおりすることが望ましいこと。同回数は，市町村が行う事業の対象となる場合，及び妊産婦等が任意に医療施設等で受診する場合をあわせたものとすること。
　なお，保健指導及び健康診査は，原則として医師，助産婦，保健婦等の専門職種の者により行うものとする。
(1)　思春期の場合：少なくとも年1回
(2)　成人期の場合：少なくとも年1回

(3)　妊娠時の場合は，次の基準による。

　　ア　妊娠初期より妊娠23週（第6月末）まで：4週間に1回

　　イ　妊娠24週（第7月）より妊娠35週（第9月末）まで：2週間に1回

　　ウ　妊娠36週（第10月）以降分娩まで：1週間に1回

(4)　分娩経過中の場合，必要となる指導

(5)　産褥期の場合は，次の基準による。

　　ア　産褥の初期：入院期間中は毎日1回

　　イ　産褥の後期：4週前後に1回以上

　　　　　　　　（産褥期の終わる6～8週までは注意を要する）

(6)　授乳期以降：少なくとも年1回

(7)　更年期前後：少なくとも年1回

6　健康診査の結果及び保健指導の内容は，母子健康手帳及び母子の健康に関する記録票等に正確に記入し，個人のプライバシーの保持に十分留意しつつ，本人の健康歴の確認，地域社会の健康水準の判定及び母性保健管理に役立てること。

7　母性の疾病又は異常の早期発見及び防止に努め，疾病又は異常発現の可能性が高い者や異常がすでに存在する場合には，ただちに当該領域の医師又は歯科医師に相談・受診するようすすめ，適切な指導を行うとともに，保健及び福祉等の関係機関との連絡を密にし，必要な対策を講ずること。

8　地域的，経済的又はその他の理由により，指導を受けていない対象者の把握に努め，すべての母性，特に妊産婦に対し，十分な指導が行われるよう配慮する。また，母性保健の正しい知識の啓発普及をはかり，安全な環境のもとに，良好な状態において，妊娠・分娩が行われるよう努めること。

第2　思春期の母性保健

1　方　針

(1)　思春期前後から年齢段階に応じて男女ともに，将来の生活設計としての意義をもつ結婚，妊娠，分娩，育児に関しての認識を積み重ねていくこと。

(2)　個人の心身の健康の保持と体位・体力の向上をはかり，母性機能の発達に障害を及ぼす疾病又は原因を防止すること。

(3)　地域保健，学校保健，職域保健等の諸機関を通じて，保健及び福祉に関する教育，相談，指導の機会を持ち，これらの知識の普及に努めること。

2　健康診査

　　問診，診察及び検査計測により本人の健康状態を把握し，健康管理に役立たせるとともに，母性機能の発達を阻害する因子の発見除去に努めること。また，心身の発達，生活環境，食生活の状況，栄養状態，貧血，感染（結核，風しん・B型肝炎等ウイルス感染，性感染症等），月経障害，歯科の疾患又は異常等に留意すること。

3　保健指導

(1)　初経前の準備知識と初経発来後における月経の意義及び手当ての方法について指導すること。

(2)　性教育を人間教育の一環としてとらえ，男女双方に対し，性に関する基本的な保健指導を行うこと。

(3)　成熟期に達するまでの男女交際の在り方，及び結婚の意義について理解させ，男女が心身ともに健康な状態において結婚生活を始めることができるよう，結婚前の健康診査の必要性を知らせること。また，エイズを含めた性感染症の正しい知識を持たせるよう，適切な保健指導を行うこと。

(4)　栄養指導については鉄欠乏性貧血や行き過ぎたやせ指向等思春期に起こりやすい障害に対応できるよう，食生活指導を行うこと。

(5)　母性保健に関する公衆衛生活動並びに保健及び福祉事業の概要を知らせるとともに，思春期に多い性の悩みや心の相談事業等の趣旨を徹底すること。

第3　成人期の母性保健

1　方針

　　地域，職場，学校等における集団指導と連携して，母性保健の重要性並びに保健及び福祉施策について認識を深めさせること。また，妊娠可能期の母性が安心して妊娠，出産，育児を行うことができるように意識づけること。

2　健康診査

　　第2の2に規定する，思春期の母性保健における健康診査の内容に準じた健康診査を励行させること。また，性病予防法や結核予防法の法規に基づく健康診査を励行させること。

3　保健指導

(1)　妊娠に備えて，母子感染の可能性のある疾患（風しん，B型肝炎，エイズ，性感染症等）を避け，かつ可能なものにおいては，その予防のため検査や予防接種をすすめること。

(2)　妊娠・分娩に適した時期・年齢についての認識を徹底させること。

(3)　妊娠・分娩および育児の予備知識と家族計画の理念および知識を徹底し，必要に応じて受胎調節の技術が正しく行われるよう実地指導すること。

(4)　妊娠徴候の早期発見の方法を知らせるとともに，妊娠が疑わしい場合の早期受診の必要性を徹底すること。

(5)　健全な母性の育成のため，栄養や食生活の重要性を認識させること。

(6)　妊娠期と育児期において，時間的な制限等から十分治療することが困難な歯科疾患の予防，治療のための歯科健康診査を受診するようすすめること。

(7)　妊娠の早期届出および母子健康手帳の交付等の行政施策について指導すること。

第4　妊娠時の母性保健

1　方針

(1)　早期の妊娠届出を励行させ，妊娠の状態を的確に把握し，地域的，社会的又は経済的条件等により，健康診査及び保健指導を受けられない者がないよう配意すること。

(2)　母親学級又は両親学級等による集団指導並びに健康診査時に個別的な保健指導を行い，あるいは訪問指導を行う等，個人又は家族，地域の状況に応じて多角的に指導し，同時に母子健康手帳の活用をはからせること。

(3)　栄養に関しては，母親学級等において栄養相談，調理実習等を行うこと。また，これと別に，参加者主体の小グループによる妊娠・授乳中の健康や栄養管理の実際を習得させ，また健康診査時に個別的な相談を行うこと。

(4)　母体の心身の健全さが児の健全につながることを知らせ，妊娠，分娩，産褥，授乳及

び育児に関する具体的知識を持たせるとともに，妊娠中の異常発現防止及び胎児の健康状態把握に関する知識の普及に努めること。

(5)　分娩に対して身体的，精神的及び家庭的に安全な準備を整えさせること。また，妊婦が一時実家に帰省して行う分娩に対しては，妊婦の健康状態に配慮した適切な態勢が図られるよう留意すること。

(6)　妊婦の家族，特に夫に対して児の出生にそなえた心構えを持たせるよう努めること。

(7)　異常の発生した者が，専門の医療機関において適切な治療を受けることができるよう，異常に対応する体制を整え，妊婦及び家族にもその旨をよく指導周知させておくこと。

(8)　妊娠中から母乳哺育の重要性を認識させること。

(9)　母親の出産後の育児不安に備えて，小児科医等の専門家の助言をあらかじめ受けさせるようにすることが望ましい。

2　健康診査

　妊娠月週数に応じた問診，診察及び検査計測により，妊娠経過，合併症，及び偶発症について観察し，かつ，流・早産，妊娠中毒症，子宮内胎児発育遅延の防止等の母・児の障害予防に重点をおくこと。このため，次の要因について注意すること。

(1)　生活環境・習慣（家事以外の業務，住宅事情，経済的背景，飲酒，喫煙等）

(2)　遺伝的要因（血縁者・既往出生児の遺伝性疾患，配偶者間の血液型等）

(3)　既往の妊娠，分娩経過（習慣性流・早産，死産，妊娠中毒症，分娩異常等）

(4)　既往歴（心疾患，腎疾患，糖尿病，結核，性感染症，ウイルス性疾患の感染等）

(5)　母子感染性疾患（Ｂ型肝炎等）

(6)　その他（不妊の既往，月経障害，高年齢，妊娠自覚以後の疾病の罹患，薬剤の使用，放射線の照射，歯科疾患等）

3　保健指導

(1)　妊娠月・週数，分娩予定日を知らせ，妊娠確認時の諸検査及び定期健康診査，母親学級等の意義を認識させ，これらをもれなく受けるよう指導すること。

(2)　妊娠，分娩，産褥及び育児に関する具体的知識をあたえること。

(3)　医師，助産婦等に連絡を要する，流・早産，妊娠中毒症等の妊娠経過中の異常徴候を妊婦自身の注意により発見しうるよう指導すること。

(4)　妊娠中の生活上の注意，特に家事の処理方法，勤務又は自家労働の場合の労働に関する具体的な指導を行うこと。

(5)　栄養所要量をもとに日常生活に即応した栄養の摂取及び食生活全般にわたって指導し，貧血，妊娠中毒症，過剰体重増加の防止等に関する指導を行うこと。

(6)　妊娠中の歯口清掃法，歯科健康診査受診の励行等について指導すること。

(7)　母乳栄養の重要性を認識させ，その確立のために必要な乳房，乳頭の手当について指導すること。

(8)　精神の健康保持に留意し，妊娠，分娩，育児に対する不安の解消に努めるよう指導すること。また，早期に相談機関を活用して問題解決を図るよう指導すること。

(9)　妊娠届，母子健康手帳，健康保険の給付，育児休業給付制度，出生届，低出生体重児の届出等の各種制度について指導すること。

(10)　健康診査の結果については，医療機関から市町村への連絡を密にするよう協力を求め

るとともに，有所見者への保健指導の徹底を図ること。

(11)　分娩に対する身体的，精神的準備を備えさせ，また，分娩場所の選定，分娩時における家族の役割，分娩を担当する医師又は助産婦との連絡方法や分娩施設への交通手段，既に幼児がいる場合の保育その他の注意事項等について指導すること。

第5　分娩時の母性保健

1　方針

(1)　分娩場所の選定において，母児の安全を優先して配慮し，心身ともに安定した状態のもとで，分娩が行われるように努めること。

(2)　医療機関が常に緊急事態に即応しうるよう態勢を整え，異常発生時に適切な治療が迅速に行われるよう配慮し，妊婦及び家族にもその旨を周知させておくこと。

(3)　医師は分娩経過の正常か否かを監視し，異常が発生した場合の診断，処置にあたること。助産婦は分娩経過を監視し正常な場合の分娩介助等を行い，必要な指導及び手配を担当するとともに，異常の疑いのある場合は速やかに医師に連絡して，その業務を助けること。

(4)　産婦の健康状態および心理状態に応じた適切な配慮のもとに産婦を看護し，分娩を介助すること。妊婦が一時実家に帰省して分娩を行う場合，その他妊娠健康診査を受けた医療機関以外で分娩を行う場合は，分娩を行う医療機関では，以前の情報入手に努め，その不安を除去するようにすること。

2　健康診査

(1)　分娩進行の段階に応じた問診，診察及び検査計測により，分娩の管理に必要な事項を把握して，分娩経過を監視し，母・児の障害を防止するため，異常事態の早期発見に努めること。

(2)　妊娠期間の異常（切迫早産・過期妊娠等）については，最適の妊娠期間内に分娩させるように努めること。

(3)　分娩発来に影響する因子（前期破水，異常出血，妊娠中毒症等）及び分娩経過に影響する因子（娩出力の異常，多胎，胎位異常，産道異常，出血性素因等）に留意し，その防止に努めること。

(4)　分娩の全経過中胎児の循環動態等を中心とした安全に留意すること。

3　保健指導

(1)　妊娠中から分娩の経過と進行状況に応じた動作の準備指導をすること。

(2)　分娩に対する不安，焦慮及び興奮等を緩和，除去するよう指導すること。

(3)　分娩の方法について，医師，助産婦と産婦及び家族との間に十分な説明と納得が得られるよう配慮すること。

(4)　医師，助産婦等に連絡すべき分娩進行に応じた自覚徴候について指導すること。

(5)　分娩経過中の行動（食事，睡眠，排尿便，陣痛，腹圧，呼吸法等）について指導すること。

(6)　家族に対して協力的な役割を努めるよう指導すること。

第6　産褥期の母性保健

1　方針

(1)　母体の身体的諸機能の回復及び母乳哺育を勧め，出生した児の円滑な外界への順応を

　　　図り，母と子の結びつきの確立に努めること。

(2)　妊娠ないし分娩の間に発生した母・児の障害の発見及びその処置並びにそれ以後の疾病併発の防止に努め，また，先天性代謝異常のスクリーニングを勧めること。

(3)　新生児に関する知識を与えて，母性意識を確立させ児の状態観察及び環境調整の着眼点を指導し，基本的な育児に自信を持たせること。

(4)　産褥期の感染，特に性器及び乳房の感染防止に努めること。

(5)　入院分娩の母・児を早期に退院させる場合は，褥婦及び家族に対して必要な事項を指示し，妊産婦，新生児及び未熟児の訪問指導について助言するほか，その後の経過を観察する医師，助産婦又は保健婦に所要の連絡を取ること。

(6)　産後の母・児の保健及び福祉に関し，産科，小児科，精神科，公衆衛生及び福祉関係者相互の連絡を強化しておくこと。特に，心の問題（抑うつ状態をはじめとする産後の精神的障害や育児不安等）に関する育児援助が重要であること。

2　健康診査

　　産後日数に応じた問診，診察及び検査計測により，母体の回復と母乳分泌の状況及び新生児の育児上の要注意事項を把握するとともに，妊娠，分娩に起因し又は分娩後に併発した異常の発見，処置に努め，次の事項に留意すること。

(1)　妊娠中毒症症状の遺残ないし産褥期高血圧の発現

(2)　分娩時出血による貧血

(3)　産褥期感染（腎盂腎炎，乳腺炎，産褥熱等）

(4)　産褥期の精神的不安定状態

(5)　その他の合併症の悪化

(6)　母子に関する予防的処置（Rh（－）グロブリン等）

(7)　出生直後の児の処置（臍帯血検査，ガンマグロブリン注射，代謝異常等検査，先天奇形の処置，黄疸検査等）

3　保健指導

(1)　産褥の経過の概要とそれに応じた生活上の注意（身体の清潔，休養，運動，就労の時期及び栄養の摂取，旅行等）及び精神安定の必要性について指導すること。

(2)　産褥の異常及び妊娠，分娩に起因する障害のもたらす影響について説明し，産後の健康診査の必要性を指導すること。

(3)　母乳の必要性及び分泌促進の方法並びに乳房の手当と授乳の技術について指導し，母親が産後すみやかに母乳哺育を開始できるよう援助すること。ただし母乳不足や事情により母乳を与えられない母親に不安を与えぬ配慮が必要であること。

(4)　新生児の生理と観察事項，保育環境の調整及び新生児の育児や，事故防止のため安全な環境作りについて指導すること。

(5)　次回妊娠について，本人及び家庭の実情に応じた適正な時期と家族計画に関して指導すること。

(6)　母子健康手帳の活用，出生届，低出生体重児届，新生児訪問指導，未熟児訪問指導，妊産婦訪問指導，養育医療，育成医療等の手続又は必要に応じて死産届，死亡届等についての手続を指導すること。

(7)　産婦が一時実家に帰省する場合等，産褥期を住所地以外で過ごす産婦を把握し，訪問

　　　指導等が適切に行われるよう地方公共団体相互の連携を図るようにすること。

第7　授乳期以降の母性保健

1　方針

　　子どもをもつ母としての自覚を高め，自身の健康の保持・増進に努めさせるとともに健全な児童の育成並びに家庭の健康管理についての識見を養わせること。

2　健康診査

　　年齢及び育児の状況に応じた問診，診察及び検査計測により，本人及び家族の健康管理上の問題点を把握し，既往の疾患，妊娠，分娩による影響についても注意し，次の事項に重点をおくこと。

(1)　生活環境（食生活，運動，居住環境，就労，経済的背景，精神保健，対人関係等）

(2)　慢性疾患等（結核，性感染症，心疾患，腎疾患，貧血，消化器疾患，糖尿病，高血圧，栄養障害，歯科疾患等）

3　保健指導

(1)　月経が母性の健康の指標のひとつとなることを自覚させ，その異常（性周期の異常など）について指導すること。

(2)　続発不妊について適切な指導を行うこと。

(3)　家族計画（子どもの数，終産の時期，出産間隔，受胎調節の技術等）について指導すること。

(4)　家庭内の精神保健及び環境衛生の認識を深めるよう指導すること。

(5)　家庭及び地域において，妊娠，分娩，育児等に関して未経験の母性に対する有力で，適切な助言者になりうるようにすること。

(6)　歯科疾患，特に歯周疾患の増悪期になるので，歯科健診を受けるよう勧めるとともに，適切な指導を行うこと。

(7)　地域社会の保健活動に関心を持たせること。

第8　更年期前後の母性保健

1　方針

　　性周期の終止期に当たり，起こりうる様々な身体的，精神的諸障害を緩和し，成人病の発現防止に努めること。

2　健康診査

　　高血圧，糖尿病，高脂血症，肥満及び婦人科疾患等の早期発見及び更年期症状の緩和を主な目的とする。専門医の協同の下に行われることが必要であり，特に次の事項に留意すること。

(1)　閉経前後の月経障害と婦人科疾患（子宮筋腫等）の鑑別

(2)　更年期症状及びその障害と他の偶発疾患，特に精神障害との鑑別

(3)　婦人の悪性腫瘍（子宮がん，卵巣がん，乳がん等）の早期発見

(4)　骨粗しょう症，歯周疾患，糖尿病等の婦人に多い成人病の早期発見

3　保健指導

(1)　更年期症状及びその障害に関して指導すること。

(2)　成人病検診（婦人検診）の受診を指導するとともに，これらの機会を利用して悪性腫瘍などの早期発見，その他の成人病の防止に努めること。

(3)　歯科健康診査の受診をすすめるとともに，口腔の状況に応じた適切な保健指導を実施すること。

(4)　地域社会の保健活動に関心を持たせること。

II　乳幼児の健康診査及び保健指導要領
第1　総則

1　乳幼児の保護者に対し，出生前に引き続き，新生児期から青少年期に至るまで一貫した保健指導を行い，健全な学童，青少年育成のための基礎をつくることを重点とし，必要に応じて地域保健，学校保健，職域保健，福祉等の諸施策と提携して業務を推進すること。

2　児童尊重の理念を高め，かつ，すべての乳幼児の保護者が児の健康を保持，増進する意欲を持つにいたるよう配意すること。

3　医師，歯科医師，保健婦（士），助産婦，看護婦（士），栄養士，歯科衛生士及び心理相談を担当する者等の乳幼児保健関係者が乳幼児保健向上の見地から，各職能及び地域組織の人々等の相互連携と積極的協力態勢の下に業務を担当すること。また，国及び地方公共団体の講ずる対策と協調して，多方面から総合的に支援，指導や相談が行われるよう配慮すること。また，親同士のグループづくりや地域住民組織（ボランティア組織）の育成も地域内の連帯を形成させるために積極的に推進すること。

4　指導は個別指導及び集団指導のそれぞれを組み合わせ，双方の利点を生かすようにして行うこと。いずれの場合も，指導内容は小児の健康の保持増進，身体的発育及び精神的発達並びに社会適応に関する指導や相談を重点とする。指導に当たっては，個々の小児の特徴を考慮した具体的なものであり，親の心身の健康や育児態度にも留意した家庭及び地域社会の諸条件に則したものであること。また，児童虐待の防止に留意すること。

5　健康診査の結果及び保健指導の内容は，母子健康手帳及び母子の健康に関する記録票等に正確に記入し，本人の健康歴，地域社会の健康水準の判定及び乳幼児保健管理に資するよう配意すること。ただし，これらの資料について個人の秘密保持に十分留意すること。

6　乳幼児の生活指導はその家庭環境及び児の発達段階に応じて行うこと。

7　地域的，経済的又はその他の理由による健診未受診者の把握に努め，すべての乳幼児に対し，もれなく保健サービスが行われるよう配慮すること。また，全般的な保健・育児知識の普及に努めること。

8　乳幼児各期における健康診査及び保健指導の回数は，原則として次に示すとおりとし，指導に当たっては，地域内の医療施設，相談機関との連携を図り，必要に応じて指導回数を増加することが望ましい。

なお，同回数は，市町村が行う事業の対象となる場合，及び乳幼児等が任意に医療施設等で受診する場合をあわせたものとする。

おって，このうち1歳に達するまでの乳児期は，心身の異常の発見等に適した時期であることから，市町村においては，2回以上の健康診査を実施するとともに健康診査の受診の勧奨に努めるものであること。

(1)　生後6か月に達するまで（乳児期前期）：月1回

(2)　6か月から1歳に達するまで（乳児期後期）：2月に1回

(3)　1〜3歳（幼児期前期）：年2回以上

(4)　4歳以降就学まで（幼児期後期）：年1回以上

9　乳幼児各期における健康診査及び保健指導における留意事項は以下のとおりである。

(1)　個別の健康診査と，各職種を編成して行う集団の健康診査を組み合わせ，年齢の特性にあわせて有効に実施するよう設定すること。保育所，幼稚園等における健康診断に際しても母子健康手帳に記載するよう指導すること。

(2)　健康診査の結果，経過観察，精密健康診査，処置又は医療等が必要とされた者に対して，適切な事後指導を行うこと。

(3)　保健指導に当たっては親子の心の健康をも重視し，親に不安を与えずに，また子どもの個性を踏まえた支援をするよう心がけること。電話相談を含む相談先の情報提供も行うこと。

10　疾病又は異常の早期発見に努め，必要に応じて，当該領域の医療機関を受診するよう勧めること。この場合，受診の有無及び結果を確認し，適切な指導を行うこと。異常が発見された時は，療育の指導，養育医療，育成医療，療育の給付，施設入所等について指導すること。

なお，肢体不自由，視覚障害，聴覚・平衡機能障害，音声・言語機能障害，心臓障害，腎臓障害，その他の内臓障害等の身体障害を有するもの，又は知的障害，行動異常などの発達上の問題を有するもので，必要と認められるものについては療育相談を行うよう努めること。これらの資料については，個人の秘密を遵守すること。

11　乳児期のう蝕は，顎顔面の発育や永久歯列の歯科疾患にも影響を及ぼすので，市町村の事業として実施する健康診査以外にも医療施設等で定期的に歯科健康診査を受けるようすすめることが望ましい。また，健康診査の結果に応じて，必要な医療，予防処置を受けることや，家庭で行う歯科保健上の生活指導を受けるように指導すること。

12　健康診査及び保健指導の結果について，適切な評価を行い，効果的な対策を講ずるため，乳幼児保健を担当する各職能及び各地域組織の代表者が定期的に連絡を行うこととなるよう配意すること。

13　母子保健水準の向上及び対策の円滑な推進に資するよう，地域住民の連帯を形成し，親同士のグループや住民の自主的組織の育成に努めること。地域の実情に応じ，祖父母を対象とした育児教室等を開催するなどの工夫を行うこと。また，地域における福祉事業と協力し，特に保育所の行う育児支援についても地区医師会の協力の下に，支援すること。

第2　新生児保健

1　方針

(1)　新生児期は胎内生活から胎外生活への適応の時期である。この時期は保育者の養護に全面的に依存しており，成育に不利な要因を持って生まれた児はいうまでもなく，健康児においても養護の適否がその児の成育，健康を大きく左右する。従って，この期間における健康診査，保健指導においては，新生児の健康に注意するとともに，保護者に対する育児の心構えと正しい育児法についての指導に導点をおくこと。

(2)　分娩立会いの医師，助産婦は児の生活力，分娩損傷，適応障害に注意し，異常を認めた時は，直ちに新生児を担当する医師に連絡する等適切な対応を行う。このため，各地域の新生児を含めた周産期医療体制の確立に努めること。

また，児の将来の健康に影響を及ぼす母の既往歴，分娩経過及び疾病又は異常の詳細

をその後の保健指導にあたる医師，助産婦，保健婦（士）に連絡すること。特に育児不安や産後の精神障害等を認めた場合，母親への精神的支援を行い，その状態を見極めて専門家への受診を勧める等適切な指導を行うこと。

(3)　出生後は速やかにその後の保健指導にあたる医師による詳細な健康診査を行い，母親に児の健康状態をよく知らせ，育児に自信と意欲をもたせること。

(4)　産科，小児科，保健，福祉，心理等の関係者間の連絡が円滑になされるよう，新生児の保健・医療・福祉の緊密な連携を図ること。

2　健康診査

　　新生児の健康診査においては，下記の事項に注意すること。

　　なお，新生児期には異常，あるいは境界領域と考えられても，成長発達に伴い改善するなど状態の変化が見られるので，定期的な経過観察が必要である。

ア　呼吸，循環，哺乳の困難

イ　低出生体重児又は未熟児

ウ　分娩予定日を3週以上早く又は2週以上過ぎて出生した児

エ　異常な出血傾向（ビタミンK欠乏性出血症等）

オ　黄疸の早期発現，長期持続及び高度

カ　先天異常（奇形及び先天性代謝思常等）

キ　姿勢，筋緊張の異常

ク　異常分娩で生まれた児及び分娩障害児

ケ　原始反射の異常

コ　母の既往歴，健康状態等で児の健康に影響のあるもの

　　（母の高年齢及び低年齢，多産，習慣性流・早産，血族結婚，両親の血縁者の先天異常，妊娠初期のウイルス性疾患の罹患，妊娠中の飲酒・喫煙・薬剤使用，放射線の照射，血液型不適合，貧血，妊娠中毒症，結核，肝炎，各種性感染症，糖尿病，甲状腺機能障害，精神障害等）

サ　家庭の保育環境，社会環境不良のもの（家庭の養育機能の低下や弱体化，一人親の家庭等）

3　保健指導

　　両親及び家族に対し，育児の心構えとその方法について，次の事項に重点を置いた指導を行う。

(1)　出産後早期の母乳栄養を勧め，その確立を図ること。特に，初産の者については乳房の手当，母乳分泌の増量及びその維持，安定，授乳技術，授乳婦の栄養と食生活について指導する。

(2)　清潔，保温，感染防止等の生活指導をすること。

(3)　早期治療によって発症及び死亡の予防が期待される先天異常を早期発見し，適切な処置を講ずるよう指導する。必要なものについては療育指導を行うように努めること。

(4)　必要に応じ，療育の指導，養育医療，育成医療，療育の給付，施設入所，その他の社会資源の活用等について指導すること。

第3　乳児保健

1　方針

(1)　近年の出生数の著しい減少とともに，核家族化，地域の連帯意識の希薄化，育児情報の氾濫，女性の就労率の上昇等，育児環境が変化している状況において，次代を担う子ども達が心身ともに健やかに育つことができるよう，指導を行うこと。

(2)　乳児期は生涯を通じて，発育の最も速やかな時期であり，その発達に環境は重要な役割を持ち，また，保護者の育児態度は大きな影響を及ぼす。このため，保健指導においては，健全な発育・発達を促すために養護や栄養に重点をおき，特に母子相互作用を重視し，適切な母子関係の確立に努めるとともに父親の育児参加を促すこと。

(3)　疾病又は異常の早期発見と予防に留意すること。

(4)　保護者に定期的健康診査の必要性を理解させるよう努め，個々の乳児の特徴に応じ適時，適切な保健指導を行うこと。親の育児法の是非を問うのではなく，児の持って生まれたもの（気質，遅めの発達，易罹病傾向等）をも視点に入れた指導や相談を行うこと。

2　健康診査

　新生児期の低出生体重や仮死等のハイリスク項目に留意しながら，次の事項に注意すること。

(1)　発育栄養状態

　身体計測（体重，身長，胸囲，頭囲等）を行い，計測値を母子健康手帳の身体発育曲線に記入する。筋骨の発達，皮膚の緊満，皮下脂肪の状態，血色を診察する。身体計測においては，1回の測定値を，身体発育値と比較するにとどまらず，継続的に計測して順調な発育をとげているか否かに注意すること。

(2)　精神，運動機能の発達

　母子健康手帳等に記載されている発達項目の結果を注意深く読み取るとともに，姿勢の観察，筋緊張，引き起こし反応等による発達健診を行うこと。

　精神・運動機能の発達に関しては，育児環境の影響また個人差も大きいので，1回の発達検査成績をいわゆる標準の発達段階と比較するにとどまらず，継続的に観察し，順調な発達をとげているか否かを評価すること。

(3)　疾病又は異常

　一般身体所見のほか，特に次の疾病又は異常に注意すること。

ア　発育不全（殊に低出生体重児，未熟児であったものについて）

イ　栄養の不足又は過剰による身体症状

ウ　貧血（殊に低出生体重児，未熟児であったもの，病気にかかり易い児，離乳期の児について）

エ　皮膚疾患（湿疹，皮膚炎，血管腫等）

オ　慢性疾患（先天性股関節脱臼，斜頸，悪性腫瘍，肝疾患，腎疾患等）

カ　先天奇形（心奇形，ヘルニア，口唇口蓋裂，内反足，頭蓋縫合早期癒合等）

キ　先天性代謝異常

ク　中枢神経系異常（精神発達遅滞，脳性麻痺，てんかん，水頭症等）

ケ　聴力及び視力障害（斜視を含む）

コ　歯科的異常（歯の萌出異常，口腔軟組織疾患等）

(4)　その他

　保護者が心配事，不安，訴え等をよく話せるように心掛ける。又，養育態度，乳児の睡

眠の乱れ，摂食の問題，なだめにくい啼泣，恐れ，不安等の精神的に不安定な状態，児童虐待，家庭環境等にも配慮しながら健康診査を行うこと。

3　保健指導

栄養と養護の重要性を認識させることに重点をおくこと。

(1)　母親への育児不安への助言や予防が大切である。健診の際は親の育児態度を支援して，育児に自信をつけさせる。また，育児学級や離乳食講習会等への参加，近隣との積極的交流等を通じて，おおらかでのびのびとした育児，親子ともに育ちあう育児を勧めること。

(2)　母乳哺育の大切さ，見つめ合い，語りかける，抱きしめる等の母子相互作用をすすめ，心の健康の重要さと，これらが児の情諸的発達に大きな影響を及ぼし得ることを理解させること。

(3)　健康的な生活リズムは，親子が良く遊び，楽しく食べ，快く眠り，規則的に排泄しながら，気持ち良く関わりあうことで形成されていくことを理解させること。

(4)　栄養指導については，母乳栄養を勧め，その確立を図り，安易に母乳不足の判断をしないように注意すること。母乳不足の場合には，混合，人工栄養を指導し，さらにいずれの栄養法においても離乳について指導すること。母乳栄養でのビタミンK欠乏についてK2シロップ投与等の状況を把握すること。

　なお，栄養上の問題として，食欲不振，乳ぎらい，体重増加不良，肥り過ぎ，咀嚼，市販離乳食，断乳，食物アレルギー，嘔吐，下痢等について幅広い視点から指導すること。

(5)　身体の清潔，衣服，寝具，玩具，歩行，外気浴，入浴，睡眠，歯の清掃等について生活指導を行うこと。

(6)　乳児の安全な環境を整備することが保護者の大切な役目であることを認識させ，事故防止のため環境の整備を行い，たばこ等の異物誤飲，風呂場等での溺水，窒息，転落，熱傷等の防止について保護者の注意を喚起するよう指導すること。

(7)　環境衛生，家族の健康について注意するとともに，乳児が発病した場合の対応，各地域の救急診療体制等についても指導すること。

(8)　予防接種については，その意義，効果等を説明しながら，所定の予防接種を受けるよう指導すること。やむを得ず定められた期間内に予防接種を受けられなかった者への対策についても留意すること。また，疾病予防については，月齢に応じて必要な指導を行うこと。

(9)　先天性代謝異常，神経芽細胞腫等のマス・スクリーニングが実施されているか，B型肝炎の母子感染防止対策の対象者には予防処置が行われている等の確認を行うこと。

(10)　発育又は発達に軽度の遅れがあれば経過観察を要するが，明確な病名がつかない境界的な場合にはやがて正常化する児も多いので，不要な心配を親に与えないように配慮すること。

(11)　先天奇形，先天異常及び肢体不自由児等の早期治療等については，医師の診断を受けさせ，必要な場合には療育の指導，育成医療，療育の給付，施設入所等について指導すること。

第4　幼児保健

1　方針

　幼児期に入ると，身体発育は比較的安定し，環境の変化や刺激に対し，次第に対応できるようになる。また，精神，情緒及び運動機能は著しく発達し，家庭環境とともに地域社会や集団生活の影響を受けることが次第に大きくなる。

　一方，核家族化，母親の就労率の増加等幼児をめぐる育児環境の変化に伴い，育児上のひずみが幼児の発達に影響する可能性がある。従って，この時期には疾病の予防ばかりでなく，精神，情緒及び社会性の健全な発達，生活習慣の自立，う歯予防，事故防止に重点をおいた指導がなされる必要がある。

　また，幼稚園，保育所等の管理者及び職員に環境の整備，伝染病予防等健康管理の重要性を認識させ，幼児の個性を尊重した対応をさせるとともに，園医・嘱託医との連携を密にし，施設内の健康管理とともに地域健康サービスとの統合を図る必要がある。

2　健康診査

　身体の明確な異常は乳児健診により適切に対応されている場合が多い。幼児健診では，それまでに発見できなかった軽度あるいは境界領域の発達の遅れ，視聴覚異常等を見出して，適切な事後指導を行うことが重要である。

(1)　身体発育計測（体重，身長，頭囲，1歳児まで胸囲を含む）

　身体計測においては，乳児期と同じく継続的に計測し，順調な発育を遂げているか否かに重点を置くこと。

(2)　栄養状態（筋骨の発育，皮下脂肪の状態，皮膚の緊満，血色等）

(3)　精神機能及び運動機能の発達

　親子関係を中心に育児環境の影響や個人差の大きいことを重視し，標準的な発達段階と比較しつつ継続的に観察し，順調な発達を遂げているか否かを観察すること。

　発達については，運動発達，知的発達，言語発達，情緒発達並びに生活習慣の自立，社会性の発達について観察する。これらのものと育児環境との関連に留意し，必要または保護者の求めに応じて対応・相談すること。また，運動機能については育児環境，遊び，学習の機会との関連に留意すること。

(4)　疾病又は異常

　一般身体所見のほか，特に下記の疾病又は異常に注意すること。

ア　肥満とやせ及び貧血

イ　発育障害（成長ホルモン分泌不全性低身長症等）

ウ　各種心身障害（肢体不自由，精神発達遅滞，てんかん，聴力及び視力障害，言語障害等）の発見と教育訓練の可能性の評価

エ　慢性疾患（気管支喘息，心疾患，腎炎，ネフローゼ，皮膚疾患，アレルギー性疾患，悪性腫瘍，糖尿病，結核等）

オ　視聴覚器の疾病又は異常

カ　う歯，歯周疾患，不正咬合等の疾病又は異常

キ　特に疾病又は異常を認めないが，虚弱で疾病罹患傾向の大なるもの

ク　情緒・行動的問題，自閉傾向，社会（環境）適応不全，学習障害，心身症等に対して早期発見に努め，適切な援助を行うこと。

ケ　児童虐待の早期発見につとめ，適切な援助を行うこと

3　保健指導

　　乳児期の保健指導の成果をさらに発展させ，身体，精神，運動機能の健全な発達に重点をおき，次の事項に注意すること。

(1)　栄養指導については，幼児にふさわしいバランスのとれた食品構成による栄養指導を行うこと。

　　食事リズムの形成，食事のしつけ，間食の摂り方，食事環境づくりの指導に留意し，食欲不振，偏食，少食，むら食い，咀嚼拒否，あるいは食物アレルギー及び肥満防止等について正しい指導を行うこと。また，生活習慣病予防のため食塩や砂糖及びエネルギーの取り過ぎに注意すること。

　　幼児期は生涯を通じての健康づくりの時期であるとの観点から，幼児期からの良い食習慣づくりや，食事を通じての家族の団らんの勧め，楽しく食事のできる環境づくりなどについても親の理解を得ること。

(2)　生活指導については，生活習慣の自立を図り，身体の清潔，衣服の着脱，排尿，排便のしつけ，遊び，運動，集団生活，友達等について指導するとともに，幼児期より思いやりの心を育てること。幼児の反抗的態度に対しては，保護者の理解と心のゆとりが必要であることを認識させること。

(3)　精神保健については，家族関係や幼児の情緒的社会的発達に留意し，情緒・行動的問題，または問題となる諸習癖の予防や早期発見及び心理相談等の援助を図るよう配慮すること。

(4)　事故防止については，環境の整備及び幼児の安全教育について指導する。特に，交通事故，溺死，窒息，転落，火傷・熱傷，異物誤飲等に注意するよう指導すること。

(5)　予防接種については，その意義，効果について保護者の理解を得るとともに，所定の基礎免疫又は追加免疫を受けるよう指導すること。予防接種を受けられなかった者への対策にも留意すること。

(6)　疾病予防については，特に保育所，幼稚園等の集団生活における感染防止について指導し，環境衛生，家族の健康についても指導すること。

(7)　疾病又は異常の治療，療育の指導，慢性疾患の再発防止，社会復帰，在宅医療，育成医療，療育の給付，施設入所について指導すること。

　　なお，肢体不自由，視覚障害，聴覚・平衡機能障害，音声・言語機能障害，心臓障害，腎臓障害，その他の内臓障害等の身体障害を有するもの，あるいは知的障害，行動異常などの発達上の問題を有するもので，必要と認められるものについては，療育相談を行うように努めること。また，在宅医療，訪問看護の視点からのサービスに努めること。

(8)　歯科保健については，幼児の口腔の発育発達に応じたう歯予防と健全な永久歯列の育成及び咀嚼器官の発達を目標とした指導を行うこと。

(9)　児童虐待については，虐待徴候の早期発見に努めること。

指導要領・手引き等

幼児期における歯科保健指導の手引きについて

> 平成2年3月5日　健政発第117号
> 各都道府県知事，保健所を設置する市の長，特別区長あて
> 厚生省健康政策局長通知

　幼児期における歯科保健の重要性に鑑み，今般，標記手引きを作成したので送付する。保健所及び保育所等における母子歯科保健事業の実施に当たっては，本手引きを参考とされるよう関係各位に指導されたい。

幼児期における歯科保健指導の手引き

> 平成2年3月5日　健政発第117号
> 各都道府県知事，保健所を設置する市の長，特別区長あて
> 厚生省健康政策局長通知

目　　次

　　　3）第一大臼歯
　4．幼児の心身に及ぼすむし歯の影響
　　　1）むし歯による局所的な問題
　　　2）集団生活における影響
　　　3）全身的影響

3　幼児期におけるむし歯予防の手段

　1．歯口清掃
　　　1）刷掃
　　　2）フロッシング
　　　3）洗口
　2．食生活
　　　1）むし歯の発生と食生活
　　　2）顎の発育と食生活
　　　3）幼児期の食生活
　3．むし歯の予防処置
　　　1）フッ化物の局所的応用
　　　2）小窩裂溝填塞法（予防填塞）
　4．早期発見，早期処置

4　幼児期における歯科保健指導

　1．幼児期における歯科保健指導の意義
　　　1）歯科保健指導の目的
　　　2）歯科保健指導の場と対象
　　　3）歯科保健指導の目標
　　　4）歯科保健指導実施の手順
　2．個人を対象とした歯科保健指導
　　　1）問題点の把握
　　　2）指導目標の設定
　　　3）歯科保健指導の実際
　　　4）歯科保健指導の評価
　3．集団を対象とした歯科保健指導
　　　1）対象集団の把握
　　　2）問題点の把握
　　　3）指導目標の設定
　　　4）歯科保健指導の方法と媒体
　　　5）歯科保健指導の留意事項
　　　6）歯科保健指導の評価

参考資料

手引き作成までのプロセスについて
「幼児期における歯科保健指導の手引き作成委員会」委員名簿

1　幼児期における歯科保健の意義

　わが国では太平洋戦争中に砂糖の摂取が困難であったため，戦後間もない昭和20年頃における乳幼児のむし歯は戦前に比べかなり減少したが，その後わが国の経済的発展に伴い，乳幼児のむし歯は戦前を凌ぐ勢いで増加した。

　昭和23年に公布された児童福祉法及び保健所法により，幼児の歯科保健に関する事業が保健所を中心に実施されてきたが，むし歯予防対策が幼児のむし歯の蔓延に追いつかず，全国的に昭和40年代までの間，むし歯は幼児の間に広く蔓延した。

　昭和52年より，1歳6か月児の健康診査の一環として，歯科健康診査および歯科保健指導が実施されるようになり，近年，幼児のむし歯が減少する兆しが見えてきているが，むし歯になっている幼児の割合は依然高く，まだ十分とはいえない歯科保健状況にある。

1．乳歯むし歯の影響

　幼児期に乳歯がむし歯に侵され，歯の自発痛や咀嚼時の疼痛，不快感を伴う場合には，永久歯のむし歯の発生の誘因となったり（参考資料1）顎・顔面の正常な発達にも影響を与えることになり，その人の一生を通じた歯の健康といった点で好ましくない結果を招くおそれが多いとされている（図1）。このため幼児期のむし歯予防を進めていく意義は極めて大きい。

2．幼児期におけるむし歯の状況

　昭和36年以来，3歳児に対する歯科健康診査及び保健指導が実施されているが，3歳児の多くはすでにむし歯に侵されており，乳歯のむし歯を予防するためには，更に低年齢児を対象とした保健指導の必要性が叫ばれてきた。昭和52年から実施されてきた1歳6か月児の歯科健康診査及び歯科保健指導は当を得た対策で，近年における3歳児の歯科保健指標の向上にかなり貢献している。しかし，3歳から5歳の間に増加する一人平均むし歯数は必ずしも減少傾向を示してはおらず（表1），今後，わが国における歯の健康づくりを推進していくにあたって，幼児期の歯科保健対策を一層充実していく必要がある。

3．幼児の成長発達と歯科保健

　幼児期は成長発達が旺盛な時期であり，人格形成にとっても大切な時期である。また，発達過程における幼児の行動はむし歯の発生や顎・顔面の発育とも関連があり，しつけの面でも大切な時期である。

1）1歳児

　肉体的成長が目ざましく，乳歯の萌出時期である。むし歯は少ないが，幼児食への移行期に軟らかい食べ物を頻回摂取するため，歯の表面が不潔な者が多い。この時期に，歯口清掃の習慣づけを開始することが大切である。

　1歳後半になると独立歩行ができるようになり，単語を話すようになる。しかし，生活の大半は保護者に依存しており，保護者による歯口清掃を必要としている。

2）2歳児

　成長はゆるやかになるが，運動機能，言語の発達が目ざましく，食事及び排便等のリズ

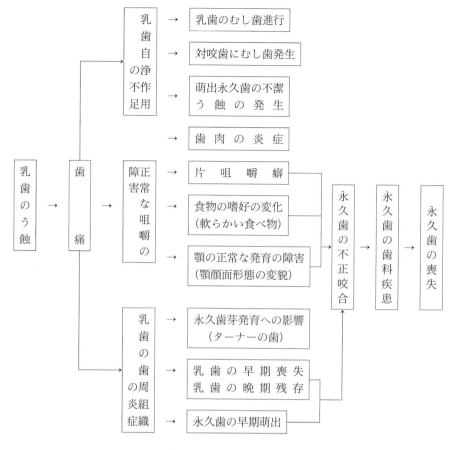

図1　乳歯むし歯の影響

表1　一人平均乳歯むし歯数

	調	査	年
年齢	昭50	昭56	昭62
1歳	0.31本	0.24本	0.34本
2歳	2.43	1.52	1.34
3歳	5.98	3.92	3.91
4歳	8.13　　2.91	5.70　　3.79	5.89　　3.57
5歳	8.89	7.71	7.48
6歳	8.92	7.74	7.70

資料：厚生省「歯科疾患実態調査」

ムが定まってくる。身体の清掃の一部として歯口清掃の習慣を定着させる大切な時期である。

　スプーンやフォークを使って自分で食べることができるようになり，食べ物の好みが明確になってくる。2歳後半には乳歯の萌出が完了し，前歯のむし歯が増加する。間食摂取

に注意を払い，食生活のリズムを確立させる必要がある。生活の大半はまだ保護者に依存しているので，保護者による歯口清掃を行い，歯をいつもきれいに保つことが必要な時期である。

3）3歳児

知能，言語，情緒，主体的行動が複雑多様になってくる。人格形成に大切な時期で，甘えや「なぜ？」，「どうして？」などおとなの答えを求めるようになる。行動が複雑多様になり，運動が活発になるとともに摂食量が多くなる。食べ物の種類が増えてくるが偏食を起こしやすい。間食より朝昼夜の3食を十分によくかんで食べるよう努めさせねばならない。

保護者の手を煩わせなくても自分で食事ができるようになる。

歯口清掃を行う時には，自分でやりたがるが，みがき残しが多く，歯をみがいた後に保護者が点検し不十分なところについて再び歯口清掃をしてやる必要がある。3歳児は乳臼歯のむし歯が増加し始める時期でもあるので，注意を要する。

4）4歳児

一人で遊ぶだけでなく，数人で遊ぶことができるようになり，仲間との遊びが本格的になってくるため，時に危険な動作も積極的にするようになる。また，粘土細工，絵を画くというような手先きを使った作業もかなり行うことができる。

おとなの食べ物とほぼ同じものが食べられ，3歳でむし歯のなかった者にもむし歯が見られることがある。新たなむし歯は乳臼歯隣接面に見られることが多く，その進行は急速である。

衣服の着脱，身のまわりのことが一人でできるようになるので，生活習慣や社会生活に関するきまりをしつけとして身につけさせるべき時期である。自分で歯口清掃が上手にできるように少しずつ訓練してゆくとよい。

5）5歳児

多くの子どもが幼稚園又は保育所に通園している。集団的な学習及び遊びができるようになり，知能もかなり発達する。動作が活発になり，特に手先の動作は訓練によってかなり器用に行うことができるようになる。仲間が多くなり，他家へ遊びにいくというような幼児なりの社会的行動が増加する。

身のまわりのことは自分でやらせ，保護者がそれをチェックして訓練を重ねてゆく時期である。保護者の歯についてのチェックがおろそかになって，短期間にむし歯が進行することがある。また，第一大臼歯が気づかないうちに萌出していることもあり，むし歯にならないよう注意する必要がある。

3歳未満の幼児は比較的保護者の庇護のもとで生活することが多いが，3歳以降になると社会性，自立性が備わってくるので，幼児の生活行動が変化し，保護者の監視の眼も届きにくくなる。従って，幼児の生活環境，生活行動を把握して適切な保健指導を行うことが肝要になってくる。特に3歳以降の子どもを対象とした保健指導では，その成果がその人の青少年期，成人期及び老年期を通した一生の歯科保健行動にもよい影響を与えることになり，食習慣の面でも全身的な健康増進への寄与に結びつく。

４．３〜５歳児のむし歯予防の重要性

　３〜５歳には乳臼歯のむし歯の増加が著しい。乳臼歯は幼児の咀嚼器官として重要であるばかりでなく，その後方に萌出する第一大臼歯を正しい位置に誘導するうえで大切な役割をもっている。さらに代生歯として萌出する小臼歯及び犬歯を正しい位置に萌出させるためにも，健全な乳臼歯がその機能を全うして脱落時期を迎えるように管理してゆかねばならない。そのためには単に歯痛にならないようにするだけでなく，いわゆるリーウェイスペースの確保をはじめとして乳臼歯が本来のスペースを保つよう，隣接面のむし歯の発生予防と進行防止に心掛けねばならない（参考資料２）。

　５歳児の後半では第一大臼歯が萌出している者も少なくない。第一大臼歯は永久歯の咬合の中心であり，咀嚼能力にも影響するため，この歯が正しい位置で咬合し，健全な状態を保つことが生涯を通じた歯の健康づくりを推進していく鍵となる。

　第一大臼歯は乳歯の脱落がないので気づかないうちに乳臼歯の後方に萌出していることが多い。また，上下顎の第一大臼歯が咬合するまではかなりの期間が必要であり，その間，萌出した歯は自浄作用が乏しく不潔な状態にさらされるため，むし歯罹患歯率が高い。この歯については特にむし歯予防のための配慮が必要である。

［参　考］

１．リーウェイスペース

　乳犬歯，第一乳臼歯，第二乳臼歯の近遠心的な長さの合計と永久歯の犬歯，第一小臼歯，第二小臼歯の近遠心的な長さの合計との差のこと，永久歯の正しい咬合関係を作り出すうえでの調整されるスペースとなっている（参考資料２）。

幼児期における歯科保健の意義

１．乳歯は幼児，小児の消化吸収のために重要な器官であり，偏食をせず，バランスの良い食事を摂取するうえで大切である。

２．乳歯のむし歯による歯冠部の崩壊や乳歯の喪失は健全な永久歯列の発育に悪影響を与える危険性が高い。成人歯科保健の見地からも幼児期における乳歯のむし歯予防が大切である。

３．幼児期は歯や顎・顔面の発育期であり，正しい咀嚼，食習慣のしつけが大切な時期である。

４．幼児期は言葉を覚える時期であり，健全な歯及び口腔の維持が正しい発音及び言語の基本となる。

５．幼児期は人格の形成期であり，整った口元を保つことが豊かな人間性の形成につながる。

2　幼児期のむし歯の特徴

1．罹患状況

1）年次推移と現況

　　近年，わが国では幼児のむし歯が少なくなってきたが，まだむし歯のない子どもが顕著に増えているわけではない。むし歯にかかる者の割合は，1歳以降増加しはじめ，2〜3歳でその増加が顕著となる。昭和62年歯科疾患実態調査の結果では，2歳で34％，3歳で67％，4歳で83％，5歳で90％の者がむし歯にかかっている（図2）。

　　一人平均むし歯数も年齢とともに増加する(図3)。昭和50年の調査成績と比較すると，

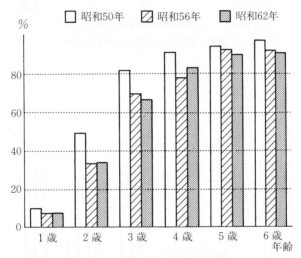

図2　乳歯う蝕有病者率の年次推移
資料：厚生省「歯科疾患実態調査」

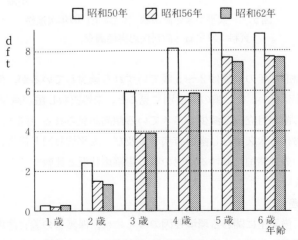

図3　一人平均 df 歯数の年次推移
資料：厚生省「歯科疾患実態調査」

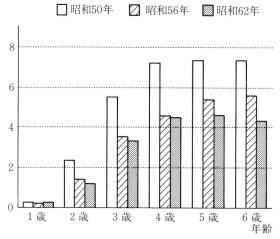

図4　一人平均未処置歯数の年次推移
資料：厚生省「歯科疾患実態調査」

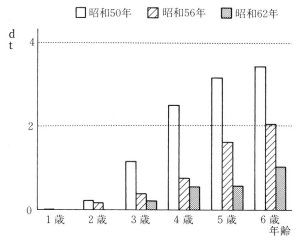

図5　一人平均未処置歯数（C₃以上）の年次推移
資料：厚生省「歯科疾患実態調査」

昭和56年，昭和62年の成績は2〜5歳でいずれも減少しているが，低年齢児に比べて4〜5歳の減少率は低い。むし歯の程度別に見ると，未処置むし歯が減少し，C_3，C_4の高度に崩壊したむし歯が目立って減少してきている傾向が見られる（図4，5）。

　5〜6歳における永久歯むし歯の有病者率及び一人平均ＤＭＦ歯数についても減少傾向が見られるが，先進諸国における幼児のむし歯罹患状況と比較すると，まだ決して満足すべき状況ではない。

2）地域差，環境差

　幼児期のむし歯発生に関わる環境要因の多くには，保護者の養育態度が影響している。養育態度は保護者をとりまく家族の状況及び家庭の属する地域社会の様相とも深い関わりをもっている。従って，地域を構成する主な世帯の業態，家族形態，母親の就業状況など

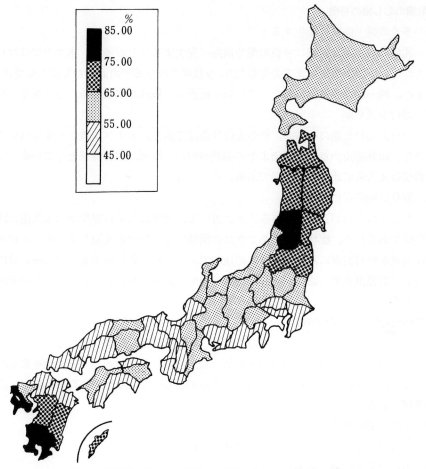

図6　都道府県別の3歳児むし歯有病者率（昭和62年）
資料：昭和62年度3歳児歯科健康診査の実施成績

　のほかに，地域の伝統，習慣，経済状態，保健情報の普及状況及び歯科医療機関の充実程
度等もその地域の幼児のむし歯の罹患状況と関連をもつ。生活構造が明らかに異なる地域
間では，これらの差異が幼児のむし歯罹患状況の地域差として現れてくる。
　近年，都市部では農山村部に比較して一般的にむし歯が少なくなっており，3歳児健康
診査の成績においても，人口の集中する都府県ではむし歯の有病者率が低くなっている（図
6）。

2．一般的特徴

　一般に，乳歯は永久歯に比べて石灰化の期間が短いため，歯質の結晶構造が小さく粗であ
る。また，乳歯，永久歯のいずれも萌出直後の歯ほど歯質は反応性に富み，むし歯の感受性
が高い。
　幼児期にみられるむし歯は，未成熟な歯質の理化学的性質に保育環境に深く関連する幼児
の食習慣や歯口清掃状態の要因が加わることによって，或る場合には多くの歯が重症なむし
歯に陥ることもある。

1）乳歯のむし歯の特徴

(1)　多くの歯・歯面に発生する

　　乳歯のむし歯は同時に多数の歯や歯面に発生することが多く，永久歯ではむし歯になりにくい下顎前歯部にまで発生したり，多数歯にわたる平滑面のむし歯も見受けられる。また，同一歯の多歯面にわたって広範に罹患し，歯質が崩壊することも少なくない。

(2)　進行が速やか

　　いったんむし歯になると，その進行は急速である。エナメル質から象牙質に速やかに達し，歯髄感染から根尖感染までの期間が短い。反面，防御機転としての第二象牙質の形成は永久歯に比べると活発である。

(3)　容易に歯髄炎に移行する

　　むし歯の進行が速やかであることと併せて，進行による自覚症状が永久歯に比べて不明確であるため，症状を訴えたときには歯髄にまで病変が波及していることが多い。特に幼児が歯科治療に対して過度に消極的であったり，乳歯の重要性や交換の時期などについて育児担当者の認識が乏しい場合，適切な治療の時期を逸してむし歯が重症化する例も少なくない。

2）幼若永久歯のむし歯の特徴

　5〜6歳にかけて，第一大臼歯の萌出及び下顎前歯部の交換が始まる。

　この時期，萌出後間もないいわゆる幼若永久歯が，まだ歯としての機能を営む前にむし歯になる例が多数見受けられる。幼若永久歯がむし歯になりやすい理由として，次のことが挙げられる。

(1)　歯質が未成熟

　　歯質が未成熟なため，むし歯になりやすい。

(2)　小窩裂溝の性質，形態

　　臼歯の小窩裂溝は石灰化が不十分であり，また乳臼歯に比べて裂溝形態は深く，複雑である。

(3)　歯口清掃が困難

　　萌出途上歯では隣接歯と階段状に接触していたり，歯冠の一部を被覆する歯肉弁が存在しているため歯垢を除去しにくく，自浄作用も及びにくい。また歯口清掃の技術も未熟な者が多い。

(4)　周産期の影響

　　周産期における障害が歯質に反映され，むし歯の発生と結びつく場合もある。

(5)　乳歯列期の影響

　　残存乳歯がむし歯になっている影響を受け，萌出歯の周辺が不潔になりやすい。

(6)　食生活の変化

　　保護者の監視の眼も届きにくくなり，糖分を主体とした間食が多くなる時期である。

3．むし歯の好発部位

　むし歯に対する感受性は歯や歯面によって異なる。むし歯の好発部位は一般に不潔となりやすい咬合面，隣接面及び唇面歯頸部とされているが，幼児期には，これらの部位別の特異性に萌出後の時間的経過による要素が加わり，年齢によって発病状況や好発部位が異なって

いる（図7‐1～3）。

　低年齢児で最も早くむし歯になるのは，上顎乳中切歯及び乳側切歯である。下顎乳臼歯及び上顎乳臼歯がこれに続くが，3歳以降には上顎前歯部の新たなむし歯発生は少なくなり，大部分は上下顎乳臼歯部に移行する。下顎前歯部は唾液の貯留や舌の運動による自浄作用の影響を受けるため，むし歯になる可能性が最も低い部位である。

　5歳以後になると，永久歯のむし歯が認められるようになるが，中でも第一大臼歯が最もむし歯になりやすい。

1）乳前歯

　上顎乳中切歯及び乳側切歯にむし歯が発生しやすく，隣接面及び唇側面歯頸部が好発部位である。下顎乳中切歯並びに乳側切歯がむし歯になることは少ない。下顎乳切歯にむし歯の見られる幼児は殆どの歯にむし歯が発生する可能性が強く，保育上注意を要する者である。

　上下顎乳犬歯は上顎乳切歯に比べるとむし歯になりにくい。乳犬歯では第一乳臼歯との隣接面にむし歯の発生することが多い。

　上顎乳切歯及び乳犬歯では哺乳ビンを比較的長く使用していたり，歯の清掃が不良な場

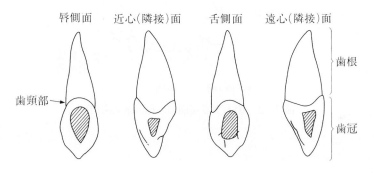

図7‐1　歯および歯面の名称

［参　考］

1. 歯　の　面：1本の歯の面は次のような名称が付けられている（図7）
   - 近　心　面：前方の歯と接する歯面
   - 遠　心　面：後方の歯と接する歯面
   - 舌(側)面：下顎の歯の内側の歯面
   - 口蓋(側)面：上顎の歯の内側の歯面
   - 唇(側)面：前歯（切歯，犬歯）の外側の歯面
   - 頬(側)面：臼歯の外側の歯面
   - 咬　合　面：臼歯のかみ合わせの面
   - 切　　　端：前歯の先の面
2. 歯　頸　部：歯冠(エナメル質で被われている部分)と歯根との境目，歯肉との境界部をいう。
3. 歯間空隙：歯と歯の間のすき間のこと。幼児では発育に伴い2～3歳になると切歯の間に空隙ができてくる。これを発育空隙と呼んでいる。

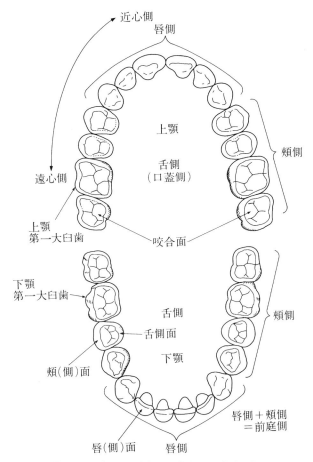

近心側

唇側

上顎

舌側
（口蓋側）

頬側

遠心側

上顎
第一大臼歯

咬合面

下顎
第一大臼歯

舌側

頬側

舌側面

下顎

頬（側）面

唇側＋頬側
＝前庭側

唇（側）面

唇側

図7-2　歯および歯面の名称（永久歯列）

合に多数歯にわたるむし歯が発生する。

　乳前歯は1〜3歳がむし歯の多発する年齢で顎の発育に伴い歯間空隙が現れてくると新たなむし歯の発生は少なくなる。

2）乳臼歯

　乳臼歯部では上顎より下顎の方がむし歯になりやすく，下顎第二乳臼歯は乳歯の中で最も高い罹患率を示す。

　いわゆる哺乳ビンむし歯に見られる広範なむし歯では，上顎第一乳臼歯頬面を初発とする場合もあるが，一般に萌出早期には咬合面（小窩裂溝）を中心にむし歯が発生する。

　3歳以後でも咬合面のむし歯が発生することがあるが，この時期にはむしろ2本の乳臼歯の隣接面でむし歯が急増する。また，5歳以後には第一大臼歯の萌出に伴い歯と歯の接触が緊密になり，第一乳臼歯近心面及び第二乳臼歯遠心面の隣接面にもむし歯が増加する（図8）。隣接面のむし歯は，初期の段階に検出することが困難なため，咬合面の診査によりう窩が認められる実質欠損にまで進行した段階で初めて気づく場合も少なくない。

3）第一大臼歯

　萌出後間もない幼児期には，咬合面に発生するむし歯が最も多いが，上顎舌側面，下顎

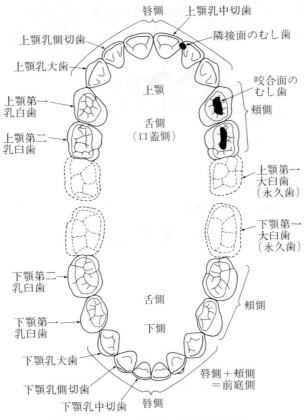

図7-3　歯および歯面の名称（乳歯列）

　頬側面の小窩裂溝にむし歯が初発することもある。罹患状況には性差，上下顎差が認めら
れ，同一年齢では男児より女児に多く，上顎より下顎がむし歯になりやすい。
　第一大臼歯は6歳臼歯という別名をもっているが，下顎第一大臼歯の約40％は6歳に達
する前に萌出を開始する。この歯は乳歯の脱落という前ぶれもなく第二乳臼歯の奥に萌出
するため，萌出に気づかないことも少なくない。
　乳歯列の後方に位置するため歯口清掃が行いにくい。特に下顎第一大臼歯では萌出開始
から上顎第一大臼歯との咬合の完了まで1年近くを要することが多い。その間，自浄作用
が乏しいままに長期間を過ごし，むし歯になることが多い。

4．幼児の心身に及ぼすむし歯の影響

　幼児期は心身共に成長発育の最も旺盛な時期であり，行動の学習が行われるときでもある。
咀嚼器官のひとつである歯にむし歯があることは，それに関連する直接的な痛みによるもの
ばかりでなく，間接的に幼児の心や行動にも悪影響を与えることが少なくない。
　むし歯による痛みや不自然な咀嚼が，幼児の正しい成長発育，行動学習並びに食生活習慣
の動機づけなどを歪めることが多い。それが成人になっても種々なかたちで残されている場
合もある。

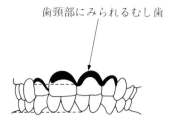

歯頸部にみられるむし歯

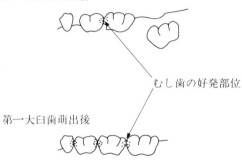

第一大臼歯萌出前

むし歯の好発部位

第一大臼歯萌出後

図 8　乳臼歯隣接面におけるむし歯の好発部位

1）むし歯による局所的な問題

（1）　乳歯のむし歯によって起こされる歯列の問題

　　　歯列は個々の歯が健全で，かつ形態が完全であってはじめて正しい歯並びが期待でき
　　る。このため，個々の歯がむし歯になって，歯の大きさが小さくなったり，失われたり
　　すると，完全な歯列を形成することができない。特に 5 〜 6 歳児の歯列は第一大臼歯の
　　萌出時期なので，後方から成長発育の力が乳歯列に加わっている。乳歯列はそれを支え
　　ているので，乳臼歯隣接面のむし歯や乳歯の欠如は第一大臼歯の近心への移動の原因と
　　なり，永久歯の歯列形成に悪い影響を与えることになる。このため，むし歯の予防並び
　　に完全な修復が行われるように努力する必要がある。

（2）　むし歯の痛みによる心身への悪影響

　　　咀嚼器官は，毎日使う器官であり，食事というヒトの活動及び成長発育のもとになる
　　エネルギー及び栄養の取り込みに重要な役割を果たしている。

　　　栄養摂取の最前線である咀嚼の段階でむし歯による歯痛があると，十分に食物をかむ
　　ことができない。特に楽しみにしている食事が無味乾燥なものとなったり，むしろ苦痛
　　となるということでは，子どもの精神発育に悪影響を与えるのは当然であろう。

（3）　むし歯による偏食

　　　食物のなかで，むし歯があると咀嚼時に痛むような肉類やイカなどの入ったものを，
　　子どもが「歯を痛くする食品」と思い込み拒否するようになる。そのような幼児体験が
　　潜在的に偏食の原因となっていることは少なくない。子どもの嗜好のみによる偏食はあ

まり多くないとされている。

2）集団生活における影響

　むし歯のため痛くてかめない幼児や欠損歯が多く食事が十分にかめないため食事に時間がかかる幼児は，集団で食事をする場合に心理的な影響を受けることが少なくない。

　保育所及び幼稚園で給食のある場合に種々の問題が起こる。例えば，一斉に食事を始め，他の子どもは食べ終わっているのに自分だけ残っていることは，子どもの社会では意外に大きなストレスとなっている。皆と同じように学習ができないのと同様の劣等感となる。通園ぎらいの子どもの理由に「給食があるから」という回答をする者がおり，給食の残りをカバンにあけて食べたふりをした者がいたりするといわれている。むし歯のない子どもは食事が早いのが普通であるが，むし歯の多い子どもはどうしても食事が遅くなる。このため，集団ではいつも「ぐずぐずしている」「早く食べなさい」などと注意されて子どもなりに苦しむことも多いようである。

3）全身的影響

　むし歯があってかむと痛いという場合，自然とかむ力を調節し，よくかまないで嚥下することが多い。固型のまま嚥下するので，消化器に負担がかかり，消化器の障害を起こすことがある。しかし，小児の消化器官は機能が旺盛なため，親もあまり気にしないで過ごすこともあるが，毎食のことなので見えない所で少しずつ影響があると考えられる。

　咬合時に片側の歯が痛くなると，痛くない側のみでかむために，成長発育の途中にある子どもの顎骨及び咀嚼筋の正しい成長発育が妨げられる結果となる。局所的にもかまない側の歯は歯垢が多く付着しており，歯肉は発赤していて歯肉炎の状態になっていることが多い。

　むし歯が進行すると歯髄に病変が起こる。更に，化膿性の歯髄疾患となり，歯槽骨や顎骨まで化膿性病巣が広がることがある。また，歯・顎骨が脳頭蓋に近接していることもあり，炎症が拡大した場合には重篤な結果を招くこともある。

　残根状態及び化膿性歯髄炎となっている歯を持っている幼児は多い。その場合，歯肉溝や根尖部歯肉瘻孔から排膿している者もよく見られる。排膿物を毎日嚥下していることになるので，全身的にも悪い影響を引き起こす可能性が考えられる。

　顎骨内の感染病巣による全身への感染とされる歯性病巣感染もそのひとつである。一般に心疾患児やネフローゼ症候群の子どもの抜歯手術の際，抗生剤の術前投与が行われるのは，歯の病巣が全身的に影響を及ぼすことを危惧してのものである。感染歯の菌が抜歯等の処置でも血中に相当量流入することは平常の咀嚼圧によっても菌が血中に流入していることが考えられる。特に成長期にある未熟な幼児では，歯に感染性病巣を持っている場合，全身的な侵襲を考慮する必要がある。

幼児期のむし歯の特徴

1．乳歯むし歯が急増する時期であり，5歳までに約90％の者がむし歯にかかっている。
2．乳歯，幼若な永久歯はむし歯になりやすい。

　3．むし歯になりやすい場所は歯口清掃の行いにくい咬合面，隣接面及び唇面歯頸部
　　である。
　4．心身の成長発育が最も旺盛な時期なため，むし歯により正しい成長発育に悪影響
　　を与えることが少なくない。

3　幼児期におけるむし歯予防の手段

　むし歯に対する感受性が高い歯に多量の歯垢が付着し，その状態で砂糖を含む飲食物をしば
しば摂取する場合にむし歯が発生しやすい。更に，初期のむし歯に気付かず，このような状態
が長期間続くとむし歯は早く進行する。乳歯は永久歯に比べるとむし歯に対する感受性が高い
が，幼児は歯の清掃の不十分な場合が多く甘い飲食物を摂取する機会も多いので，注意を怠る
と多くの歯がむし歯に侵される結果となる。

　むし歯発生と進行に関する予防の原則は次のとおりである。
　・歯口清掃：厚く滞積した歯垢の除去及び付着の防止
　・食　生　活：甘い飲食物の摂取頻度を少なくする
　・予防処置：フッ化物の応用及び小窩裂溝填塞法
　・早期発見・早期処置：定期検診の励行並びに完全な治療

　幼児期には乳歯むし歯の発生と進行に常に気を配ることはもちろん，幼児期後期には第一大
臼歯の萌出や永久歯との交換も始まるので，健全な永久歯列を完成させるように心掛けねばな
らない。しかし，幼児期は発育発達が目ざましく，歯科疾患及び口腔領域の異常の原因を単に
局所的原因のみに決めつけるわけにはゆかない面もある。特に幼児期後期には動作が活発とな
り，社交性が増すとともに保護者の注意力も薄れてくる。幼児の生活や病気とはいえない程度
の健康状態の低下が間接的にむし歯の発生や進行に関連する場合もある。従って，保健指導を
行うに当たっては，単に口腔内の状態のみならず幼児の健康増進の面から育児環境や生活習慣
についても配慮し，適切な指導を行う必要がある。

1．歯口清掃
　歯口清掃は人為的手段で歯及び口腔を清潔に保つことである。近年の食生活の状況に対応
するためには，歯口清掃は歯及び口腔の健康の保持増進に不可欠な手段であり，特に幼児期
のむし歯予防には有効な方法である。幼児の歯口清掃には刷掃（歯みがき，ブラッシング），
フロッシング，洗口等の手段がある。
1）刷掃（歯みがき，ブラッシング）
　　幼児における歯口清掃の習慣について過去6回の歯科疾患実態調査の結果では，毎日歯
　をみがく者の割合が増えてきている。しかし，歯面のすみずみまでみがき残さずきれいに
　清掃しているとはいいきれない。
(1)　幼児の刷掃で留意すべき事項
　ア　幼児が自分で歯をみがいただけではみがき残しが非常に多い。保護者によるチェック

と手直しが必要である。

イ　乳臼歯小窩裂溝，隣接面に歯垢の付着が多い。欠如歯の対咬歯，高度のむし歯及び動揺のある歯とその周辺は不潔になりやすい。

ウ　萌出途上の第一大臼歯は歯ブラシが届きにくいため不潔になりやすい。また，近心に高度なむし歯があると，その遠心に萌出した第一大臼歯咬合面の清掃は不十分になることが多い。

(2)　歯ブラシの選択

　　幼児自身が刷掃を行う場合も，保護者が幼児の歯をみがく時も，歯ブラシは刷毛部が小さく，毛のかたくない幼児用または乳児用の歯ブラシを使用する。

　　歯ブラシは使用期間が長くなると刷毛の弾力が減退し，毛先が乱れ，刷掃能力が低下する。このため，あまり古くならないうちに交換すると効率よく清掃することができる。

(3)　歯磨剤

　　幼児では歯磨剤を使用すると発泡や香料のため，歯垢がまだ取りきれないうちに刷掃を終らせる場合が多い。歯をみがく目的は歯垢除去にある。そこでまず，歯磨剤をつけずに歯ブラシのみで歯垢を可能な限り取除き，その後に改めて歯磨剤を付けて歯をみがくのがよい。

　　歯磨剤を使用する場合はフッ化物配合歯磨剤等のむし歯予防効果を明記してあるものを選択するとよい。しかし，幼児では歯磨剤使用後の洗口により十分吐き出すことができない場合もあるので，歯磨剤は少量使い，洗口を十分させる訓練が大切である。

(4)　刷掃の方法

　　歯ブラシによる清掃は肉眼的に見える部位に付着した歯垢の除去が目的である。そこでまず，どのような部位に歯垢が付着しているかを幼児及び保護者に理解させることが必要である。このためには，歯垢の染め出しを行うとよい。

　　歯ブラシの操作法には種々の方法があるが，幼児並びに保護者が容易に行える方法はフォーンズ法とスクラブ法である（図9‐1〜2）。

ア　咬合面

　　歯ブラシを咬合面にあて，歯ブラシを前後に動かして清掃する。萌出途上で低位にある臼歯の場合，刷毛面が裂溝部にあたらないことがある。この場合はブラシを横から（口角の位置から）その歯にあててみがくと比較的きれいに清掃することができる（図10 a）。

イ　唇側（頬側）面

　　歯間部の清掃を行う場合，フォーンズ法ではゆっくり歯ブラシを動かし，ていねいにみがく。早く動かすと歯垢を取り残すことがある。取り残した歯垢は，改めてその部位だけスクラブ法を併用して除去するとよい。歯肉の形態にもよるが唇頬側面歯頸部は歯垢の付着が目立つ部位である。歯肉に軽度の炎症のある場合，歯垢の付着量も多くなるので，きれいに除去する必要がある。

ウ　舌側（口蓋側）面

　　舌側面は一般にむし歯の発生が少ないが，上顎前歯口蓋側面には時に歯垢が付着していてむし歯が発生したり，隣接面からむし歯が広がってくることがある。上顎前歯口蓋側面は幼児が自分できれいにみがくことが困難な場合が多いので，保護者による清掃を

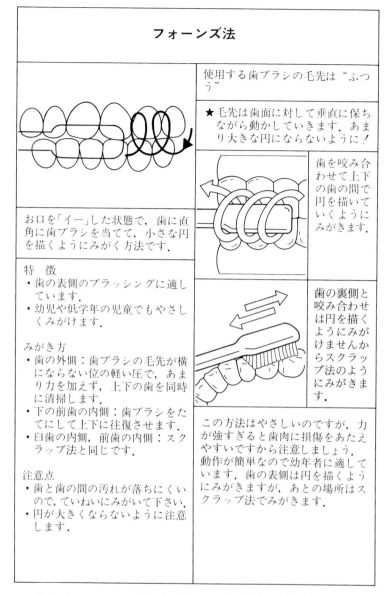

図9-1　フォーンズ法による歯のみがき方(歯の衛生広報ノート
((財) 日本口腔保健協会発行) より改変)

行うとよい。この部位の清掃は歯ブラシで1歯ずつ前方へかき出すようにみがくのがよい。

　乳臼歯舌側（口蓋側）面は歯ブラシをあてると嘔吐反射を起こし，そのために歯みが
き嫌いになることもある。このため，食間時に少しずつ奥の方へ歯ブラシをあてる訓練
が必要である。舌側（口蓋側）面の清掃はスクラブ法でよいが，歯ブラシが舌に触れ
て嫌がる幼児では，歯ブラシの毛先を歯間部に斜めにあて，1歯ずつかき出すようにみ
がく方法でもよい。

(5)　幼児自身が行う清掃

　　1歳後半から2歳ごろの幼児は自分で歯をみがきたがるが，清掃効果は極めて不十分

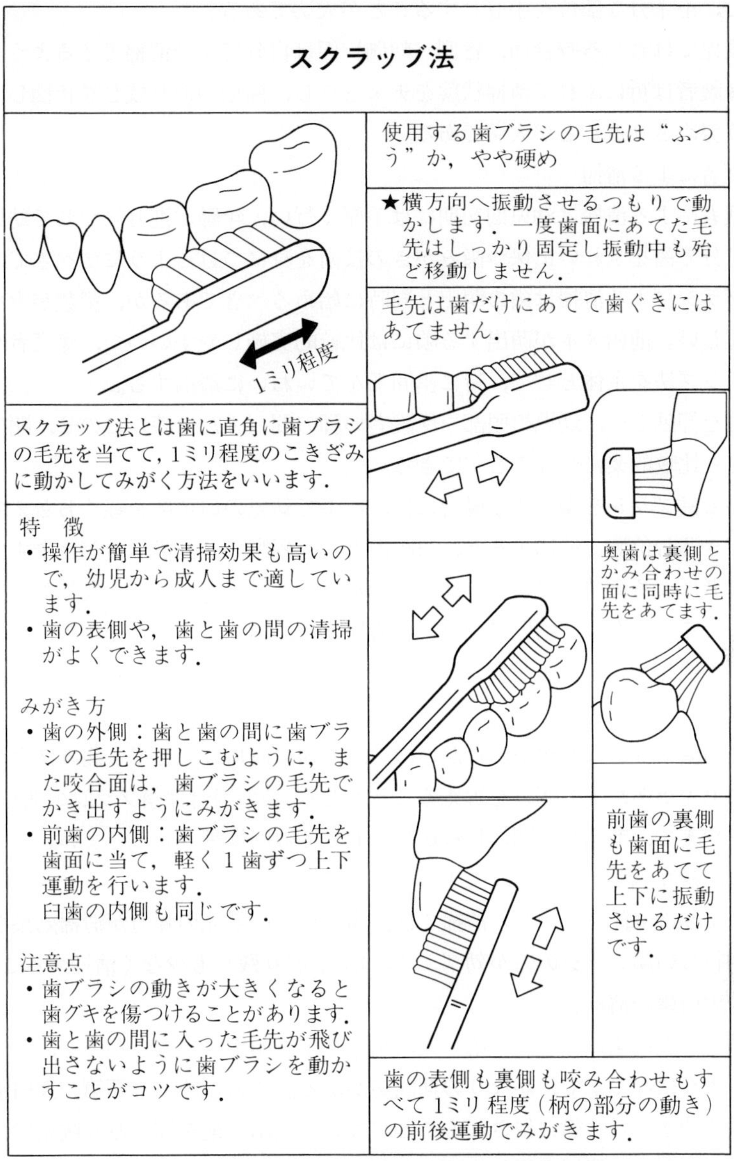

スクラップ法

使用する歯ブラシの毛先は "ふつう" か，やや硬め

★横方向へ振動させるつもりで動かします．一度歯面にあてた毛先はしっかり固定し振動中も殆ど移動しません．

毛先は歯だけにあてて歯ぐきにはあてません．

スクラップ法とは歯に直角に歯ブラシの毛先を当てて，1ミリ程度のこきざみに動かしてみがく方法をいいます．

奥歯は裏側とかみ合わせの面に同時に毛先をあてます．

特　徴
・操作が簡単で清掃効果も高いので，幼児から成人まで適しています．
・歯の表側や，歯と歯の間の清掃がよくできます．

みがき方
・歯の外側：歯と歯の間に歯ブラシの毛先を押しこむように，また咬合面は，歯ブラシの毛先でかき出すようにみがきます．
・前歯の内側：歯ブラシの毛先を歯面に当て，軽く1歯ずつ上下運動を行います．臼歯の内側も同じです．

前歯の裏側も歯面に毛先をあてて上下に振動させるだけです．

注意点
・歯ブラシの動きが大きくなると歯グキを傷つけることがあります．
・歯と歯の間に入った毛先が飛び出さないように歯ブラシを動かすことがコツです．

歯の表側も裏側も咬み合わせもすべて1ミリ程度（柄の部分の動き）の前後運動でみがきます．

図9-2　スクラップ法による歯のみがき方（歯の衛生広報ノート（（財）日本口腔保健協会発行）より改変）

である。しかし，自分で歯をみがこうとする行動の芽生えであるので，上手な歯みがきへの第一歩として育むべきである。すなわち，模倣や好奇心を巧みに利用し，自発的に喜んで歯をみがく雰囲気や環境を作り，少しずつ適切な方法を教えてゆくとよい。例えば，上下顎前歯の唇側面は比較的容易に行えるので，このような場所から幼児自身にみがかせてみてほめてやるというようにして進めてゆく。特に，反復して体得させる訓練が必要になる。

　3歳を過ぎると自分でもかなりきれいに清掃できるが，歯ブラシの届きにくい場所の汚れを十分除去できない幼児が多い。従って，3歳，4歳の時点では必ず保護者がチェ

ックし，不十分な部位を手直しすることが大切である。

　　5歳児ではむしろ咬合面，唇側（頬側）面は自分で十分清掃できるよう訓練するとよい。保護者は折にふれて清掃状態をチェックし，歯垢の取り残しを指摘し，早く上達するよう努めさせることが大切である。

(6)　保護者による清掃

　　保護者による清掃は幼児期初期には手厚く行い，年齢が進むにつれて幼児自身がなるべく自分で歯をきれいに保つ歯みがきの技術を身につけるようにすべきである。

　　歯ブラシによる清掃は歯の萌出と同時に始めるべきであるが，歯数が少ない時には比較的難しい。前歯8本が萌出する頃には比較的実施しやすいので，保護者が行う方法はスクラブ法を主体として，特に歯間部をていねいに清掃する。

　　幼児を仰臥させ，幼児の頭部を保護者の脚の間（または膝）にのせ，開口させて歯をみがくと比較的楽に行うことができる。

　　右手で歯ブラシを操作する場合には，左手で幼児の口角部を軽くおさえて上から口腔をのぞき込む位置で清掃すると，口腔内もよく観察でき，歯もみがきやすい。

　　保護者による清掃の要点は，幼児の増齢とともに幼児がみがき残した部位をきれいに清掃することにある。幼児自身が行う清掃では，歯間部まで毛先が到達していないためにみがき残していることが多い。そこで，この部位まで毛先を到達させることが必要である。

　　幼児用歯ブラシは毛がやわらかいので，歯面に直角にあてても痛みは少ないが，歯間乳頭に毛先があたって痛みを訴えることもある。この場合は歯ブラシの柄を少しひねり，角度を変えて，毛先を歯間にしっかりとあてて数回振動させるとよい。この操作を一部位で数回繰り返すと歯垢を除去することができる。

　　このように毛先を使用した清掃では，歯ブラシの毛先の弾力が清掃効果を左右する。比較的新しい歯ブラシの方が効率よく，また，取り残しも少なく清掃することができる。

(7)　第一大臼歯の清掃

　　下顎第一大臼歯の方が上顎第一大臼歯より早く萌出する場合が多く，第一大臼歯が咬合するようになるまで，かなりの期間がかかる。このために下顎第一大臼歯が不潔な状態は長く続き，むし歯に侵されることが多い。萌出時期を迎える5歳児では，萌出と同時に第一大臼歯の清掃を行わねばならない。

　　萌出直後の第一大臼歯は隣接する第二乳臼歯のため，清掃が行いにくい状況がしばらく続く。歯の清掃方法として，次のようなみがき方がある（図10）。

ア　歯ブラシを口角部から挿入して横の方（頬側）から毛先を咬合面にあててみがく（図10 a）。

イ　毛束の少ない歯ブラシを使用して第二乳臼歯を越えて毛先を第一大臼歯咬合面に到達させてみがく。毛束の少ない歯ブラシが入手できない時には，幼児用歯ブラシの先端から3列位の毛束を残し，植毛部のかかとの刷毛をカッターナイフで切り取ると毛束の少ないものと同様の歯ブラシを作ることができるのでこれを利用するとよい。

　　第二乳臼歯が高度のむし歯で崩壊が著しい場合や第一大臼歯が近心に傾斜して萌出しているような場合は，上記の方法でみがく方がよい。

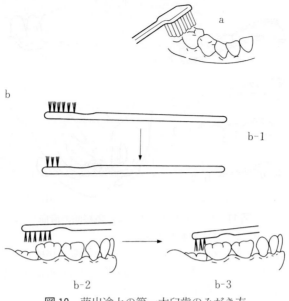

図10　萌出途上の第一大臼歯のみがき方

a：歯ブラシを口角部から挿入してみがく。

b：毛束の少ない歯ブラシが入手できない時は，幼児用歯ブラシを加工して毛束の
　　少ない歯ブラシを作る（b‐1）。b‐2のようにみがいても第二乳臼歯に毛先がひ
　　っかかり第一大臼歯の咬合面をうまくみがけない。b‐1の加工した歯ブラシを使
　　うとうまくみがくことができる（b‐3）。

　　［参　考］

　　1．小窩裂溝：臼歯の溝や溝の交点の凹みのこと

　　2．歯 間 部：歯並びの中の歯と歯の間の凹み

　　3．歯間乳頭：歯と歯の間に入りこんできた乳頭状の歯肉

2）フロッシング

　乳歯では隣接面にむし歯が発生しやすい。1〜3歳では上顎前歯隣接面に，3〜5歳で
は乳臼歯の隣接面にむし歯が発生しやすい。

　歯ブラシによる歯間陥凹部の清掃では毛先の到達し得る限界があり，むし歯は毛先が到
達しない歯面に発生する。この歯面の清掃にはデンタルフロスを使用する。

　前歯隣接面は，フロス（ワックス付きの方が使いやすい）を適当な長さに切り，輪にす
るか両手の指でおさえて歯の間を清掃する。

　臼歯隣接面はフロスのついたプラスチック製の楊枝（市販品）またはフロスホルダーを
用いて，歯の間を清掃するとよい(図11)。フロッシングは幼児が自分で行うのは困難なこ
とが多いので保護者が行うのが一般的である。

3）洗　口

　洗口とは水または洗口液を口に含んで頬筋や口唇を強く動かし，洗口液を口のなかで激

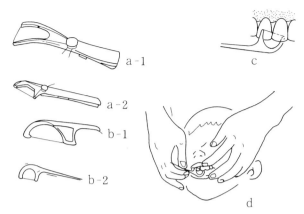

図11　デンタルフロスによる隣接面の清掃
a‐1，a‐2：フロスホルダー
b‐1，b‐2：フロスのついたプラスチック製の楊枝
c：フロスのついたプラスチック製の楊枝による隣接面の清掃
d：保護者による前歯隣接面の清掃

しく奔流させ吐き出すことである。これを2〜3回繰り返す。洗口のみでは歯垢の除去はできないが，食後の洗口は歯面に付着した食物残渣を除き，歯垢のpH値の低下を防ぐ効果が期待できる。幼児にとっては日常簡単に行える方法であるため，歯みがきができない状況の時などに行うと有用である。2歳頃になると洗口ができるようになるので，練習をさせることが大切である。

2．食生活

幼児期は心身の発育・発達が旺盛な時期で栄養学的にも，また，幼児のしつけの面でも食事や間食について正しい習慣を身につける大切な時期である。特に乳歯は幼児期の咀嚼器官としてだけでなく，健全な永久歯列を完成させるうえでも大切な器官であって，単にむし歯がないというだけでなく，顎の発育上からも食生活を通して正常に発育するようにしなければならない。

1）むし歯の発生と食生活

甘味の多い飲食物の摂取とむし歯の発生に関しては多くの報告があるが，幼児の日常生活においては次のような事項が幼児のむし歯発生のリスクを高める結果となる。
・甘味飲食物の摂取量の増加
・口腔内に停滞しやすい甘味飲食物の摂取
・甘味飲食物の摂取頻度の増加
・夜間の甘味飲食物の摂取

2）顎の発育と食生活

幼児期の顎の発育は正常な永久歯列の形成には欠かせないものであり，その一環として幼児期の食生活が挙げられている。顔面の一部となり歯列弓の土台となる上顎骨及び下顎骨は全身を形づくる骨格の一部であるので，単に食生活だけの問題でなく全身的な健康，運動及び発育とも密接に関係するが，局所的なむし歯などの歯科疾患や食習慣とも関連が

ないとはいいきれない。健全な歯列弓で十分に咀嚼し，バランスのとれた食事を摂取してこそ顎は正常に発育する。

3）幼児期の食生活

(1) 咀嚼・嚥下の訓練

乳児期は哺乳に始まる。この時期にはまだ咀嚼器官が十分発達していないので，比較的軟かい食品を食べて成長する。しかし，2歳以降の乳歯が16歯以上萌出している幼児であれば，成人とほぼ同様の硬さの食品を食べることができる。

幼児期の初期は離乳食から普通食への切り換えの時期で，咀嚼訓練や嗜好の点で少しずつ食習慣を変化させる大切な時期である。咀嚼と嚥下について，十分な訓練ができていない幼児に急激に普通食を与えても幼児はとまどい，十分な咀嚼をせずに飲み込んだり，いつまでも口の中で咀嚼を続けるなど，食事がうまくできない幼児に育つおそれもある。従って，1歳から2歳児までの期間は保護者が食事に十分な時間をかけて，正しい咀嚼・嚥下の訓練をさせることが重要である。

(2) 嗜好とむし歯予防

幼児期の飲食物の嗜好はその人の嗜好の基礎となり，改善することが困難な場合もあるという。甘味に対する嗜好もそのひとつであるので，乳児期から幼児期の初期には，できるだけ"うす味"の食べ物を与えて育てるべきである。

甘い飲食物については，砂糖の総摂取量よりも摂取頻度，すなわち口腔内に砂糖が停滞する時間がむし歯発生のリスクに関係する。甘い飲食物を好む幼児の場合，摂取頻度が増加する傾向は否めない。むし歯予防の見地からは，なるべく甘い嗜好を避けるよう努力することが必要といえよう。

(3) 幼児の生活リズムと食生活

幼児は増齢とともに活動が活発になり間食の機会も多くなる。一般に間食回数はむし歯の発生や進行と関連が深く，砂糖を多く含む食品を高頻度で摂取する場合にむし歯が多発するという報告が多い（図12）。

むし歯予防の見地からは間食を慎むよう指導したいところである。しかし，幼児には乳児期からの食生活リズムと食べる楽しみがあるので，間食（おやつ）を摂取することは生活リズムを保つうえでも必要である。従って間食の内容に配慮する必要がある（参考資料3）。例えば，甘味料をとる場合，むし歯になりにくいとされる低・非う蝕性甘味料を選ぶことも方策の1つである（表2）。

近年は幼児の食事も脂質がかなり含まれており，エネルギーとしておやつに糖質の多い食べ物を与えることは好ましくないという意見もある。保護者は幼児の運動量と幼児が一日に摂取している食物から栄養価を考え，間食には三度の食事で不足する栄養価を補うように工夫したおやつを考えるべきである。おやつ即ちお菓子という考えでなく，果物や牛乳等のほか，時には干小魚等を与えることも，歯や顎の健全な発育のうえからは好ましいといえる。

幼児期の生活リズムでは，基本的に夕食後は水分の補給のほかは飲食物を口にしない習慣を身につけさせるとよい。幼児の生活リズムを育むうえでも，あまり遅くない時刻に，就寝する習慣を身につけさせるとよい。遅くまで起きていると飲食をする機会も多くなり，生活リズムの乱れを起こす原因のひとつにもなる。

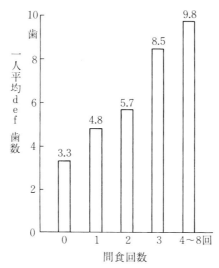

図 12　間食回数とむし歯との関係（Weiss et al., 1960）
（日本歯科医師会雑誌，第 41 巻 10 号（平成元年 1 月），1064 ページより引用）

表 2　代表的な低・非う蝕性甘味料の特徴

甘　味　料			う　蝕　原　性		カロリー	甘味度[1]	原材料	使用されている代表的な食品
			不溶性グルカン合成性	酸産生性				
糖質	糖[2]アルコール	ソルビトール	非	きわめて低	低	54	ブドウ糖	ガム，キャンディー，卓上用甘味料
		マルチトール（還元麦芽糖水飴）	抑　制	きわめて低	低	75	麦芽糖	ガム，キャンディー，卓上用甘味料
	パ　ラ　チ　ノ　ー　ス		抑　制	きわめて低	高	45	ショ糖	キャンディー，ガム，チョコレート
	カ　ッ　プ　リ　ン　グシ　ュ　ガ　ー		抑　制	中	高	55	ショ糖澱粉	キャンディー，ジャム，乳飲料
	フ　ラ　ク　ト　オ　リ　ゴ　糖		非	中	低	30	ショ糖	キャンディー，乳飲料，卓上用甘味料
ア　ス　パ　ル　テ　ー　ム[3]			非	非	きわめて低	10,000〜20,000	アミノ酸	卓上用甘味料，清涼飲料水，ヨーグルト

1）ショ糖の甘味を 100 とする。
2）糖アルコールは一時的に大量に摂取すると一過性の緩下作用（下痢）が起こる。
3）L-フェニールアラニン化合物含有。
（日本歯科医師会雑誌，第 41 巻 10 号（平成元年 1 月），1064 ページより引用）

　　甘味飲料やアイスクリームなど甘味の多い飲食物の買い置きも幼児の成長期には，考慮すべきことである。特に，夏期では，これらの飲食物を手軽に与えてしまい，糖分が口腔内で停滞する時間帯が多くなる事例が多い。また，スポーツ飲料は成人に比較的多く飲用されているが，これらの中にはむし歯発生の要因となる糖質も含まれている。入浴後の飲料として与えている保護者も多いが注意を要する点である。

　　歯みがきの習慣は食事・おやつとセットにして，幼児の生活リズムの一部に組み込むべきである。外出時でも水による洗口等の簡略化した方法であっても例外はないという姿勢で子どもを育てていくことが大切である。

3．むし歯の予防処置

　　むし歯の予防処置とは，歯科医師もしくは歯科医師の直接指導のもとに歯科衛生士が，個人に対してむし歯予防のために必要な処置を行うことを指していう。古くは手術的清掃や小窩裂溝開さく術，鍍銀法の処置が行われたが，近年ではフッ化物溶液の局所塗布法，小窩裂溝填塞法が広く行われている。

　　むし歯予防のために，歯科医師が個人に対して洗口用のフッ化物溶液を処方することもある。また，医薬部外品として市販されているフッ素その他のむし歯予防に有効な成分を配合した歯磨剤の使用を勧める場合もある。これらはむし歯予防処置ではないが，薬剤等を使用したむし歯予防手段の一つであり，歯科医師の判断によって必要な幼児に対しては処方や指導が行われる。

1）フッ化物の局所的応用

　　萌出後間もない歯はフッ素を取り込みやすく，歯に取り込まれたフッ素の一部はフルオロアパタイトとなって，歯の耐酸性向上に貢献する。フッ化物の局所的応用は，主に萌出後間もないむし歯に対する感受性が高い歯の歯質強化を目的として実施される。

　　1～3歳の幼児では，洗口液を吐き出すことがうまく行えないので，フッ化物溶液の局所塗布法が比較的広く実施されるが，4歳後半以降の幼児，児童では，フッ化物溶液による洗口やフッ化物を配合した歯磨剤を利用することもできる（参考資料5）。

(1)　フッ化物溶液の局所塗布法

　　　　酸性フッ素リン酸溶液

　　　　フッ化ナトリウム溶液

　　　　フッ化第1スズ溶液

のいずれかの薬剤が使用される。

　　歯科医師または歯科衛生士によって，歯科診療所や保健所等で歯面に塗布される。

(2)　フッ化物溶液による洗口法

　　4歳後半以降の幼児及び学童に適する方法である。フッ化物溶液による洗口法は実施に先立って，洗口の口の動かし方と洗口液を吐き出させる訓練を事前に飲料水で十分に行っておく必要がある。

　　幼児の洗口は1回約5 mlを口に含み，どの歯にもよく薬液がゆきわたるように頬舌を動かし，少なくとも1分間は洗口するようにする。洗口液は必ず吐き出すよう幼児によく指導してから実施する。

　　洗口液は幼児の手の届かない場所に保管するとよい。

(3)　フッ化物を添加した歯磨剤

　　　フッ化ナトリウム，フッ化第1スズ，モノフルオロリン酸ナトリウムのいずれかを添加した歯磨剤が医薬部外品として市販されているので，手軽にこれを購入し利用することができる。

　　　フッ化物を配合した歯磨剤中のフッ素は，通常1,000 ppm の濃度になっている。

　　　幼児の歯みがきでは十分に歯ブラシで歯垢を除去することが大切なので，フッ化物を配合した歯磨剤を使用する場合は，まず歯ブラシだけで歯を清掃し，改めて少量の歯磨剤をつけて歯をみがき洗口する。そこで一般には，幼児自身がかなりうまく自分の歯をみがくことができ，また，洗口と歯みがき剤の吐き出しができるようになってから使用するのがよいが，洗口と歯磨剤の吐き出しがうまくできれば，保護者が歯磨剤をごく少量つけて歯をみがいてもよい。

２）小窩裂溝填塞法（予防填塞）

　　　歯の小窩裂溝は微生物や食物残渣が侵入し，むし歯が発生しやすく，歯ブラシの毛先が裂溝の深部まで到達しない部位である。近年，歯の表面のエナメル質に強力に接着する合成樹脂材料が開発されたことに伴って，小窩裂溝を切削することなくむし歯の発生前に合成樹脂を使って封鎖するむし歯予防手段が研究開発されたが，この方法を小窩裂溝填塞法（予防填塞，フィッシャー・シーリング）と呼んでいる。小窩裂溝填塞材料は樹脂や前処理剤等一式がセット（フィッシャー・シーラント）になって市販されている。永久歯に小窩裂溝填塞法を実施した場合の報告によると，小窩裂溝ではフッ化物溶液局所塗布法より優る成績が報告されている。

　　　なお，術式などについては，参考資料6に示す通りである。

４．早期発見，早期処置

　　歯科疾患は自然治癒が困難な疾患であるが，幼児期初期のむし歯は放置すると進行が早く，症状が現われた時にはすでにかなり進行している場合が多い。また，幼児の進行したむし歯では十分満足すべき状態に修復することが困難な場合もあり，正常な永久歯列の形成に支障をきたすこともある。

　　このようなことから，幼児自身ならびに保護者の気づかぬ部位で発生，進行するむし歯を早期に発見し，幼児の発達段階に対応した適切な処置を早期に行うことが必要である。

　　幼児期には1歳6か月児の健康診査と3歳児の健康診査が各都道府県，市町村において実施されており，その一環として歯科健康診査及び歯科保健指導が実施されている。個々の幼児についてはむし歯の状況や保育環境等にあわせて，更に適切な時期に個別の歯科健康診査や歯科保健指導が地方公共団体等の協力によって一部で実施されている。しかし，一般には3歳を過ぎると就学時の健康診断を受診するまで，歯科検診及び歯科保健指導を受ける機会がないままに過ごす場合が多い。

　　一方，4～5歳の幼児では，乳歯に軽度なむし歯が発生しても永久歯と交換する歯だからということで，痛みがなければこれを放置する保護者も少なくない。乳歯が単に幼児期の咀嚼器官としてだけでなく，顎・顔面の正常な発育と健全な永久歯列の形成のための重要な器官であるという認識を高め，定期的な歯科検診を受け，早期に処置を徹底する必要があるといえよう。

　　幼児期の歯科健康診査では，単にむし歯の早期発見だけでなく，保育環境及び発達段階を考慮して，歯周組織及び顎の発育状態等を総合的にとらえ，適切な指導が必要である。このためには，個々の幼児のむし歯の状況，処置の状況の他，歯の清掃状態，飲食物の摂取状況，保育状況及び発達状況等を参考にして，歯科保健指導と次の歯科検診時期を約束し，定期的に歯科検診を受診するよう指導することが必要である。また，歯科検診時にう蝕活動性試験を実施し，保健指導の一助とすることも状況によっては必要である。

　　定期検診の間隔は個々の幼児によって，画一的に定めることは困難であるが，幼児期には年2〜4回の検診と指導が必要となる。幼児期に多数の歯牙が高度なむし歯に侵されている場合には，発達過程に対応した歯科治療と咬合誘導が必要な場合もあるので，このような場合は小児歯科専門医とよく相談して治療を勧めることが必要とされる。

[参　考]
1．う蝕活動性試験
　　う蝕活動性試験は，ある観察時点において個体がむし歯になりやすいかまたはむし歯が進行しやすいかを判定しようとする試験法のことである。試験法としては，唾液や歯垢を検体とした微生物因子により判定する方法と宿主因子によるものに大別される。各種試験法の概要は参考資料4に示した。
2．咬合誘導
　　正常な永久歯列の育成を目ざして，咀嚼器官の成長発育に障害を与えるような原因を排除し，成長発育の段階に応じて適切な処置を行うことをいう。小児歯科の処置の大部分は咬合誘導に包含されるといってもよい。

幼児期におけるむし歯予防の手段

1．歯口清掃について習慣形成を図り，歯・口腔を常に清潔に保つようにする。
2．甘い飲食物の摂取頻度をできるだけ少なくさせる。
3．必要に応じて歯科医院や保健所等でむし歯の予防処置を受ける。
4．定期的に歯科健康診査を受け，歯科疾患の早期発見及び早期治療に心がける。

4　幼児期における歯科保健指導

1．幼児期における歯科保健指導の意義

　　歯科疾患は個人の日常生活習慣が長期間に反映する疾患である。幼児期の保育環境と保護者の保育行動は，幼児期のみの疾病・異常にとどまらず，その幼児が成人した後の歯科保健にも影響を及ぼす。幼児期の歯科保健指導は，幼児とそれをとりまく人々に正しい歯科保健知識を持って保育に当たってもらうために，保護者及び保育施設関係者に対しても実施するものである。

1）歯科保健指導の目的

　　幼児期における歯科保健指導の目的は，生涯にわたる歯及び口腔の健康保持増進に必要

な基本的な保健行動を身につけさせることにある。幼児期には乳歯のむし歯予防を主体とした保健指導が行われているが，健全な永久歯列の育成を目指して，幼児の発育発達段階に合わせて日常生活のなかに無理なく取り入れられ，それが習慣化されることが必要である。

2）歯科保健指導の場と対象

　3歳以下の幼児の歯科保健指導では，主に保護者を対象とした指導が行われるが，4〜5歳になると幼児自身も重要な対象となる。

　4歳及び5歳の幼児は3歳児健康診査と就学児健康診断の谷間にあって，多くの幼児は保育所や幼稚園に通園（所）しているのが現状である。従って，この時期には保護者のみならず，それらの施設の保育担当者とも密接な連携をはかり，家庭と保育所あるいは幼稚園における生活についても，幼児が歯科保健に対するよい習慣を身につけるよう指導する必要がある。

3）歯科保健指導の目標

　幼児期は発育発達の目ざましい時期なので，歯科保健指導は幼児の発育発達の段階に合わせた指導が必要になる。また個々の幼児は同じ年齢でも発育発達状況にかなりの差異があることを考慮に入れて目標を設定し，一歩ずつ好ましい歯科保健指導を進めてゆくことが必要である。

　幼児の年齢に沿った歯科保健指導の具体的目標例は表3に示すとおりである。

4）歯科保健指導実施の手順

　幼児の歯科保健指導は単に歯科保健のみでなく，保健行動全体のなかで位置づけられるべきものである。

　歯科保健指導は対象及び目的によって

　　・集団を対象とした指導

　　・個人を対象とした指導

に大別できるが，いずれの場合も保健指導を行った結果，どのような成果が得られたかを明らかにすることが大切である。実施に当たっては次のような事項がその要点となる。

(1) 実施計画

ア　対象がどのような歯科保健上の問題点を抱えているかを指導者は十分に把握していること。

イ　保健指導はよりよい保健行動に近付くことをねらいとしている。保健指導の実施によってどのような保健行動の変容が起こるかをある程度予測して無理のない達成目標を設定する。

ウ　「誰に」「どのようなことを」「どのように実施してほしいのか」具体的な内容をどのような手段で対象にうまく伝えるか，保健指導の方法を十分検討しておく。

(2) 保健指導の実施

　対象の数，幼児の発育発達状況（年齢）及び保育環境等の生活全体を把握し，必要に応じて媒体を使い，よりよい保健行動を目ざし，日常生活のなかで無理なく実践でき，習慣化するように指導する。

(3) 事後の評価

　保健指導の目標達成度はその保健指導を行った成果として反映される。特に，日常生

表3　幼児歯科保健指導の具体的目標例

時期	対　　　象	具　体　的　目　標
① 幼児前期（1〜2歳）	ア保護者	1　自分の子の歯及び口腔の健康状態の理解 ・むし歯予防の重要性を認識している。 ・むし歯の本数，部位及び程度を知っている。 ・適切な受療行動がとれる。 2　歯及び口腔の清掃 ・どこが汚れているかわかる。 ・歯口清掃用具（歯ブラシ）を用いて歯の汚れを除去することができる。 ・子どもに「ブクブクうがい」を教えている。 ・歯口清掃が習慣として確立している。 3　食生活習慣の確立 ・間食の選択及び与え方がわかる。 ・特にむし歯誘発性の含糖食品を適切に制限できる。 ・好ましい食事と生活が習慣として確立している。
② 幼児後期（3〜5歳）	ア保護者	1　自分の子の歯及び口腔の健康状態の理解 ・むし歯予防の重要性を認識している。（むし歯発生の原因を正しく認識している） ・特に乳臼歯（隣接面），第一大臼歯の大切さを理解している。 ・むし歯の本数，部位，程度を知っている。 ・適切な受療行動がとれる。 2　歯及び口腔の清掃 ・どこが汚れているかわかる。 ・歯口清掃用具（フロス）を用い隣接面の汚れの除去もできる。 ・子どもに歯みがきの認識や適切な自立を育んでいる。 ・第一大臼歯の萌出期に注意し，萌出途上からみがくことができる。 3　食生活の改善 ・どのような食品・食習慣がむし歯の原因かわかる。 ・間食の選択及び与え方のバランスを整えられる。 ・必要に応じ食生活を改善できる。

　　活のなかで好ましい生活習慣として定着しているか否かについての評価が，事後に行う評価の主な目的である。また，その成果は次の指導及び企画に反映させることもできる。

2．個人を対象とした歯科保健指導

　　自ら歯科保健相談の場を訪れた者及び歯科健康診査の結果，何らかの問題点の指摘を受けた者で，解決すべき問題や訴えを把えている者がほとんどである。

1）問題点の把握

　　幼児もしくは保護者からの訴えや診査の結果をもとに，対象者の問題点を把握する。問題点を把握するに当たっては，単に歯科保健上の事項だけでなく，幼児の保育環境等が深く関連している場合もあるので，これらの事項もふまえて保健指導にあたらねばならない。

　　問題点を把握するうえでは，面接，問診，質問紙を使った回答，口腔観察（口腔診査）及び必要な検査等の結果が参考となる。問題点を把握するうえで参考となる事項として以下のものがあげられる。

表3　（つづき）

時期	対　　象		具　体　的　目　標
②幼児後期（3〜5歳）	イ幼児本人	a　3歳	1 歯及び口腔の理解 ・歯にも関心が向く。 ・上手に口を開けてみせることができる。 2 歯及び口腔の清掃 ・歯みがきは楽しいと感じる。 ・歯はきれいだろうかと思う。 ・いつ歯をみがくかがわかる。 ・ブクブクうがいを実践できる。
		b　4歳	1 歯及び口腔の健康の理解 ・歯の大切さがわかる。 2 歯及び口腔の清掃 ・歯の汚れがわかる。 ・なぜ食べたら歯をみがくかがわかる。 ・歯ブラシの持ち方，当て方，動かし方がわかる。 ・忘れず自分からみがくようになる。 　（歯みがきの習慣） 3 間食のとり方 ・おやつの食べ方がわかる。
		c　5歳	1 歯及び口腔の健康状態の理解 ・予防及び治療の処置を受けようという姿勢ができる。 ・第一大臼歯に関心をもち萌出に気づく。 2 歯及び口腔の清掃 ・なぜ歯みがきをするのかがわかる。 ・ていねいに歯の各部分がみがける。 ・第一大臼歯を不十分ながらもみがける。 3 間食のとり方 ・どのような食品がむし歯の原因となるのかがわかる。 ・間食として食べるものをバランスよく選択できる。
	ウ幼稚園・保育所職員など		1 上記イの目標の理解と協力 2 基本的な生活習慣の確立 ・歯科保健を日常的な生活及び教育内容に取り入れられる。 3 保護者に対する連絡・助言

(1) 対象者の氏名，性別，年齢及び住所
(2) 主訴（自覚症状）又は集団検診等で指摘された事項
(3) 家庭環境及び保育環境
(4) 生活環境（日常の生活行動パターン，食生活等）
(5) 歯科保健行動（歯口清掃の回数，用具，方法，実施時間及び実施者）
(6) 健康状態（妊娠時からの既往，哺乳歴，発育発達状態及び習癖等）
(7) 口腔観察（口腔診査）状況（歯の萌出状態，咬合状態，むし歯の有無と処置状況，軟組織の疾病異常の有無及び歯の清掃状況）
(8) 口に関する習癖（指しゃぶり等）

(9)　歯科保健に関する認識（主たる養育者の理解及び認識の程度）

⑽　その他（問題点と深い関連があると思われる事項及び必要に応じて実施するう蝕活動
性試験の結果等）

2）指導目標の設定

　　個々の対象の指導内容により，幼児の発育発達の状況に応じて設定する目標には差異が
あるが，対象を再度チェックすることを前提として，再診査の時点までに無理のない目標
を決め，達成させるようにするとよい。

3）歯科保健指導の実際

　　個々の幼児及びその保護者を対象とした歯科保健指導では，幼児の年齢，発育発達の状
況及び訴えの内容によってそれぞれに対応した適切な指導が必要である。しかし，幼児期
のむし歯予防，並びに健全な永久歯列の育成を目ざした歯科保健指導としては，次のよう
な事項が要点となる。

(1)　むし歯予防を主体とした歯科保健指導の要点

　　対象者の歯の清掃状況，むし歯の有無及び生活習慣等を参考とした保健指導の要点は，
基本的には5つのタイプに分けることができる。それぞれのタイプの者に対する歯科保
健指導の要点は表4に示すとおりである。

(2)　歯科保健指導を行う場合の留意事項

ア　1歳6か月児歯科健康診査要領及び3歳児歯科保健指導要領で示されている乳歯のむ
し歯罹患型及び保健指導の内容等を参考にして行うとよい（表5，6）。

イ　歯科保健指導は“押し付け”ではなく対象（幼児及びその保護者）に“やる気”
をおこさせ，習慣化させるよう指導することが必要である。

ウ　幼児ではすでに定着して毎日実施しているよい習慣に，新しい習慣を付加するとよい。
例えば，幼児初期には飲食後必ず歯の清掃。幼児後期には入浴とフロッシング。という
ように組合わせて，一つの行事として毎日手抜きせず実施させ，習慣化させるようにす
るとよい。

エ　歯口清掃と食生活を含む生活習慣の指導は，歯科保健指導の基本である。1～3歳児
の場合はむし歯がなくても甘味飲食物の摂取と歯の清掃には特に留意し，必要に応じて
フッ化物溶液の局所塗布を勧める指導を行う。また，1歳6か月児及び3歳児の歯科健
康診査以外にも，歯の健康診査を定期的に受けるよう指導する。

オ　4～5歳の幼児では乳臼歯隣接面にむし歯が発生することに注意し，可能なかぎりデ
ンタルフロスを併用して，歯を清潔にするよう指導する。また，就学前に第一大臼歯が
萌出あるいは萌出途上にある幼児ではむし歯発生のリスクが高いので，清掃に十分注意
し，必要に応じてむし歯の予防処置やフッ化物溶液の洗口等を実施するよう指導する。

カ　指導の成果を確認するために，適当な期間を置いて後日再来するように約束するとよ
い。約束の期日までに幼児及び保護者が目標を達成する励みにもなることである。

4）歯科保健指導の評価

　　歯科保健指導の実施者の意思通りに対象が実践しているか否か，また，目標が達成され
ているか否かを評価することは大切である。このためには，指導後，対象を再来させるこ
とが必要である。その結果，目標が高すぎて対象が目標を達成し得なかったような場合は，
目標を下げて一歩一歩指導の成果を確かめながら，満足すべき状態に近づけてゆくことも

表4　口腔の状況と保健指導の要点

対象の主なタイプ	保健指導の要点
1　むし歯はない。歯も清潔な方で，良い生活習慣が身についている者。	現状を維持するように指示する。
2　未処置歯のむし歯がない。歯は清潔な方であるが，生活習慣は乱れがちである。	今後，隣接面及び裂溝等の思わぬところからむし歯が発生するおそれがある。良い生活習慣(間食，生活のリズム)を身につけるように指導する。
3　むし歯はないが，歯の清掃が悪い者。	むし歯が発生するおそれが大であるが，歯に対する意識は低い可能性がある。これもふまえ歯口清掃に対する行動変容を図るように指導する。生活習慣が不良な場合も多いので，この点についても指導する必要がある。
4　未処置のむし歯もあり，歯の清掃も十分でなく，生活習慣も決して良くない者。	むし歯がまん延するおそれがある。歯の清掃を含め生活全般に亘ってよい習慣を身につけ，むし歯を早期に治療するよう指導する。
5　未処置のむし歯が多い。生活習慣にも問題がある。	小児歯科医による歯の治療を受けるとともに，生活全般に亘ってよい習慣を身につけるよう指導する。歯だけでなく種々の問題を抱えている場合も少なくないので，特にそれらの状況を配慮した指導が望まれる。
＊　特に，第一乳臼歯と第二乳臼歯の隣接面が密接している者，第一大臼歯の萌出している者。	さらに，フロスの指導，第一大臼歯保護の指導を徹底させる。

注：幼児後期ではむし歯がない場合でも，顎，顔面の発育状況（特に発育空隙の出現）には注意して観察するとよい。4〜5歳児で発育空隙が全く認められない者では，保護者に永久歯列の不正咬合が出現する可能性のあることをそれとなく話しておくとよい。

［参　考］

発育空隙：2〜3歳以降の幼児の乳切歯にみられる歯と歯の間のすき間。乳歯より大きい永久歯が正しい位置に並ぶために顎が発育し，乳歯の間にはすき間がみられる。

できる。

　歯口清掃状態は歯科保健指導の成果を客観的に評価しやすい。前回よりよい結果が得られている場合は，幼児やその保護者をほめることによって励ましとなり"やる気"をおこすことに継がってゆく。

　う蝕活動性試験の結果も同様に評価を行うことができるが，この場合はその場で結果が得られないこともある。食生活や口腔周辺の不良習慣の改善等については，問診並びに面接によって評価する。

3．集団を対象とした歯科保健指導

　保育所及び幼稚園等の施設で幼児またはその保護者に対して保健教育の一環として，集団を対象とした歯科保健指導を実施する場合が多い。

表5　乳歯のむし歯罹患型判定区分及び乳歯のむし歯罹患型に応じた指導事項一覧（1歳6か月児歯科健康診査要領）

表5-1　乳歯のむし歯罹患型判定区分

乳歯う蝕罹患型			判　定　区　分
O　型	O₁　型	う蝕がない	う蝕がなく，かつ口腔環境もよいと認められるもの。つまり，歯の汚れの程度が"きれい""ふつう"（プラーク・スコアをとった場合は，その値が8以下）で，甘味嗜好の傾向も強くなく間食習慣も良好なもの（質問事項の解答が"a"に集中するもの）。
	O₂　型		う蝕はないが，口腔環境が良好でなく，近い将来においてう蝕罹患の不安のあるもの。
A　　型			上顎前歯部のみ，または，臼歯部のみにう蝕のあるもの。
B　　型			臼歯部及び上顎前歯部にう蝕のあるもの。
C　　型			臼歯部及び上下顎前歯部すべてにう蝕のあるもの（臼歯に生歯があるなしにかかわらず下顎前歯部にう蝕を認める場合はこれに含める。）

表5-2　乳歯のむし歯罹患に応じた指導事項一覧

罹患型	予後の推測	指　導　事　項
O₁　型	う蝕感受性は低いものと思われる。	①　現在の状態を続けるように努力させる。 ②　一般的な指導事項を指導する。 ③　予防処置（フッ化物溶液塗布）をすすめる。
O₂　型	う蝕発生の可能性が強いと思われる。	①　一般的な指導事項を徹底する。特に歯の清掃と間食，飲物に対して十分に注意，指導する。 ②　6か月後に再検査の必要性があることを指導する。 ③　予防処置フッ化物溶液塗布をすすめる。
A　型	う蝕感受性は高い。	①　う蝕進行阻止の処置（フッ化ジアンミン銀溶液塗布）を指示する。 ②　哺乳びんの使用が多ければ，それに対して注意する。 ③　その他，O₂型に準じて指導する。
B　型	う蝕感受性は高い。広範性う蝕になる可能性もある。	①　A型に準じて指導する。 ②　定期検査を確実に受けるように指導する。
C　型	う蝕感受性は著しく高い。広範性う蝕になる可能性が強い。	①　B型に準じて指導する。 ②　可能な限りう蝕の治療をすすめる。 ③　小児科医の診察も受けるようにすすめる。

1）対象集団の把握

　集団指導においても個別的な指導の場合と同様に，指導内容及び目標の設定に当たって事前に対象集団の特徴を理解し，集団としての問題点を把握しておかなければならない。施設の職員及び集団のリーダーから次のような情報を収集し，また必要に応じて調査等を行い，内容及び目標の検討はできるだけ一緒に行うようにする。特に初めての施設での指導は，打ち合わせを兼ねて実際に施設を訪問し，幼児の様子や会場を下見しておくとよい。

(1)　幼稚園・保育所・障害児施設の幼児とその保護者並びに職員

表6　乳歯のむし歯罹患型と保健指導（3歳児歯科保健指導要領）

乳歯のう蝕罹患型	現症及び予後の推測	指導事項
Ⅰ　むし歯のない者		(1)　口腔清掃に注意する。3歳では自分で完全な口腔清掃が行えないから保護者が行ってやる。この際，特に隣接面や歯頸部をよく清掃する。これを1日2〜3回食後に行えば理想的であるが，最低1日1回は励行させる。 　また，歯ブラシ使用の習慣をつくるように指導する。 (2)　1年に3〜4回歯科医院を訪れて検診を受け，その際むし歯の予防薬の歯面塗布をしてもらう。 (3)　食間に糖分や粘着性のでん粉をとることを極力やめさせて，果実類や牛乳などに代えて行く。 　1）一般的事項参照
Ⅱ　むし歯のある者　A型	上顎Fのみまたは Mのう蝕罹患型からみると比較的程度の軽いものである。	(1)　現在あるむし歯の治療を受けるように指示する。 (2)　むし歯が上顎前歯部に強く限定してあらわれる場合は，吸指癖や人工栄養に関連がある場合が考えられるので，その点に注意して観察し，その矯正について指導することによりう蝕の拡大を防ぐ。 (3)　その他はむし歯のない者にあげた指導事項に準じて指導する。
B型	M及び上顎Fにむし歯がある。 上下，左右の四つの部分のMにむし歯がある場合は，う蝕の感受性はかなり高く，将来C2型に移行する可能性が強い。	(1)　A型の指導要領に準じて指導する。 (2)　う蝕感受性が高いと思われる者については定期検診を確実に受けるように指導する。 　また，甘味食品を減らすように指導し，歯口清掃には特に注意するよう指導する。
C型	下顎Fにむし歯のある者	
C1	下顎Fのみにむし歯のある者	(1)　現在あるむし歯の治療を受けるよう指示する。 (2)　その他はむし歯のない者にあげた指導事項に準じて指導する。
C2	下顎Fを含む他の部位にむし歯のある者 う蝕の感受性は極めて高く，う蝕の進行は急速である。 将来，第一大臼歯の近心転位や，近心傾斜，犬歯の唇側転位，小臼歯の舌側転位等が起ることもある。	(1)　直ちに歯科医師を訪れ，治療を受け，また，定期検診を確実に受けるように勧める。 (2)　この型の者は，全身的な原因のあることが想像され，また逆に重症う蝕のために全身的な機能低下を来していることがあるので，是非とも小児科医の診療を受けるように勧める。 (3)　その他はB型に準じて指導する。

ア　施設の特徴

　　・どのような幼稚園，保育所か

　　・どのような障害をもった児のための施設か

イ　幼児の施設での生活及び家庭での生活のパターン

ウ　家庭の業態，家族形態

エ　むし歯有病状況，処置状況

オ　歯科保健行動
　　　・施設での歯みがき等の実施状況
　　　・家庭での歯科保健行動についての情報
カ　これまでに歯科保健指導を受けた経験の有無及び内容
(2)　その他の集団
ア　集団の特性
　　　・どのような目的で集まっている集団か
　　　・性，年齢及び職業構成
イ　集団に共通する興味並びに悩み
ウ　これまでの活動状況

2 ）問題点の把握

　　集団を対象とした指導で個別的な指導と異なる点は，集団全体としてどのような問題点を抱えているかである。

　　100 人の集団の中で 2 〜 3 人の者はかなり高度な歯科疾患があるが，残りの幼児にはほとんど問題がない場合とその逆の場合では，指導の内容及び方法がかなり異なってくる。従って，施設等との事前の打合わせでこの点をよく把握する必要がある。

　　問題点を把握するうえで参考となる情報としては，次のような事項がある。

(1)　むし歯罹患状況
　　　毎年歯科検診を行っており，むし歯の有病状況，未処置のむし歯がある者の割合と処置状況及び高度のむし歯が有る者の割合等の数値が整理されている場合には，これらの数値を参考にするとよい。これらの歯科保健情報は整っていない場合が多いが，施設の関係者に保育所及び幼稚園の滞在時間中に歯の痛みを訴える幼児の数や歯科医院へ通院して休む者の数等を聞き取ると，推測することができる。

(2)　歯科保健行動
　　　歯みがき状況やおやつの摂取等について調査が行われている場合は，利用するとよい。

(3)　保護者の歯科保健に対する関心の程度
　　　保護者及び幼児の歯科保健に対する意欲や問題の規模（内容，問題の大きさ等）を知る必要がある。この集団指導の企画が保護者の側から企画されたものか，また，施設側から提案されたものかによっても推測することができる。

(4)　その他
　　　地域の歯科医療機関の状況及び社会環境も，問題点を把握するうえでは参考となる。

3 ）指導目標の設定

　　集団の歯科保健指導では，単に講話，映画及びスライドを見せて知識を与えるだけでなく，集団を構成する個々の人々（個々の幼児とその家族）が少しでも歯科保健の向上に努めるようにするために行うものである。従って，集団構成員のほとんどの人々が達成できる目標を設定するとよい。

　　問題の内容によって目標は異なるが，初めはあまり高すぎない目標を考えてすべての幼児が実践できるようにするとよい。目標の設定は幼児にとって，特に励みになるものである。

4）歯科保健指導の方法と媒体

　集団指導においては，伝達技法の巧拙が指導の成果に大きな影響を与える。指導に当たっては，時間，設備，マンパワー等の諸条件を考慮しながら，目的や対象集団の性質にあわせて適切な方法と媒体を選択する。また，ときには実際にリハーサルを行ってみることも大切である。

(1) 講話，講義

　集団に対してもっともよく用いられる方法であるが，話法技術や構成力等の話し手の力量が成果に直接的に現れるので，準備は入念に行わなければならない。特に一方的な指導になってしまわないよう，対象者の関心を集中させるための配慮が必要である。

　このためには，目的やねらいをできるかぎり絞ることである。たくさんの内容を盛り込むと印象が稀薄となり，かえって成果を損なう。とりわけ幼児は集中できる時間が短いので，時には重点を思い切って絞り込む必要がある。

(2) 示説，実示，実習

　対象者自身の体験及び観察を通して指導内容への理解と興味を深めようとする場合と，歯みがき指導のように技法の習得を主な目的とする場合とがある。

　前者では，

　　　・鏡による口腔内の自己観察

　　　・手作りおやつの試食

　　　・濃度別砂糖水の試飲等，

目的にあわせてさまざまに創意工夫を発揮できる。

　一方，歯みがき指導等では示説だけでは十分な技法の習得を期待することは難しい。歯垢の染め出しができない場合でも，示説に加えて手鏡と歯ブラシによる簡単な実習を行うとよい。

　なお，幼稚園及び保育所で実習を行うときには，全体の流れや時間の配慮，必要な器材や自宅から用意させる物の手配等，計画段階での十分な準備が必要である。

(3) 映画，ビデオ，スライドの映写会

　幼児のむし歯予防を主題として，幼児向け，保護者向けにたくさんの映画，ビデオテープ等が市販されている。日頃から新しい作品には目を通し，入手したものについては一覧表を作成しておき，相互に利用できる体制を整えておくとよい。

　本来，映画，ビデオ及びスライドは媒体そのものであり，映写会であっても指導の目的に沿って補助的に利用すべきものである。前後に解説を加え，いわゆる「見せっ放し」にならないように留意する。

(4) 寸劇，人形劇，紙芝居等

　幼稚園や保育所等でよく用いられるが，これらの方法も映画等と同様に媒体そのものであり，前後には解説等が必要である。また，幼児に劇を演じさせる，あるいは脚本作りを施設の職員とともに進める方法もある。この場合はむしろその過程自体に指導の意義が大きく見い出せる。

(5) 討　議

　幼児でも保護者でも，場に積極的に参加させるようにした方が指導の効果は得られやすい。例えば映画を見せた後に感想を語りあわせる，あるいは途中で紙芝居を止めて今

後の展開を予想しあうことなどから，集団全体の共感へ討議を発展させていく。このとき指導に当たる者の主な役割は，なるべく多数の人が発言できるよう配慮し，討議のための問題点を整理することである。

　　討議は育児についての母親の勉強会等の自主的なグループに対して実施する場合に効果的である。この場合，組織自体の活動性や自主性をできるだけ尊重し，目標の設定や内容の検討等企画の段階から参加を求めると，それらの過程を通して組織の活動に拡がりや高まりが生まれるようになる。

(6) 展　示

　　歯の衛生週間や健康祭り等の際にパネルや模型などを展示する機会がある。この場合も，展示物を媒体として積極的に説明，紹介に努めることが大切であり，個別的な指導へ発展することもできる。展示物は視覚的に訴える見やすいものが良い。また，簡単な示説や実習のコーナーを設けると効果的である。

(7) 広報宣伝活動等

　　広報宣伝活動は，一種の集団的な保健指導である。パンフレット・リーフレットの配布，広報・保健だより等の利用，有線放送の利用等がこれにあたる。いずれも，一方交通的なコミニュケーションの手段であるが，パンフレット等の利用のみに終ることなく，一連の計画の一部として利用するとよい。

　　例えば，保育所に通う幼児の保護者に対してむし歯予防の啓発を図ろうとする場合，保護者の関心が十分に喚起されていないと，家事や休息の時間を割いて集まってもらうような協力は期待できない。このような場合には，「保育だより」等を通じて健康診査の成績や歯科保健の情報を提供し，保護者の関心を喚起しておくように日ごろからの積み重ねを行っておくことが望ましい。

(8) 見　学

　　昼食後の歯みがきの実施状況，他クラスの指導の様子などはＶＴＲやスライドで説明するよりも，実際に見学する方が理解されやすい。この場合には，ただ見に行くだけではなく，前後の説明や話し合いが大切である。

5）歯科保健指導の留意事項

(1) 動機づけ

　　集団を対象とした歯科保健指導は，一般に対象者の関心の程度がまちまちであり，ほとんど無関心ということも少なくない。その場合，まず歯科保健に注目してもらうことが大切である。動機づけの力点は歯についての関心を高め，歯科保健の重要性に対する認識を高めていくことにおかれる。

　　動機づけには否定的に働きかける方法と肯定的に働きかける方法がある。歯性病巣感染の例をあげて，むし歯と全身疾患との関わりを強調しながら関心を高めようとする方法は前者にあたる。しかし，稀にしか起こらない例を基に「むし歯はこわい病気」とするよりも，むしろ生涯を健全な歯で過ごすことの喜びや利点を強調する方が積極的な効果が期待できよう。むし歯予防を生涯にわたる健康づくりの第一歩として位置づけ，「健康づくりは子どものむし歯予防から」と語りかける方が現代の健康観にも即している。特に幼児に対して，稀にしか見られないような症例のスライドを見せて，歯科治療への恐れを喚起するような方法は慎むべきである。

　　歯垢染め出しの実習により，普段気がつかなかった自分の歯の汚れに気付くというような率直な驚きが動機づけのきっかけとなる。また，問いかけやクイズを通して自分で考えさせる時間をもち，さらに個人の直感を全体の直感に発展させていくようにすると効果的である。

(2)　対象の選択

　　大きい集団を対象にして一度に実施するよりも，やや小さい集団にわけて何回か実施する方が効果が大きい。小集団（40〜50人程度）の場合には，相手の理解の様子を察知することもできるし，討議，質問も受け答えしやすく，相互のコミュニケーションが緊密になる。

　　幼児では年齢によって理解力に差がでてくる。4歳児及び5歳児を収容している保育所のような場合には，4歳児には4歳児に，5歳児には5歳児に見合った内容，媒体並びに話し方で実施することが適切である。

(3)　言葉使いと内容

　　集団を対象として講演等を行う場合には，可能なかぎり一般の人々が使っている言葉を使うのが望ましい。例えば"むし歯""歯ならびの異常"等である。歯垢，プラークのように少数の人は知っているが，知らない人もいるような言葉については簡単な解説を加えながら話を進めて行くことが望ましい。そのためには，集団を対象として歯科保健指導に当たる人は正しい歯科保健の知識をもち，それを短時間のうちにいかに多くの人に理解してもらうことができるかという能力が必要である。

　　指導内容は多岐にわたらない方がよい。できるだけ内容を限定し目的を絞る方がよい。例えば，幼児のむし歯の予防を主題としても，歯口清掃に力点をおくのか，おやつの事に力点をおくのかを考えて実施する方がよい。指導の内容を絞りこむと目標の設定も容易になる。

6）歯科保健指導の評価

　　保健指導の評価とはねらいとした生活行動や態度の変化が達成されたかどうかを確かめ（効果測定），設定した目標や方法の適否を含めて企画や実施面についての検討を行い，次の指導に役立たせること（フィードバック）である。適切な評価を行うためには指導前の状況の把握はもちろんのこと，効果測定やフィードバックの方法についても事前に決定しておくことが必要である。目標設定の段階からすべてを計画的に行わなければならない。

(1)　評価の視点

　　保健指導の成果には，短期間で確認できるものと比較的長期間を要するものがある。一般に保健指導の評価では，次の視点で目標の達成度を把握する。

　　・本当に伝達できたかどうか………何がわかって，何がわからなかったのか。

　　・行動が変容したかどうか…………実際に行ってみたか，うまくできたか。

　　・変容が定着したかどうか…………生活習慣となり，歯科保健状態が向上したか。

　　例えば，歯口清掃指導の場合を例にとると次のようになる。

　　・どこがみがけていないのかがわかり，そこを確実にみがける歯ブラシのあて方を覚えたか。

　　・家でそのようにみがいてみたか。指導の時にわたした染め出し剤は使ってみたか。

きちんとみがけていたか。

・毎日忘れずにそのようなみがき方ができているか。実際にその部位が清潔に保たれているか。

集団を対象とした歯科保健指導を実施した後で再び集まる機会をもつことは困難な場合が多いが，可能な限り対象者の一部にでも参加を求め，事後の評価の場を設定することが望ましい。施設の関係者の協力のもとに質問紙等による回答を求めるのもひとつの方法である。

(2)　方法と指標の選択

効果測定の方法には問診，観察，質問紙などにより態度や行動そのものを把握する場合と，態度や行動の現れとしての口腔内の状況を歯垢の付着状態やむし歯有病状況を指標として把握する場合がある。具体的な方法や指標の選択にあたっては，次のことに留意する必要がある。

ア　できるだけ客観的なものであること

歯垢の付着状態の評価では「あり，なし」とするよりも，明確な判定基準をもつ指標（指数）を用いる方が客観性が高まる。

イ　目標の達成度を敏感に反映すること

幼稚園や保育所での保健指導の成果をむし歯有病状況から把握しようとするとき，むし歯所有者率等にはなかなか変化が現れない。C_3以上の重度なむし歯所有者の率や乳臼歯の処置歯率等に注目すると，比較的早期に成果を確認することができる。

ウ　容易なものであること

できれば対象者も測定可能であることが望ましい。部位を限定した歯口清掃指導等では，保護者にチェック方法を覚えてもらうことにより家庭での評価も行える。

これらの効果を測定する場合は指導を行った後だけでなく，指導を行う前に，同様な調査を行っておくと，その効果が明瞭になる。また理解した者と理解しなかった者の判別も容易である。

幼児期における歯科保健指導

1．幼児期の歯科保健指導は，幼児期のみならず，成人した後の歯の健康にも影響を及ぼすこととなり，非常に意義が深い。
2．個人を対象とした場合の指導は，対象者の問題点を把握するとともに，個人の特性に応じた指導目標を選定して行うことが望ましい。
3．集団を対象とした場合には，指導の効果を高めるため，対象となる集団の特性及び実施場所等を考慮にいれ，その集団に適した指導を行うのが望ましい。
4．保健指導を行った後は，指導の効果について事後評価を行うのが望ましい。

参 考 資 料

参考資料1　乳歯むし歯と永久歯むし歯との関係

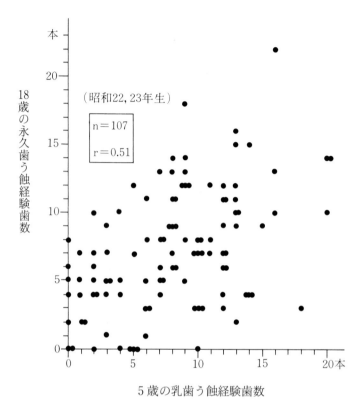

図1　乳歯のむし歯と永久歯のむし歯の相関図（宮入秀夫他，口腔衛生学会雑誌，
　　18：1，1968 より改変して作図）

　東京都杉並区西保健所において昭和28,29年に幼稚園で歯科検診を受けた個人の
検診票（5歳の乳歯う蝕経験歯数）と，その者たちが昭和40，41年に保健所を訪れ
た際に検診した結果（18歳の永久歯う蝕経験歯数）との相関を求めた結果である。
　相関係数 r＝0.51，5％危険率で有意な相関が得られ，5歳で乳歯のう蝕の多い
者は永久歯でもう蝕が多くなる傾向がみられる。

参考資料2　乳歯及び永久歯の交換に関するもの

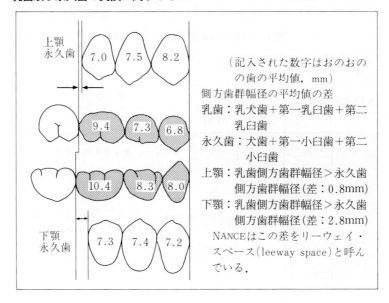

図1　リーウェイスペースについて(桑原洋助著，小歯科矯正学，学建書院，東京，1982より引用)

　乳犬歯，第一乳臼歯，第二乳臼歯の近遠心的な長さの合計は永久歯の犬歯，第一小臼歯，第二小臼歯の近遠心的な長さの合計よりわずかに長い。この差をリーウェイスペースといい，犬歯，小臼歯，第一大臼歯の正しい咬合関係を作り出すうえで微妙に調整される余地となっている。

　　註：側方歯群：側切歯と第一大臼歯に挟まれた部分にある歯群のことをいう。乳歯では，乳犬歯，第一乳臼歯，第二乳臼歯の3歯を，永久歯では，犬歯，第一小臼歯，第二小臼歯の3歯をいう。

参考資料3　食品のう蝕誘発性について

表1　食品のう蝕誘発性による分類

食品の基質としての性質		食品の作用時間としての性質		食 品 名
歯垢形成能 (PFA)	酸産生能 (APA)	摂取中の作用時間 (IT)	嚥下後の作用時間 (CT)	
高	高	中	高	トフィー，キャラメル，ヌガー
高	高	高	低	キャンディ，氷砂糖，ガム
高	高	低	高	ウエハース，あん入もち，カステラ，チョコビスケット，甘納豆，ようかん，ビスケット
高	高	低	中	まんじゅう，チョコレート，かりんとう，クッキー
高	高	低	低	水あめ，ケーキ，ジャム，ゼリー
中	中	低	低	バニラアイスクリーム
低	低	低	高or中	ポテトチップ，せんべい，えびせん

（松久保ら，1981）

　　う蝕になりやすい食品の判定は，歯垢を形成する能力及び酸を産生する能力の強さ及びその後口腔内で食品が歯に対して作用する時間で行うことができる。

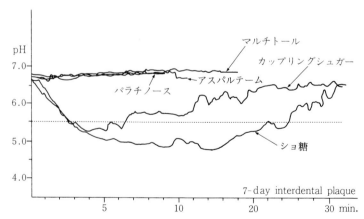

図1　各種砂糖代用甘味料を歯垢に作用させた場合の歯垢 pH の変化
（IS-FET pH 電極による，松久保ら，1984）

　　ショ糖に比べ低・非う蝕性甘味料を使用した場合の歯垢は pH の低下が少ない。

参考資料4　う蝕活動性試験について

表1　微生物因子に関するう蝕活動性試験

因子	指標			テスト	検体	概要・特徴	応用
微生物因子に関するもの	菌数を測定	乳酸菌		Lactobacillus colony count (Hardley 1933)	唾液	Hardley 培地を用いて乳酸菌数を測定	1
				Rogosa 培地 (Rogosa 1951)	唾液	SL 寒天 (Rogosa) 培地を用いて菌数を測定	1
		St. mutans		MSB-agar (Gold 1973)	唾液, プラーク	mannitol 液と tetrazolium chloride 溶液をスプレーし, 色判定	2
				MSBB test (松久保 1984)	唾液	多糖体の管壁に付着する菌数を測定	2, 3
				St. mutans スクリーニング (Köhler 1979)	唾液	木製スパチュラで舌背より唾液を採取し, 集落数で4段階判定	2, 3
				KKY テスト (河野 1983)	プラーク	*St. mutans* の選択性の高い KKY 培地を用い, 色判定	2
	唾液・プラークの酸産生能を測定	唾液		Snyder test (Snyder 1940)	唾液	グルコースと pH 指示薬 BCG を用いた培地 (Snyder 培地) で色判定	4
				Wach test (Wach 1943)	唾液	グルコース添加培地を用い 1/100 水酸化ナトリウムで中和滴定	1
				Rickles test (Rickles 1953)	唾液	シュークロース添加培地を用い4時間後標準色と色判定	1
				Improved Snyder test (Alban 1970)	唾液	Snyder 培地を改良し, 培地の溶解を不要にし, 直接唾液を培地にとる簡便法	2, 3
				S・T メディア® (弓削 1980)	唾液	Snyder 培地をアンプルにし, 唾液採取に工夫したキット	4
				RD テスト® (真木 1982)	唾液	微生物の resazurin 色調変化を利用し, 皮膚温で15分で判定	4
		プラーク		Swab test (Grainger 1965)	プラーク	Snyder 培地で検体にプラークを用いる	2, 3
				Cariostat® (下野 1976)	プラーク	シュークロースを含む培地に綿棒でとったプラークを投入	4
				S-3105 テスト (戸田 1980) (サンテスター®)	プラーク	カリオスタットに類似しているが, 判定を30分でする利点がある	4
	プラークの pH 変化	口内法		Stephan curve (Stephan 1940)	プラーク	アンチモニー電極をプラーク中に入れ食品摂取後の変化(Stephan curve)で判定	2
				ガラス電極法 (Graf 1966)	プラーク	微小なガラス電極をパーシャルデンチャーに埋め込み付着中 pH を測定する	2
				トランジスター電極法 (五十嵐 1980)	プラーク	微小なトランジスター pH 電極をパーシャルデンチャーに埋め込んでプラーク中の pH を測定する	2
		口外法		ガラス電極法 (Strälfors 1948)	プラーク	プラークのサンプルを採取し溶液に攪拌し, ガラス電極で pH を測定する	2
				比色法(Katz 1976)	プラーク	プラークサンプルを採取し溶液に攪拌し, pH 試験紙で測定する	2, 3

応用　1：研究されたことがある　　　　2：研究されている
　　　3：臨床フィールド応用されている　4：市販製品がある

小西浩二ほか編　口腔衛生活動マニュアル (昭和62年, 医歯薬出版) p. 70 より引用

表2　宿主因子に関するう蝕活動性試験

因子	指標	テスト	検体	概要・特徴	応用
宿主因子に関するもの	唾液	流量	唾液流量テスト (Katz 1976)	唾液	一定時間（例5分）に流出する刺激もしくは非刺激唾液量を比較	2, 3
		粘稠度	唾液粘稠度テスト (Kats 1976)	唾液	粘度計（例，オストワルド粘度計）を用いて唾液の粘度を測定する	2, 3
		脱灰能	Fosdick test (Fosdick 1937)	唾液	グルコースとエナメル質粉末を加えた培地で，4時間後溶出してくるカルシウム量とpHを測定する	1, 2
		リン量	唾液無機リン量測定 (佐藤 1977)	唾液	歯質耐酸性を測定するFS寒天を用いて唾液のリン量を測定する	1, 2
		緩衝能	Dreizen test (Dreizen 1940)	唾液	0.1 N乳酸を滴下し，pH 5.0になるまでの乳酸量を緩衝能とする	1, 2
			寺田法 (寺田 1941)	唾液	1/100 N塩酸で中和滴定し，それに要した量を緩衝能とする	1, 2
			嫌気的唾液緩衝能測定法(佐藤 1977)	唾液	空気と接触せずに，0.1 N乳酸0.1 mlを加え，最終pH/初期pHを出す	1, 2
			サリバスター Buf® (中尾 1982)	唾液	酸性緩衝剤とpH指示薬を含む試験紙により測定する簡易法	5
		クリアランス	グルコースクリアランステスト (Volker 1947)	唾液	グルコース溶液を用いて洗口しその後口腔内に残留する量を測定	2, 3
			サリバスター Glu® (中尾 1982)	唾液	10％グルコース溶液10 mlを用いて洗口し，試験紙を用いた簡易法	5
			シュークロースクリアランステスト (Sreebny 1985)	唾液	0.73 Mシュークロース20 ml溶液で洗口し，シュークロース量を測定する	2
		抗菌性	SA Factor (森岡 1968)	唾液	唾液中の抗菌性タンパクがう蝕活動性に影響するという考え方	1
	歯（エナメル質生検法）	フッ素量	酸エッチング法 (大森 1965)	微量表層エナメル質	過塩素酸など酸を用いて採取したエナメル質の微量試料中のフッ素量を測定	2, 3
			研削法 (Brudevold 1968)	微量表層エナメル質	シリコンカーバイドとグリセリン混合物を用いて，フェルトコーンにて歯面研磨し，試料を得る	2, 3
		耐酸性	Indicator disk method (Walter 1958)	微量表層エナメル質	塩酸とpH指示薬を含んだペーパーディスクの変色時間を測定	1
			ろ紙法 (Wallis 1961)	微量表層エナメル質	1 Mクエン酸を含んだろ紙に溶出するリン量を測定	1
			セロファンフィルム法 (Manly 1970)	微量表層エナメル質	1.5 M乳酸緩衝液（pH 4.5）中に溶出するカルシウム量を測定する	1
			乳酸寒天, agar plate法 (竹内 1971)	微量表層エナメル質	乳酸緩衝液（pH 2.5）を含ませた寒天中に溶出するリン量を測定する	1
			乾式不織布法 (長島 1974)	微量表層エナメル質	乳酸緩衝液（pH 2.5）を含ませた不織布中に溶出するリン量を測定する	1
			FS寒天法 (佐藤 1977)	微量表層エナメル質	2 N塩酸を含ませた寒天柱中に溶出するリン，カルシウム量を測定	1
			ヨード浸透性テスト (Bakhos 1977)	微量表層エナメル質	2 MKIをエナメル質に応用しその浸透性度で判定	2
			ゼルロース・アセテートディスク法 (中垣 1979)	微量表層エナメル質	酢酸ナトリウム–塩酸緩衝液（酢酸1.4 M, pH 2.3）中に溶出するカルシウム量を測定	2

応用　1：研究されたことがある　　　　　2：研究されている
　　　3：臨床フィールド応用されている　4：市販製品がある
　　　5：市販製品があったが現在製造休止

小西浩二ほか編　口腔衛生活動マニュアル（昭和62年，医歯薬出版）p.71より引用

参考資料5　フッ化物の局所的応用法

(1)　フッ化物溶液の局所塗布法

ア　使用薬剤

　　ⅰ）酸性フッ素リン酸溶液（2％フッ化ナトリウムを含む）

　　ⅱ）フッ化ナトリウム溶液（2％溶液）

　　ⅲ）フッ化第1スズ溶液（8％溶液または2％フッ化ナトリウムを含む）

　　上記のいずれかの薬剤が使用されるが，フッ化第1スズ溶液は味の点で幼児への使用は一般に不向きである。また，酸性フッ素リン酸溶液は幼児にはかなり強い酸味があるので，甘味料を加えて味を調製した薬剤を使用するとよい。

イ　塗布の方法

　　歯面の清掃　→　簡易防湿　→　薬液の塗布の順に一連の処置を行う。処置に先だって，歯ブラシやデンタルフロスを使った歯口清掃指導を兼ねて行うとよい。歯面清掃はラバーカップ，ブラシコーンを用いて清掃するが，予め実施した歯ブラシ及びデンタルフロスによる清掃で歯垢が十分除去されていれば，この操作は省略してもよい。

　　薬液は萌出途上の歯を含め，原則として現在歯すべてに塗布する。また，幼児ではトレー法よりも綿球による塗布を行う方が各歯面に確実に薬液を塗布することができる。

　　薬液を歯面に作用させるにあたっては3〜4分間歯面が湿潤している状態に保つとされているが，1〜2歳の幼児ではこの薬液の作用時間を我慢することができない場合も多い。薬液の作用時間が極端に短かった幼児の場合には，塗布回数を多くする等の配慮をするとよい。

　　薬液の塗布では隣接面に十分薬液が接触するように配慮して実施するが，必要以上に薬液を口腔内に持ちこまないことと，歯面以外の部位には薬液が触れないように注意して塗布する。

　　薬液塗布後は防湿用綿を除去し処置を終るが，約1時間は洗口飲食はしないよう，幼児ならびに保護者によく説明する。

ウ　塗布薬液と塗布間隔

　　2％フッ化ナトリウム溶液の塗布で十分なむし歯予防効果を得るには，同一歯牙に4回塗布する必要があるとされている。しかし，酸性フッ素リン酸溶液またはフッ化第1スズ溶液では，6か月〜1年に1回の塗布でこれとほぼ同じ効果が得られるといわれている。そこで幼児の発育並びに歯の萌出時期を考慮し局所塗布法を効率よく実施するには，2％フッ化ナトリウムを含む酸性フッ素リン酸溶液を用い，おおむね6か月ごとに局所塗布を行うとよい。

　　歯の萌出時期には個人差があるが，1歳から3歳6か月までの間に6か月間隔で局所塗布を実施すれば，同一歯に2回以上フッ化物溶液を塗布することができる。第一乳臼歯の遠心面及び第二乳臼歯の近心面は3歳以降にむし歯が多発する歯面なので，2歳以降の塗布ではこの歯面を特に注意して塗布するとよい。

　　第一大臼歯は小学校に入学する前に萌出することも少なくない。また，そのような幼児の場合，むし歯の発生が早期のむし歯進行を招きやすいので，5歳児では第一大臼歯の萌出に注意し，萌出途上の歯でもフッ化物溶液の塗布を行うとよい。

表1　幼児の年齢と対象歯

年　　齢	塗 布 の 対 象 と な る 歯
1歳　〜1歳半	乳切歯
1歳半〜2歳	乳切歯，萌出している乳犬歯，第一，第二乳臼歯
2歳　〜2歳半	乳切歯，乳犬歯，第一乳臼歯，萌出している第二乳臼歯
2歳半〜3歳	すべての乳歯
3歳　〜3歳半	すべての乳歯
5歳半〜6歳	第一大臼歯
6歳　〜6歳半	第一大臼歯

日本口腔衛生学会編「集団を対象としたフッ化物局所応用マニュアル」，（財）口腔保健協会，1986，及び飯塚喜一，岡田昭五郎著「弗化物とその応用」，（株）医歯薬出版，1973 より作成

表2　フッ化ナトリウム溶液の濃度と洗口の間隔

薬 液 の 濃 度	洗口の間隔
0.02〜0.05％ フッ化ナトリウム溶液	1日1回
0.05〜0.1％ フッ化ナトリウム溶液	週2〜3回
0.1〜0.2％ フッ化ナトリウム溶液	週1回

島田義弘編「予防歯科学」，（株）医歯薬出版，1986，p.211 を改変

(2)　フッ化物溶液による洗口法

　　3歳以下の幼児では，洗口液をうまく吐き出せないことがあるので洗口法を行わせることは避けた方がよい。

　　フッ化物溶液による洗口はフッ素濃度の低い薬液でも，長期間毎日実施する方が効果的である。

　　使用薬液のフッ素濃度と洗口間隔の目安は表2のとおりである。

　　幼児の洗口は1回約5 m*l* を少なくとも1分間は洗口する。洗口液は必ず吐き出すよう幼児によく指導してから実施する。

参考資料6　小窩裂溝填塞法（予防填塞）

(1)　術　　式

　　まず対象歯の歯面の清掃を行う。特に小窩裂溝は可能な限りよく清掃する。この際，研磨剤は用いない方がよい。

　　簡易防湿またはラバーダム防湿を行い，前処理剤(リン酸を主体としたエッチング剤)で所定時間（通常1分程度）の前処理（エッチング）を行う。水洗，乾燥後，触媒を加えて練和した填塞材を小窩裂溝に小筆または填塞用器具を用いて填塞し硬化を待つ。填塞材の硬化後，防湿綿（ラバーダム）をはずし処置を終る。咬合させ填塞物が過剰に盛上っている場合には，その部位の削合を行う。

(2)　適応歯と禁忌

　　むし歯になっていない第一大臼歯で，特に対咬歯が未萌出の場合は最適であるが，小窩裂溝の一部が歯肉で被われている場合は処置が困難である。

　　乳臼歯も適応歯であるが，1～2歳幼児では処置の困難なことが多い。

　　象牙質に達したむし歯もしくはこれを疑わしめるような小窩裂溝では，病変部の完全除去後充填の処置が必要であるので，小窩裂溝填塞法は行わない。また，予めフッ化物の局所塗布法を行った歯では，前処理（エッチング）を十分に行うことができないので，このような歯も避けた方がよい。

(3)　填塞物の保持と予防効果

　　小窩裂溝に填塞物が強固に保持されている場合に，むし歯予防効果が発揮される。一部がはがれたり脱落している場合には，予防効果は期待できない。従って，この処置を施した歯では事後に定期的な観察を行い，填塞物が満足すべき状態で保持されているかどうかを診査する必要がある。

手引き作成までのプロセスについて

昭和60年12月5日	第1回歯科保健モデル調査検討会	歯科保健対策モデル調査事業の実施方法等について審議
昭和60年度から62年度まで	歯科保健対策モデル調査事業	5～6歳児を対象として，むし歯予防を目的とした歯科保健推進事業を実施
昭和63年12月13日	第2回歯科保健モデル調査検討会	歯科保健対策モデル事業の結果報告 上記事業の成果を踏まえ，幼児期における歯科保健指導の手引き書作成を決定
平成元年1月27日	第1回幼児期における歯科保健指導の手引き作成委員会	手引きの内容について意見交換 作業委員会の設置及び執筆分担を決定
平成元年3月16日	手引き作成のための作業委員会	手引きの草案を検討
平成元年5月30日	第2回幼児期における歯科保健指導の手引き作成委員会	手引きの最終案について検討 内容の最終調整は座長へ一任
平成2年3月5日	手引き完成	同日付けで都道府県知事，保健所を設置する市の長及び特別区長あてに通知

「幼児期における歯科保健指導の手引き作成委員会」委員名簿

（氏名）　　　　　　（所属機関及び職名）

○　岡田　昭五郎　　東京医科歯科大学歯学部予防歯科学教授

　　長田　斉　　　　東京都太田区衛生部保健課主査

　　金沢　紀子　　　(社)日本歯科衛生士会会長

　　菊池　進　　　　日本歯科大学小児歯科学教授

　　北原　稔　　　　神奈川県茅ヶ崎保健所主査

　　鈴木　實　　　　(社)日本歯科医師会常務理事

　　樋出　守世　　　国立予防衛生研究所歯科衛生部歯科衛生生化学室長

　　　　　　　　　　　　　　　　　　　　　　○：座長

保育所における嘱託歯科医の設置について

［昭和 58 年 4 月 21 日　児発第 284 号
各都道府県知事・各指定都市市長あて
厚生省児童家庭局長通知］

　保育所における歯科保健については，児童福祉施設最低基準（以下「最低基準」という）及び保育所保育指針において歯科健康診断の実施が定められているところであるが，乳幼児期における歯科保健の重要性にかんがみ，さらにその充実を図るため，最低基準に定める職員のほか嘱託歯科医を置くよう，左記の点に留意のうえ，管下の施設に対して指導されたい。

記

1　嘱託歯科医の設置の必要性
　乳幼児のう蝕は年々減少傾向にあるが，他の疾患に比し，そのり患率はいまだに高く，しかも自然治ゆがないため，予防について正しい知識の普及と指導の徹底を図ることが，乳幼児の健やかな発育成長のために重要である。このため，嘱託歯科医を各保育所に設置し，入所児童に対する歯科保健の充実を図る必要がある。

2　設置にあたっての留意事項
(1)　嘱託歯科医の選定については，なるべく乳幼児の扱いに習熟し，熱意と理解のある歯科医が望ましいものであること。
(2)　設置にあたっては，地域歯科医師会，保健所等関係機関と連係を密にし，円滑なる実施に努めること。

3　歯科保健診断について
　歯科保健診断については，嘱託歯科医が行うものとし，その結果については記録し，食生活指導，歯の清掃指導等その後の保育指導に反映させることが大切であり，保護者に対しても密接な連絡，適切な指導を行うものとする。

指導要領・手引き等 ━━━━━━━━━━━━━●

児発第２３１号
健政発第３０１号
平成９年３月31日

都 道 府 県 知 事
各　保健所を設置する市の市長 ｝ 殿
特 別 区 区 長

厚生省児童家庭局長
厚生省健康政策局長

妊産婦，乳児および幼児に対する歯科健康診査及び
保健指導の実施について

　地域保健対策強化のための関係法律の整備に関する法律（平成６年法律第84号）の公布に伴う，母子保健法（昭和40年法律第141号）の一部改正にあわせ，今般，母性及び乳幼児を取り巻く環境の変化を勘案して，別添のとおり「母子歯科健康診査および保健指導に関する実施要領」を定め，平成９年４月１日より適用することとしたので，適切かつ効果的に歯科健康診査及び保健指導を推進されたく通知する。

　なお，本通知の施行に伴い，昭和36年７月26日医発第595号医務局長通知「３歳児歯科保健指導要領」（平成２年８月14日一部改正：健政発第499号）及び昭和39年６月29日医発第792号医務局長通知「母子歯科保健指導の実施について」は，廃止するものとする。

母子歯科健康診査及び保健指導に関する実施要領

Ｉ　母子歯科保健の意義

　近年，我が国においては少子化や核家族化の進行など母子をとりまく環境は，著しく変化しており，これに伴って，従来よりも多様な母子保健ニーズが生じており，健全な生活習慣の確立を図り，健やかな子育てを支援するなどのきめ細かな対応が求められている。

　母子歯科保健の立場からは，すでに健康診査を通じてう蝕などの歯科疾患の早期発見，予防処置および保健指導等の個別対応とともに発症リスクの高い集団への継続的な管理や指導を行うなど母子の口腔の健康の保持増進を目指してきたところである。最近，口腔は単なる消化器官として食物摂取によるだけでなく，感覚器官の一つとして大きな役割を果していることが分かってきた。具体的には妊産婦の口腔内環境を整えることで心身の安定に，乳幼児にあっては乳歯等の口腔諸器官を健全に育成し，その機能を維持向上することで成長・発達にそれぞれ大きく寄与しているのである。以上のことから母子歯科保健活動は妊産婦・乳幼児の心身両面からの健康増進を図る上でも大きな意義を持つばかりか，8020運動推進の観点からも生涯を通じた歯の健康づくりを人生の出発点である胎児期および乳幼児期からスタートさせることは意義

深く，かつ合理的である。

　今般，地域保健対策強化のための関係法律の整備に関する法律の制定に伴う母子保健法の一部改正によって，1歳6か月児歯科健康診査に続き，3歳児歯科健康診査についても市町村で行われることとなり，母子歯科保健の主要事業が一貫して行われる体制が整ったことから，妊産婦・乳幼児歯科健康診査と相まって，新たな観点を踏まえた事業の一層の充実に期待するものである。

II　歯科健康診査および保健指導要領

第1　総則

1　母子歯科保健は，乳児から学齢期前までの幼児に加え，成人たる妊産婦をも対象としていることから，母子保健以外の地域保健，学校保健，職域保健等の施策とも連携して推進すること。

2　乳幼児にあっては，歯の萌出から咀嚼機能の発達へとつながる重要な時期であり，母親を中心とした養育者が育児の一環として歯科保健の保持増進に継続的に努めることができるように配慮すること。

3　妊産婦にあっては，適切な栄養摂取が胎児期からの歯科保健の出発点であることを認識させ，乳幼児期への歯科保健向上につなげていくとともに，妊娠・産褥期を通じて妊産婦自ら歯科保健への意欲をもつこととなるよう配慮すること。

4　歯科保健向上のため，歯科医師，歯科衛生士だけでなく，広く母性や小児保健関係者と相互に連携した積極的な協力態勢がとれるように努め，各方面から総合的な取り組みが行われるよう配慮すること。

第2　妊産婦歯科健康診査

1　方針

(1)妊娠自体が歯科保健にとって危険因子であるという認識を前提とする。

(2)母性は身体的だけでなく，心理的，社会的にも少なからず変化していることを踏まえ，妊産婦の全般的な特性をよく理解する。

(3)妊娠，産褥の各時期に変化する歯科保健状態を把握する。

2　健康診査

(1)問　診

　調査票を作成し，自己記入あるいは聞き取り法によって調査を行い，妊産婦の自覚症状，日常の歯科保健行動を把握して歯科保健指導の参考とする。

(ｱ)自覚症状（歯肉の赤味，腫れ，出血，口臭や歯痛など）

(ｲ)歯科保健行動（歯みがきの回数・時間など）

(2)口腔診査の実際

　診査の姿勢は原則，座位を基本として個々に楽な姿勢を調整すること。

(3)診査票の記入

　母子健康手帳の「妊娠中と産後の歯の状態」の欄を活用すること。

(ｱ)現在歯等の状況

(ｲ)歯周疾患の状態

(ｳ)歯石の付着状態（口腔清掃状態）

　㈎その他（軟組織疾患，不正咬合等）

3　保健指導

(1)妊娠，出産に伴う生活，心理上の変化に応じて，具体的な指導ができるようできるだけ個々の状態を把握してから行うこと。

(2)妊産婦自身の歯口，食生活，歯口清掃等に関する情報だけでなく，胎児・乳児の歯の発育と母体の栄養等についての一般的な指導は集団指導やパンフレットなどを活用して行うこと。

(3)妊娠各期および産褥期に適した内容を踏まえる。特に妊娠各期の指導の要点は以下のとおりである。

　㈎初期（歯科健康診査の勧奨等）

　㈏中期（必要な歯科治療の勧奨等）

　㈐後期（歯科健康診査の勧奨，治療後のフォロー等）

(4)口腔保健についても基本的には自己管理が重要であることを理解させること。

(5)母子健康手帳を有効に利用し，その後も母子の歯科保健状態を把握すること。

第3　乳幼児歯科健康診査

1　方針

(1)妊産婦歯科健康診査との連携に留意して行うこと。

(2)哺乳期から離乳食期への橋渡しを担う乳歯の萌出時期には個人差があるが，それを境に乳児の口腔の変化が著しくなることに留意すること。

2　健康診査

(1)口腔診査の実際

　診査に先立ってあらかじめ口腔内に触れられることに慣れさせておくため，乳前歯の萌出を機にガーゼで口腔内の清拭や乳幼児用歯ブラシなどを与えることも考慮すること。

(2)診査票の記入

　母子健康手帳の各歳健康診査の「歯の状態」等の欄を活用すること。

3　保健指導

(1)口腔内に触れられることに慣れさせる目的から口腔内清拭から口腔清掃への移行は緩やかに行うこと。

(2)乳前歯（乳犬歯を除く）が揃い始めたら歯ブラシを用いて清掃を始めること。

(3)清掃時に併せて乳幼児の口腔内を点検することも養育者に認識させること。

第4　1歳6か月児歯科健康診査

1　方針

(1)乳幼児歯科健康診査との連携に留意して行うこと。

(2)3歳児歯科健康診査との連携に留意して行うこと。

2　健康診査

(1)問　診

　問診項目については，以下の例以外にも，各々の地域の実状や特徴に応じた具体的な内容や方法を工夫すること。

例示

問　診　項　目	→ 危険因子	
①主な養育者	父母	その他（　　　　　）
②母乳の有無	与えていない	与えている
③哺乳ビン	使用していない	使用している
④よく飲むもの	牛乳	清涼飲料水等
⑤間食時刻	決めている	決めていない
⑥歯の清掃	行う	行わない
視　診　項　目	→ 危険因子	
歯垢付着状態	良好	不良

右に回答したものを危険因子と見なす。

(2)口腔診査の実際

ア　幼児の心身発育の状態を考慮して，恐怖を起こさせないよう，次のような姿勢を取らせること。

(ア)保護者がイスに腰掛けて，幼児の頭部を支えて検診者と対面する。

(イ)仰向けにした幼児の頭部を検診者の膝の上で保持し保護者が幼児の脚とからだを支える。

イ　特に上顎前歯部の口蓋側は授乳が継続していたり，哺乳ビンでジュースなどを飲ませていた幼児では，う蝕があることが多いので注意すること。

(3)診査票の記入

乳幼児健康診査票（別添1）の「歯科所見」欄を活用すること。

(ア)歯の清掃（清掃不良の有無）

上顎両側の乳中切歯および乳側切歯（計4歯）の唇面の歯垢の付着を診査し，およそ半分以上に歯垢が付着している場合は清掃不良とする。

(イ)生歯

歯種別に萌出状態を診査する。歯の一部でも萌出していれば，生歯とする。

なお，萌出歯数については，同一歴齢でも個人差があり，これに健診時の月齢幅が設けられていると格差はさらに広がるので注意が必要である。

(ウ)う歯

ガーゼなどで歯面を拭い，視診，触診によって各歯のう蝕の有無を確認する。う歯はエナメル質に明瞭な脱灰が認められる歯及びそれ以上に進行したものとする。

(エ)う蝕罹患型

O_1型：う蝕もなく，かつ口腔環境が良い（危険因子が少ない）

O_2型：う蝕はないが，口腔環境が悪い（危険因子が多い）ので近い将来，う蝕発生が予測される場合。

A型：上顎前歯部のみ，または臼歯部のみにう蝕がある。

B型：臼歯部及び上顎前歯部にう蝕がある。

C型：臼歯部及び前歯部すべてにう蝕がある。なお，下顎前歯部のみにう蝕を認める場合もこれに含まれるが，保健指導は注意を要する。

※ O_1，O_2型の判定は，表の危険因子が多い場合を O_2 とするが，危険因子の数，組合せを検討することで各地域での基準を設定できる。

この時，相対的危険度等が有用となる。

(ｵ)歯の異常等

う蝕以外の歯の異常を診査する。

(ｶ)歯列咬合（咬合異常の有無）

歯列不正，咬合異常の有無を診査する。顕著な歯列不正や不正咬合で，将来，咬合異常が予測される場合は「有」とする。

(ｷ)軟組織の疾病・異常（軟組織異常の有無）

歯肉，舌，口腔粘膜，小帯等口腔軟組織の疾病や異常等の有無を診査する。

(ｸ)その他

治療や定期的観察を必要とする疾病・異常があれば「有」とする。

(ｹ)断乳（完了・未完了），間食の時間

問診によって十分確認する。

(ｺ)「問題なし，要指導，要観察，要治療」

う蝕罹患型等から総合的に判定する。

3　保健指導

(1)口腔の成長・発達に応じて，う蝕予防と健全な永久歯列の育成を目指して速やかに個別指導を行う。

(2)歯口等に関する知識の伝達，甘味制限，歯口清掃等の一般的な指導は集団指導やパンフレットなどを活用して行うこと。特に哺乳ビンの使用による問題点を理解させ，甘味飲食物では清涼飲料水等の摂取について注意すること。

(3)その幼児の持つ危険因子については改善するよう指導し，その成果を3歳児歯科健康診査時に評価すること。

なお，父母以外が養育者の場合は十分な理解を得ることを前提とすること。

(4)う蝕罹患型でA〜C型の児は極めてう蝕易罹患性が高いことを保護者に伝え，歯科医療機関で処置・治療を受けた後も定期的な検診等が必要である旨指導すること。

(5)指導の効果が現れると各地域における危険因子は変化するので，時期を見ながら保健所等のアドバイスを受け，各事項のう蝕発生に及ぼす影響の強さを見直す必要がある。

(6)不正咬合については，治療の要否・時期についての判断が難しいことがあるので，小児歯科医や矯正歯科医に相談するよう保護者に伝えること。

第5　3歳児歯科健康診査

1　方針

(1)1歳6か月児歯科健康診査との連携に留意して行うこと。

(2)う歯の増加する時期で，1歳6か月児時点で危険因子と判定されたものの改善状況及びその効果を確認すること。

2　健康診査

(1)問　診

1歳6か月児歯科健康診査の時点に加えて，必要な事項は次のようなものであるが，各地域の実状や特徴に応じて工夫すること。

＊1日何回間食をしますか。

＊保護者が仕上げみがきをしていますか。

(2)口腔診査の実際

ア　姿勢については，幼児を立たせ保護者に頭部を固定させて検診者と対面する。

イ　通法の項目に加え，顎顔面の発育状態や口呼吸の有無等についても診査する。

(3)診査票の記入

ア　乳幼児健康診査票（別添1）の「歯科所見」欄を活用すること。

㋐歯の清掃（清掃不良の有無）

　全歯唇面の歯垢の付着を診査し，ほぼ全歯の唇面に歯垢が付着していて清掃指導を必要とする者は清掃不良とする。

㋑生歯

　歯別に歯の萌出状態を診査する。歯の一部でも萌出していれば生歯とする。

㋒う歯

　綿棒等を用いて歯面を拭い，視診，触診によって各歯のう蝕の有無を確認する。う歯はエナメル質に明瞭な脱灰が認められる歯及びそれ以上に進行したものとする。また，下顎前歯部にある歯石は脱灰性の白斑と間違えやすいので注意する。

㋓う蝕罹患型

　O 型　：う蝕がない

　A 型　：上顎前歯部のみ，または臼歯部のみにう蝕がある

　B 型　：臼歯部及び上顎前歯部にう蝕がある

　C1 型：下顎前歯部のみにう蝕がある

　C2 型：下顎前歯部を含む他の部位にう蝕がある

㋔歯の異常等

　う蝕以外の歯の異常を診査する。

㋕歯列咬合（咬合異常の有無）

　歯列不正，咬合異常の有無を診査する。顔貌並びに歯列，咬合の状態から明らかな歯列不正や不正咬合が認められる場合に「有」とする。なお，診査に当たっては必ず診査者が手を添えて咬合させる。

㋖軟組織の疾病・異常（軟組織異常の有無）

　歯肉，舌，口腔粘膜，小帯等口腔軟組織について診査し，疾病や異常等があれば「有」とする。

㋗「問題なし，要指導，要観察，要治療」

　う蝕罹患型等から判定する。

3　保健指導

(1)口腔の発育発達に応じて，う蝕予防と健全な永久歯列の育成を目指して指導を行うこと。

(2)歯口等に関する知識の伝達，食生活，歯口清掃等の一般的な指導は集団指導やパンフレットなどを活用して行うこと。

(3)歯の清掃については，幼児が就学までに自分でみがく習慣を獲得することを目標に指導すること。

(4)3 歳以降は乳臼歯隣接面のう蝕の発生が多くなるので，特にう蝕罹患型で A〜C の児だけでなく，O 型でも歯の清掃が悪く指導を必要とする幼児は 3 歳以降もかかりつけ歯科医や保健所等での継続的な保健指導や予防処置が必要であることを保護者に伝えること。

(5)強度の指しゃぶりの習慣のある者では，正常な顎及び歯列の発育が妨げられることがあるので，背後にある心理的要因に配慮した上で中止の方向へ指導すること。

(6)口呼吸のある場合は歯肉等軟組織の炎症が起こりやすいので，耳鼻咽喉科医の受診が必要な場合もあることを保護者に伝えること。

(7)不正咬合については，治療の要否・時期についての判断が難しいことがあるので，小児歯科医や矯正歯科医に相談するよう保護者に伝えること。

(参考)

相対危険度

　危険因子の高い群が，低い群に比べて何倍疾病の発生または死亡の危険率が高いかを示すもので，罹患率または死亡率の比で出される。なお，相対危険度の近似値として，オッズ比が用いられる。

敏感度と特異度

　敏感度はスクリーニングで「異常あり」と判定した者のうち真の異常者の百分率である。特異度はスクリーニングで「異常なし」と判定した者のうち真に異常のない者の百分率である。したがって，異常者を正常と判断して見逃した率（偽陰性率）と正常者を異常と判断した率（偽陽性率）とともに検診結果の評価として算出しておく必要がある。

　1歳6か月の時点で3歳のう蝕の発生を予測するには，敏感度，特異度の数値が共に比較的高いスクリーニングの方法を取り入れるとよい。

【別添 1】乳幼児健康診査票

整理番号：

乳幼児健康診査票

（本票は日本工業規格A列3番として使用する）

（フリガナ）			
子どもの氏名			
父の氏名		昭和・平成　年　月　日　年齢（　歳）	
母の氏名		昭和・平成　年　月　日　年齢（　歳）	
住　所		電話番号　　電話番号	

妊娠及び分娩の経過
- 妊娠中の異常　　無・有（妊娠中毒症・尿（蛋白・糖）・血圧／浮腫・黄疸・糖尿病・切迫流産・その他　　　）
- 在胎週数　　退・有（週）　　　か月
- 新生時異常　　無・有（黄疸　　 mg/dl・光線療法　時間・その他）・不明
- 新生児期異常　　無・有　　翌生不能
- 産後の母体の異常　　無・有
- 妊娠中の映像　　母親　母親
- 妊娠中の飲酒　　母親　母親

神経芽細胞腫検査　異常の有無　無・有

先天性代謝異常検査　異常の有無　無・有

出生時体重	g	栄養方法	母乳 1　混合 2　人工 3	予防接種	ツベ　DPT　ポリオ　BCG	麻しん　風しん

受診日　平成　年　月　日

か月児健診（参考として3〜4か月児健診を掲げる）

診察所見
- 1　身体的発育異常
- 2　精神発達障害
- 3　笑わない
- 4　運動発達不能
- 5　神経系感染器の異常

1　問題なし
2　要指導
3　要精密
4　要経過観察
5　要治療

紹介先

記事（精密健診の結果等）

医師名

1歳6か月児健診

受診日　平成　年　月　日

診察所見
- 1　身体的発育異常
- 2　精神発達障害
- 3　言語発達遅滞
- 4　運動機能異常
- 5　神経系感染器の異常

1　問題なし
2　要指導
3　要精密
4　要経過観察
5　要治療

紹介先

記事（精密健診の結果等）

医師名

3歳児健診

受診日　平成　年　月　日

診察所見
- 1　身体的発育異常
- 2　精神発達障害
- 3　言語発達遅滞
- 4　運動機能異常
- 5　神経系感染器の異常

1　問題なし
2　要指導
3　要精密
4　要経過観察
5　要治療

紹介先

記事（精密健診の結果等）

診査名　診査名

学校歯科保健

通知等

事　務　連　絡
令和 5 年 1 月 6 日

各都道府県・指定都市教育委員会学校保健担当課
各 都 道 府 県 私 立 学 校 主 管 部 課
各 国 公 私 立 高 等 専 門 学 校 事 務 局
独 立 行 政 法 人 国 立 高 等 専 門 学 校 機 構 事 務 局
各 文 部 科 学 大 臣 所 轄 学 校 法 人 担 当 課　　　御中
附属学校を置く各国公立大学法人附属学校事務主管課
構造改革特別区域法第12条第1項の認定を受けた各地方公共団体の学校設置会社担当課
各 都 道 府 県・指 定 都 市・中 核 市 認 定 こ ど も 園 主 管 課
厚 生 労 働 省 医 政 局 医 療 経 営 支 援 課
厚 生 労 働 省 社 会・援 護 局 障 害 保 健 福 祉 部 企 画 課

文部科学省初等中等教育局健康教育・食育課

学校における集団フッ化物洗口について

　厚生労働省において，別添のとおり，新たに「フッ化物洗口の推進に関する基本的な考え方」が定められましたのでお知らせします。

　学校において集団フッ化物洗口を実施する際には，この「フッ化物洗口の推進に関する基本的な考え方」を参考に，安全性を確保し適切な方法で実施するとともに，その実施に当たっては，例えば，市町村の歯科保健担当部局や保健センターによる実施，歯科医師会や薬剤師会の協力，医薬品等販売会社への業務委託など，関係者間での適切な役割分担を検討し，教職員の負担軽減に配慮するようお願いします。

（参考）
・「フッ化物洗口マニュアル（2022 年版）」（厚生労働省令和 3 年度厚生労働行政推進調査事業費補助金「歯科口腔保健の推進に資するう蝕予防のための手法に関する研究」班 編）https://mhlw-grants.niph.go.jp/system/files/report_pdf/202122067 A-sonota 5_0_1.pdf

　都道府県・指定都市教育委員会におかれては所管の学校（高等課程を置く専修学校を含み大学を除く。以下同じ。）及び域内の市区町村教育委員会に対して，都道府県私立学校主管部課におかれては所轄の学校法人等を通じてその設置する学校に対して，独立行政法人国立高等専門学校機構事務局におかれては所管の学校に対して，文部科学大臣所轄学校法人におかれてはその設置する学校に対して，国公立大学法人におかれてはその設置する附属学校に対して，構造改革特別区域法（平成 14 年法律第 189 号）第 12 条第 1 項の認定を受けた地方公共団体の学校

設置会社担当課におかれては所轄の学校設置会社及び学校に対して，都道府県・指定都市・中核市認定こども園主管課におかれては所管の認定こども園及び域内の市区町村認定こども園主管課に対して，厚生労働省におかれては所管の高等課程を置く専修学校に対して周知されるようお願いします。

＜本件連絡先＞
文部科学省初等中等教育局
健康教育・食育課　保健指導係
TEL：03-5253-4111（内線 2918）

指導要領・手引き等

「生きる力」をはぐくむ

学　校　で　の

歯・口の健康づくり

平成 23 年 3 月

文 部 科 学 省

目　　次

<h1 style="text-align:center">第1章　総　　説</h1>

第1節　学校における歯・口の健康づくりの意識

1　学校における健康づくり（学校保健活動）の意義

　子どもが心身ともに健やかに育つことは，私たち国民の願いであり，わが国の将来を見据える上でも，そのような社会を築いていくことが重要である。そして，健康は，人が自己実現を図るための資源であるとともに，人と人の集まりである社会全体の活力を生みだす資源でもある。学校は，心身の発育・発達の段階にある子どもが，教育や体験を通じて人格の形成をしていくとともに健康づくりの基礎的な素養が培われる場でもある。

　現在のわが国は，世界に冠たる長寿国であるが，さらに寝たきりなどの状態を防止し，生涯にわたってセルフ・コントロールを可能とする「健康寿命」の延伸が求められている。しかし，現実を見ると，長期にわたる不適切な生活習慣が原因となる生活習慣病は，国民病とまでいわれるような大きな課題となっている。このような生活習慣病の素地は学齢期の頃から始まるといわれており，学校における適切な学習や指導による健康観の育成と健康行動の確立が重要である。

　しかし，一般に健康そのものに対する興味や認識が低い子どもに，病気の実体が見えない生活習慣病を理解させることは容易でない。このことから，鏡を見ることによって体の状態や変化を直接的に観察することができる歯や口は，極めて貴重な学習材（教材）となりうる。歯垢（プラーク）が付着して発生した歯肉炎は，適切な歯みがきで短期間に改善する。放置すればむし歯になり，治療が必要となるような要観察歯も適切な歯みがきや間食の摂取など生活習慣の改善で進行を止めることができる。このような経験は，「自分の体は，自分で気を付けて，大切にすれば応えてくれる」という極めて重要な実感を与えてくれる。

　さらに，口腔及び口唇，歯や顎などでつくられる形態とその機能を総称した「口」は，健康と深くかかわるとともに人間生活の豊かさに直接関連する器官といえる。

　人の生涯にわたる健康づくりは，乳児期のように自らの健康が概ね保護者等の手にゆだねられ管理されている「他律的健康づくり」の時期から，成人期以降の自らの思考・判断による意志決定や行動選択による「自律的な健康づくり」へと移行していかなければならない。その大切な転換期が学齢期である（図1）。換言すれば，歯・口の健康づくりを含む学校における教育の在り方が，国民の一生の健康づくりの方向や質を決定するといえ，それだけに学校における

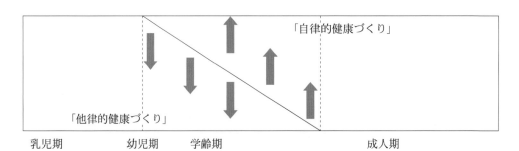

図1　生涯にわたる健康づくりからみた学齢期の重要性の概念図

健康教育を一層重視する必要がある。

　心身ともに健全な国民の育成は，教育基本法において教育の目的としているところでもあり，教育によって子ども一人ひとりの生涯にわたる健康づくりの基礎を培うことが極めて重要である。

2　学校における歯・口の健康づくり（学校歯科保健活動）の意義

　中央教育審議会答申「子どもの心身の健康を守り，安全・安心を確保するために学校全体としての取組を進めるための方策について（平成20年1月17日）」（以下，答申）では，「子どもは守られるべき対象であることにとどまらず，学校において，その生涯にわたり，自らの健康をはぐくみ，安全を確保することのできる基礎的な素養を育成していくことが求められる。」とし，学校教育においてもヘルスプロモーションの考え方を取り入れることとしている。学習指導要領の総則においては，体育・健康に関する指導は学校教育全体を通じ適切に行うものとしている。また，保健体育審議会答申（平成9年9月）は，「健康の価値を認識し，自ら課題を見つけ，健康に関する知識を理解し，主体的に考え，判断し，行動し，よりよく課題を解決する」という過程そのものが「生きる力」を身につけることにつながるとの考えを示している。

　歯・口の健康づくりは，健康づくりに関する多くの題材の中で，先に述べたように生活習慣病の学習材（教材）として適しているばかりでなく，①鏡を見れば自らが観察できる対象であること，②歯が生えかわったり萌出したりすることを容易に実体験することができ，生への畏敬の表出や興味・関心が持ちやすいこと，③知識・理解が容易であること，④行動した結果が自己評価しやすいこと，⑤話題の共通性に富んでいること，など子どもを対象とした健康教育題材として大変有効である。さらに，歯垢が沈着して歯肉炎を起こしているようなケースでは，歯垢を除去することで歯肉炎が改善することから，原因と結果の関係さえも示すことができ，思考力・判断力の形成に役に立つと考えられる。このような「歯垢を除去すれば歯肉炎が改善する」などの一連の学習と気付きは，問題発見・問題解決型の学習となる。さらに，朝や就寝前の歯みがき，あるいは規則的な間食の摂取などの行動は，子ども自身が自らを律することが必要であるばかりでなく，生命を尊重する態度の育成など，豊かな人間性をはぐくむことにつながる。すなわち「生きる力」の育成に直結した学習材（教材）であると言える。また，食育基本法（平成17年6月）の前文において「子どもたちが豊かな人間性をはぐくみ，生きる力を身に付けていくためには，何よりも『食』が重要である。」と述べられている。食育推進の一環である「ひとくち30回以上噛む」ことを目標とした「噛ミング30（カミングサンマル）」運動に代表されるように，「食べ方」の支援は健全な食生活を送るための基礎であり，生涯にわたる健康づくりを推進する上で「食べる」機能を学習面から支援することは重要であるといえる。「80歳で自分の歯を20歯以上保とう」という8020（ハチマルニイマル）運動に示されるように，生活の質的な向上あるいは日常生活行動の活性化につながるものであり，歯や口の健康づくりなどを通じた生活習慣の改善が，心身の健康全般にもつながることが明らかになってきている。また，健康日本21においても「歯の健康」として取り上げられ，幼児期や学齢期における目標も提示されている。

3　歯・口の健康づくりを支える安全

　8020運動と相まって，喪失歯の抑制にはスポーツ外傷の予防対策や安全指導も重要な要素で

ある。かつては，子ども達の歯の喪失は，放置された重症のむし歯に起因することが多かったが，現在では特定のハイリスク者を除いてそのような課題はほとんどない。

　しかし，一方で，学校管理下における災害共済給付における障害見舞金の給付状況をみると，依然として歯牙障害が高い傾向を示し，年齢が上がるにつれて給付件数も増加している。学校安全の領域には「生活安全」「交通安全」「災害安全」の領域があるが，学校保健安全法第26条には学校安全に関する学校の設置者の責務が，第28条には学校環境の安全の確保について定められている。子どもの歯・口の傷害を防ぐためには，規律・規則の遵守による安全確保を図ることが重要となる。

　また，学習指導要領の総則において，新たに「安全に関する指導」が示されており，歯・口の健康づくりにおいても，自らの安全や他人の安全について学習し，安全について，より人間性に根ざした態度や習慣を育成していく必要がある。

4　学校における歯・口の健康づくりへの取組

　歯や口は，いうまでもなく「食べ物をとり込み，食べる」機能，「表情をつくり，話す」機能，あるいは「運動を支え，体のバランスをとったりする」機能等があり，生きるための大切な器官である。さらに，21世紀を豊かに生きることのできる子どもたちの育成を確実にするため，教育的には「生きる力」をはぐくむための大切な題材ということができる。

　そこで，幼稚園，小学校，中学校，高等学校，中等教育学校，特別支援学校において，発達の段階や特別な配慮のあり方をも踏まえながら，一貫した歯・口の健康づくりに努める必要がある。

　学校における歯・口の健康づくりの諸活動は，家庭および地域の関係機関・団体との密接な連携を推進しながら，各教科，道徳，総合的な学習の時間，特別活動，課外活動など学校の教育活動全体を通じて，様々な機会をとらえて計画的，組織的に実施する必要がある。

　21世紀における学校での健康づくり活動は，これまで以上に「疾病発見・管理的解決手法」から「健康増進・支援的解決手法」へと転換していくことが重要である。その中において，歯・口の健康づくりの諸活動が，病気にかかった後の治療を中心とした「病気・治療の志向」から，豊かさと活力の創造をめざした「健康文化の志向」への変革に貢献できることが必要である。そのためにも学校における歯・口の健康づくりの諸活動を推進し，自律的に健康問題を解決し，行動できる子どもたちの育成を図らなければならない。

第2節　心身の発達の段階等からみた子どもの歯・口の健康づくりの課題

　子どもの心身は，急速に発育・発達している。そのため，学校における歯・口の健康づくりは，子どもの心身の発達の段階や実感に応じて進める必要がある。以下に，各段階の子どもの状況や課題等を示す。

1　幼　児

　幼児は1歳から小学校入学までの小児を意味する用語であり，この間の発育・発達には著しいものがある。幼児期は，人の一生の中でも身体発育の著しい時期であり，また内面的にも自我の芽生え，他者の存在の意識化，自己抑制の開始など重要な変化が認められる時期である。

　歯・口の健康づくりの視点では，食べる機能の獲得において最も重要な時期であり，離乳開始時期からの適切な支援活動が必要である。また，乳歯が生える（萌出する）のは生後6カ月頃から始まるが，ほとんどの乳歯は幼児期に生え，おおむね3歳頃までに乳歯列が完成し，乳歯咬合の完成期となる極めて重要な時期である。乳歯のむし歯の発生については，現状では1歳から4歳までに約4割の幼児がむし歯を持ち，さらに6歳までに約6割の幼児がむし歯を持つようになる。したがって，この時期は乳歯のむし歯予防の重要な時期であると考えられる。

　しかし，幼児期は，幼児本人の積極的な意識化での健康づくり行動は困難であるので，「生きる力」をはぐくむ基礎として，基本的な生活習慣や態度を家庭及び地域社会との連携の中で育成することとなる。また，幼児期は特に「地域社会で育てる」という体制が重要であり，育児支援でのかかわりを地域社会と共有する必要がある。

　近年，幼児虐待などの痛ましい社会的問題が出現しているが，歯・口の異常所見によって発見されることもある。さらに，幼児期では運動機能の未発達から転倒による歯・口の外傷も多く認められることから，環境整備についても注意を払う必要がある。

　（課題）

　　1）よく噛んで食べる習慣づけ

　　2）好き嫌いをつくらない

　　3）食事と間食の規則的な習慣づけ

　　4）乳歯のむし歯予防と管理

　　5）歯・口の清掃の開始と習慣化

　　6）歯・口の外傷を予防する環境づくり

2　小学生

　小学生期は幼児期に始まる基本的な生活習慣の確立を図りながら，さらに健康課題に対しては自律的に取り組むことができるように支援することが重要である。小学校6年間での児童の心身の発育・発達は顕著であり，その変化を見据えた支援が必要である。「生きる力」をはぐくむための健康課題として，歯・口の健康づくりは，児童にとっては日常的で共通性のある題材でありながら，課題の発見が容易であり，解決には自律的行動が要求されるというような内容を含んでいるので，児童の発達段階を踏まえての積極的な活用が期待される。

　低学年においては，幼児期と同じように児童自らが問題に気付いたり，その問題を解決しようとしたりすることは難しく，学校にあっては教員を，家庭にあっては保護者を手本として行動を模倣する時期である。そのため，正しい行動が学習できるよう周囲の人々の連携が必要になる。この時期は，第一大臼歯や中切歯の生える時期であり，児童が自らの体の変化や成長に初めて気付く極めて重要な時期と言うこともできる。子どもの気付きに対しては，学校や家庭において，誉めるとともに興味を持ち続けるよう支援することが大切である。また，この時期，上顎前歯部が外開きに隙間を持って萌出するが心配はない。

　中学年においては，引き続き基本的な生活習慣の確立を図りながらも，やや理解度が増してくるので，「なぜ」「どうして」というような原因についても考えるようにする。しかし，生活行動の拡大により低学年で身についた生活習慣が崩れたり，自らの問題点を発見しようとする姿勢や望ましい解決方法についてもあいまいであったりして，頭でわかっていても実践行動に結びつかない場合も多い。この時期は，犬歯や小臼歯の交換時期にあたる。上顎の前歯部にお

ける歯と歯の隣接面や第一大臼歯のむし歯の発生に注意が必要である。また，歯列不正や不正咬合の出現についても理解し，支援することも大切である。

　高学年においては，幼児期からの自己中心型から離脱し，自・他あるいは個・集団を理解して判断力も増加し主体的な生活が可能になってくる。この時期は基本的生活習慣をさらに意識化し，確立させる段階といえる。乳歯から永久歯への交換が終了したり，第二大臼歯が生えたりする時期である。歯肉炎についても理解し，支援することも大切である。また，小学校でも高学年になると，児童同士の接触事故により，歯を折ったり，唇を切ったりする外傷が多くなるので注意を要する。

　（課題）

　低学年

　　1）好き嫌いなく，よく噛んで食べる習慣づくり

　　2）規則的な食事と間食の習慣づけ

　　3）第一大臼歯のむし歯予防と管理

　　4）歯の萌出と身体の発育への気付き

　　5）自分の歯・口を観察する習慣づけ

　　6）食後の歯・口の清掃の習慣化の自律

　　7）休憩時間等での衝突・転倒等による歯・口の外傷の予防

　中学年

　　1）好き嫌いなく，よく噛んで食べる習慣の確立

　　2）規則的な食事と間食の習慣の確立

　　3）上顎前歯や第一大臼歯のむし歯予防と管理

　　4）歯肉炎の原因と予防方法の理解

　　5）自分に合った歯・口の清掃の工夫

　　6）歯の形と働きの理解（歯の交換期）

　　7）休憩時間等での衝突・転倒等による歯・口の外傷の予防

　高学年

　　1）咀嚼と体の働きや健康とのかかわりの理解

　　2）むし歯の原因とその予防方法の理解と実践

　　3）第二大臼歯のむし歯予防と管理

　　4）歯周病の原因とその予防方法の理解と実践

　　5）自律的な歯と口の健康的な生活習慣づくりの確立

　　6）スポーツや運動等での歯・口の外傷予防の大切さや方法の理解

3　中学生

　中学生期は，小児から大人への変化の時期であり，小学生期に比較すると心理的にも不安定な時期にあたる。中学生の行動変容は，どちらかといえば，成人に対するような科学的あるいは感情的な背景を必要とすることが多く，規則などでの管理的側面や一方的知識の導入だけでは効果が少ないといわれている。また，身体的にも防衛体力が向上してくることから健康を意識する場面が少なく，健康行動よりも，単に外面的な美しさを求めるような行動様式をとることが多くなる。生活面においても，生活範囲の拡大や課外活動等への参加にともなう生活時間

の変化や夜型の生活になりがちなど生活習慣に大きな変化が見られる時期である。

　歯・口の健康づくりにおいても小学生期のように乳歯から永久歯の交換が行われることもなく，口腔内に対する気付きが希薄化する時期である。健康行動が希薄化すると当然のことに口腔内は不潔となり，歯肉炎の発症から歯肉出血さらに口臭の出現となり，対人関係においても課題が出てくることも考えられる。また，思春期になると性ホルモンの影響で歯肉炎が発生しやすくなる。「生きる力」をさらにはぐくむという視点では，中学生の観察力を持ってすれば，歯・口の状態と評価は十分に可能であり，健康課題を明らかにしようとする意識と課題発見能力を向上させ，その課題を解決しようとする真摯な態度を培いたい。

　不正咬合あるいは歯列不正では習癖との関連も理解しておく必要があるが，歯列矯正する必要のある生徒では適応の時期となる。さらに，スポーツによる口腔外傷の増加する時期であるから，それらに対する予防についての理解も必要となる。なお，顎関節症状を訴える生徒も出てくるので専門的な支援が必要になることもある。

　（課題）

　　1）咀嚼と体の働きや健康とのかかわりの理解

　　2）歯周病の原因と生活習慣の改善方法の理解と実践

　　3）第二大臼歯及び歯の隣接面のむし歯の予防方法の理解

　　4）歯周病や口臭の原因と予防等に関する理解

　　5）自分にあった歯・口の清掃方法の確立

　　6）健康によい食事や間食の習慣，生活リズムの確立

　　7）運動やスポーツでの外傷の予防の意義・方法の理解

4　高校生

　高等学校段階は，中学校段階における教育の基礎の上に，心身の発育・発達に応じての教育を行うところである。教科担任制をとっている関係で特別活動，特にホームルーム活動における保健指導の実施等が大切であり，機会をとらえて健康課題を取り上げる必要がある。また，生徒会活動や健康診断の機会なども有効に利用することが重要である。

　歯・口の状態は，永久歯の萌出も終了して安定しているが，上級生では第三大臼歯（智歯，親知らず）の萌出に際して炎症を起こす智歯周囲炎というような疾病を持つことがある。歯列不正や不正咬合あるいは顎関節症や口臭に関して興味関心を持つ生徒が多くなり，同様に歯周炎で歯みがき時に出血するような場合には関心が出てくる。高校生では，中学生にもまして疾病の背景因子について科学的説明が必要と考えられる。成人期の入り口に達するので，生涯にわたる健康づくりの視点が必要である。歯肉炎やCO（要観察歯）のような状態は，自分の健康行動を変えたり，生活行動を見直したりすることで症状が容易に改善することが多いので，「自分の体は，自分で大切にすれば，それに応えてくれる」ことを理解させ，将来にわたって生活習慣病にかからない生活への自覚を持ってもらうことが重要である。このような取組は，当然のことながら「生きる力」の育成にもつながるものである。また，高校生期になると，ラグビー，バスケットボールなどのコンタクト・スポーツや野球などで「歯・口の傷害」の件数が圧倒的に多くなるので，生涯にわたる安全確保の視点から，安全学習・安全指導を推進し，自他の安全の保持増進に対する理解を深めることも考えらえる。また，実際的な外傷予防のためにマウスガードの装置が効果的であることを理解させたい。

（課題）
1）生涯にわたる健康づくりにおける歯・口の健康の重要性の理解
2）歯・口の健康づくりに必要な生活習慣（咀嚼，規則的な食事と歯・口の清掃等）の確立
3）歯周病の予防の意義と方法の理解と実践
4）自分の歯・口の健康課題への対応
5）運動やスポーツでの歯・口の外傷の予防の意義や方法の理解と実践

5　特別な支援を必要とする子ども

　特別な支援を必要とする子どもの歯・口の健康づくりは，生涯にわたる健康づくりの基礎として，また生活の自立や生活の質的な向上あるいは社会参加の視点から，さらには二次的な障害を防止するために重要な課題であると言える。歯・口の病気の予防や口腔機能の発達をはぐくむために，乳幼児期からの継続的で計画的な対応が必要とされる。病名あるいは障害の種類による一律的な対応を考えずに，個々の障害の状態，発育・発達段階，残存機能などの差によって対応方法を考慮する必要がある。歯・口の状態については，障害の種類によっては歯列不正，歯数の不足，形成不全，形態不全などが生ずることがあり，また食べる機能障害や発音障害などの機能障害もある。基本的には，学校歯科医等の専門家等の指導・管理の下，学校と家庭が連携し，障害がもたらす口腔環境への影響の理解と，その悪化を防止するための支援方策への配慮が必要である。

（課題）
1）歯・口の健康の大切さの理解
2）歯・口の発育と機能の発達の理解
3）歯・口の健康づくりに必要な生活習慣の確立と実践
4）むし歯や歯周病の原因と予防方法の理解と実践
5）障害の状態，発育・発達段階を踏まえた支援と管理の実践
6）必要な介助と支援の実践
7）歯・口の外傷の予防の支援と管理
＊前記の各学校段階等の課題も参考とする。

第3節　基本的な指導の考え方

1　学校における歯・口の健康づくり

　学校における歯科保健活動は，教育活動の一環として行われ，子どもの生涯にわたる健康づくりの基盤を形成し，心身ともに健全な国民の育成を期す活動である。

　学校における歯科保健活動は，子どもの健康づくりに対する意識や行動の芽生えを，歯・口を題材として支援していくという性格を持っている。これまで，学校歯科保健活動は，歯・口という子どもにとって理解しやすい共通性に富んだ題材として，健康教育活動を効果的に実践するため学校教育に位置付けられ展開されてきたところに高い評価が与えられている。

　教育の実践活動として歯みがきの指導があったり，また活動の結果としてむし歯被患率の低下等がもたらされたりすることは事実である。しかし，大切なことは歯科保健活動を通じて，

子どもに健康とは何か，どのようにすれば健康の保持増進ができるかを発達の段階に応じて，自ら考え，実践できる能力をはぐくむことにある。さらには，生涯にわたり安全に生活するための習慣や態度の育成についても，歯・口を題材とするなどして自ら学習する機会をつくることができる。

　このような教育の総体として，生涯にわたり自律的に健康や安全の保持増進ができる国民の育成につながると考える。

　すなわち，歯・口の健康づくりにかかわる全ての保健活動は問題発見・解決型の学習として位置付けることが可能であり，各学校の教育目標の具現化あるいは教育課題の解決に効果をもたらすものと期待できる。

2　リスク・スクリーニング

　学校における健康診断はリスク・スクリーニングであるが，その健康診断の結果を十分に踏まえ，教育の力によって学校の子ども全体の健康の保持増進を図る一方で(ポピュレーション・アプローチ)，問題のある子どもに対しては学校保健関係者が家庭や医療機関との連携の中で対応する必要がある（ハイリスク・アプローチ）（図2）。

　病気に対しては治療をもって解決するしかないが，病気になりそうなリスクを発見した場合の対応は，健康教育・健康相談あるいは保健指導が重要であることを認識する必要がある。

　健康の状態は，子ども一人ひとりに違いがあり，健康を保持増進する方法も多様である。「自分にとって健康とはどのような状態なのか」，「健康とは一体何か」あるいは「健康であることの価値は何か」等を考え，その答えを自分なりに求め，自ら考えた方法で実践し，その結果を評価する目を持ち，さらには友人の健康や家族の健康等を考えることは，すなわち「生きる力」をはぐくむことにもつながることなのである。健康は自己実現のための重要な資源でもある。

　歯・口の健康づくりは「見える」対象であるので，子どもにとって理解しやすい健康課題である。しかも，「食べる」「話す」「表情をつくる」「運動する」等の機能との関係も判断しやすいことから，健康が自らの生活の豊かさや楽しさに直結しているという理解も得やすいはずである。

　近年，疾病構造が変化し，結核のような感染症対策から生活習慣病対策が重要度を増してきた。生活習慣病は，生活習慣が疾病の発症に深く関係していることが明らかになったことに伴い，一次予防を重視して生活習慣の改善を図る必要性から導入された概念であり，「食習慣，運

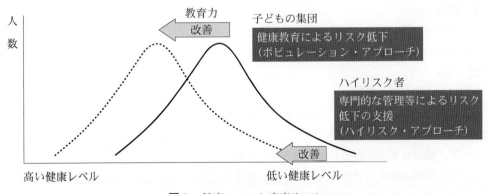

図2　健康レベルと疾病リスク

動習慣，休養，喫煙，飲酒等の生活習慣が，その発症・進行に関与する疾患群」と定義される。したがって，生活習慣病の予防に関して，学校における歯・口の健康づくりが有効であると考えられる。

　その理由は，歯・口の健康づくりにおいては，例えばGO（歯周疾患要観察者）と評価された場合，歯肉炎のように進行すると歯周炎に至る生活習慣病の途中の段階が見えることである。さらにそれに対して改善するように自らが行動変容をすれば，進行を止めたり，改善することができるということを，実際に体験することができるからである。

第4節　目標及び内容

1　歯・口の健康づくりの目標

　学校における歯・口の健康づくりの目標は，子どもが発達段階に応じて自分の歯・口の健康課題を見つけ，課題解決のための方法を工夫・実践し，評価できるようにし，生涯にわたって健康な生活を送る基礎を培うとともに，自ら進んで健康な社会の形成に貢献できるような資質や能力を養うことにある。具体的には次の3つの目標が挙げられる。

(1)　歯・口の健康づくりに関する学習を通して，自らの健康課題を見つけ，それをよりよく解決する方法を工夫・実践し，評価して，生涯にわたって健康の保持増進ができるような資質や能力を育てる。

(2)　歯・口の健康づくりの学習を通じて，友人や家族など他人の健康にも気を配り，自他ともに健康であることの重要性が理解できるようにする。

(3)　健康な社会づくりの重要性を認識し，歯・口の健康づくりの活動を通じて，学校，家庭および地域社会の健康の保持増進に関する活動に進んで参加し，貢献できるようにする。

2　各発達の段階における重点及び内容

　前記の目標を実現するための各発達の段階における歯・口の健康づくりの重点と内容は，次のとおりである。

〔幼稚園〕

　幼稚園においては，家庭と連携して，子どもに基本的な生活習慣を確立する過程としての保健行動がとれるよう働きかけることが大切である。また，健康づくりにとって重要な「食べる機能」の獲得にも注意を払う必要がある。

(1)　重点

　　歯や口に関心を持ち，基本的生活習慣としての歯・口の清掃や，間食の規則性を守り，好き嫌いなくよく噛んで食べることができるようにする。

(2)　内容

　①自分の歯や口の理解

　　　・自分の歯の様子を鏡でみることができる。

　②歯・口の清掃

　　　ア．嫌がらずに保護者と歯みがきができる。

　　　イ．食事の後に自分でも歯みがきをしようとする。

　　　ウ．食べた後にブクブクうがいができる。

③基本的な食生活

　ア．おやつは規則的にとることができる。

　イ．好き嫌いなく何でも食べることができる。

　ウ．食べ方のマナーを知るとともにしっかりと咀嚼し飲み込むことができる。

〔小学校〕

　小学校における基本的な生活習慣の確立を図ると同時に，生涯における健康づくりの基礎を培うために積極的に歯・口の健康づくりを活用すべきである。様々な機会を通して，計画的かつ組織的に歯・口の健康づくりを展開し，子どもに確かな健康観を育てていく必要がある。

（1）重点

　①歯・口の発育や疾病・異常など，自分の歯や口の健康状態を理解し，それらの健康を保持増進する態度や習慣を身に付けることができるようにする。

　②むし歯や歯肉の病気の予防に必要な歯のみがき方や望ましい食生活などを理解し，食べ方のマナーを知り，しっかり咀嚼して飲み込むことができるなど歯や口の健康を保つのに必要な態度や習慣を身につける。

　③歯・口の健康づくりから全身の健康づくりへ保健行動を展開できる。

（2）内容

　①自分の歯や口の健康状態の理解

　　歯・口の健康診断に主体的に参加し，自分の歯・口の健康状態について知り，健康の保持増進に必要な次の事柄を実践できるようにする。

　ア．歯・口の健康診断とその受け方

　イ．歯・口の病気や異常の有無と程度

　ウ．歯・口の健康診断の後にしなければならないこと

　エ．乳歯から永久歯への交換と体の成長の理解

　オ．第一大臼歯のむし歯予防の方法

　カ．歯の形とその役割

　②むし歯や歯肉の病気の予防に必要な歯のみがき方や食生活

　ア．歯や口を清潔にする方法について知り，常に清潔に保つことができるようにする。

　　(ｱ)歯のみがき方とうがいの仕方

　　(ｲ)フッ化物配合歯磨剤やフロスについて知る

　イ．むし歯や歯肉の病気の予防，さらに歯の健康に必要な食べ物について知り，歯の健康に適した生活習慣を身に付けることができるようになる。

　　(ｱ)むし歯や歯肉の病気の原因とその予防

　　(ｲ)咀嚼と歯の健康

　　(ｳ)歯の健康に必要な食生活

　　(ｴ)間食のとり方，選び方

　③歯・口の健康づくりから全身の健康づくりへと行動を広げることができる。

　ア．歯みがきが手洗いなどの清潔と関連づけられる。

　イ．健康づくりには努力が必要であることがわかる。

〔中学校〕

　中学校においても基本的な目標と内容は，小学校で示されたものと大きな違いはないが，永

久歯の咬合が完成する時期であると同時に，むし歯も歯肉炎も発生しやすい年齢にあることから，さらに実践が重要となる。また，歯の外傷の発生率も高くなる時期なので，歯や口の外傷予防についての理解を深めることができるようにする。

(1) 重点

　　歯や口の健康課題を自ら発見して解決し，生活習慣の改善など毎日の生活にいかすことができる。また，歯・口の健康づくりを基礎として，食と健康との関係を理解し，生涯にわたって食べる機能の保持ができるなど心身の健康づくりへ展開することができる。さらに，スポーツ等による歯・口の外傷についても理解し，予防しようとする態度を育成する。

(2) 内容

①自分の歯や口の健康状態の理解

　ア．むし歯や歯肉炎の原因と予防の方法を知る。

　イ．歯列や咬合の状態を理解する。

　ウ．口臭の原因と予防の方法を知る。

②むし歯や歯肉の病気等の予防に必要な歯のみがき方や食生活

　ア．効果的な歯みがきの方法とフロスなどの用具を知り，自分に合った方法を工夫できる。

　イ．フッ化物配合歯磨剤等の歯磨剤の機能を知り，実践に生かすことができる。

　ウ．歯みがきが歯肉炎の改善に役立つことを知り，歯みがきの仕方を改善することができる。

　エ．間食の選択と，とり方の自己管理ができる。

　オ．食の重要性を理解し，食生活の改善と自己管理ができる。

　カ．歯・口の外傷の原因や予防の方法を知る。

〔高等学校〕

高等学校では，卒業後に社会へ巣立つ生徒もあることから，生涯にわたる健康の保持増進という観点からも歯科保健の大切さを理解させ，実践できるようにすることが必要である。重点と内容については，中学校とほぼ同様である。

(1) 重点

　　歯や口の健康課題を自ら発見して解決し，生涯にわたって進んで健康によい生活行動が実践できる。また，食と健康との関係を理解し，生涯にわたって食べる機能の保持ができる。さらに，スポーツにより歯・口の外傷が起こることについても理解し，予防しようとする態度を育成する。

(2) 内容

①自分の歯や口の健康状態の理解

　ア．むし歯や歯肉炎の原因と予防の方法を知る。

　イ．健康相談等のサービスを活用することの有効性について知る。

②むし歯や歯肉の病気等の予防に必要な歯のみがき方や食生活

　ア．効果的な歯みがきの方法とフロスなどの用具を知り，自分に合った方法を工夫できる。

　イ．フッ化物配合歯磨剤等の歯磨剤の機能を知り，実践にいかすことができる。

　ウ．歯みがきが歯肉炎の改善に役立つことを知り，毎日の実践にいかすことができる。

　　　エ．間食の選択と，とり方の自己管理ができる。

　　　オ．食の重要性を理解し，食生活の改善と自己管理ができる。

　　　カ．マウスガード等により歯・口の外傷予防を自己管理できる。

〔特別支援学校〕

　特別支援学校においては，幼稚園，小学校，中学校，および高等学校に示した各目標に沿いながら，一人ひとりの障害の種類や程度に応じて個別の目標を設定することが重要である。積極的な支援活動を背景として，自立に向けた知識，態度および習慣の育成を図る。

(1)　重点

　　障害のある子どもの障害の種類や程度と発育・発達段階に即しながら，歯・口の健康づくりの活動を通じて，健康意識や健康行動の変容を促し，自らの力を最大限に発揮させ，自立に向けた態度や習慣を身につけることができるようにする。

(2)　内容

　　すでに述べた各学校段階等の内容を参考として，一人ひとりに合った内容を検討する。

第5節　教育課程への位置付け

1　学校における歯・口の健康づくりの領域と構造

　学校における歯科保健活動は，歯科保健教育及び歯科保健管理の2つに分けられる。学校においては，歯科保健教育と歯科保健管理は深く関連している。それらを円滑に実施するために，学校，家庭及び地域社会が組織的な活動を展開するという構造になっている(図3)。図3に示す歯科保健教育，歯科保健管理，歯科保健に関する組織活動については，第3章，第4章，第5章で詳しく説明する。

2　教育課程への位置付け

　学校歯科保健教育は，総則の「体育・健康に関する指導」の趣旨に沿い，各学校段階の教育要領及び学習指導要領において，口腔の衛生や望ましい生活習慣の形成，生活習慣病の予防など関連する内容が示されている。各学校においては，各教科・科目，道徳，総合的な学習の時間及び特別活動等の教育課程に位置付け，それぞれの特質に応じて適切に実施することになる。以下，教育要領及び学習指導要領の関連部分を挙げる。

〔幼稚園〕

　幼稚園においては，学校教育法第23条に示された教育目標の第1号で，

> 　健康・安全で幸福な生活のために必要な基本的な習慣を養い，身体諸機能の調和的発達を図ること。

としている。また，幼稚園教育要領の第2章「ねらい及び内容」においては，幼児の発達の側面から，「健康」「人間関係」「環境」「言葉」「表現」の5つの領域にまとめ，ねらい及び内容を示している。これらのねらいは，幼稚園生活全体を通じ，幼児が様々な体験を重ねる中で，相互に関連を持ちながら次第に達成に向かうようにするものであり，これらの内容は，幼児が行う具体的な遊びや活動を通して総合的に指導されなければならず，生涯にわたる人間形成の基礎を培ううえで，幼児期からの健康づくりが重要であることを示している。

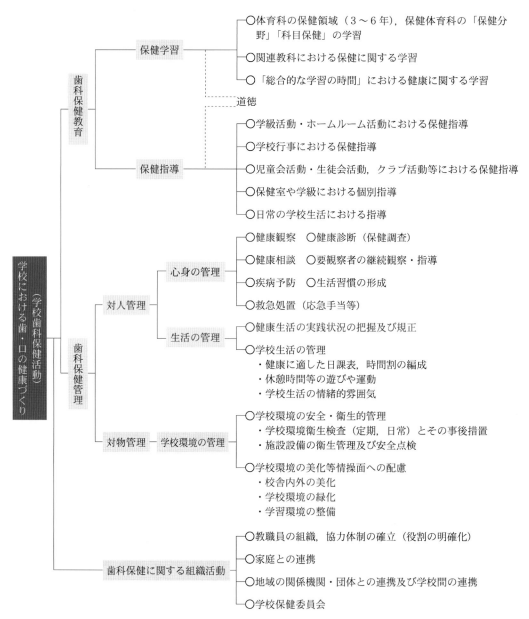

図3　学校における歯・口の健康づくりの領域と構造

　領域「健康」では，歯・口の健康づくりに関連するねらいとして「健康・安全な生活に必要な習慣や態度を身につける」とし，内容として「身の回りを清潔にし，衣服の着脱，食事，排泄など生活に必要な活動を自分でする」「自分の健康に関心をもち，病気の予防などに必要な活動を進んで行う」などが示されている。さらには，「健康な心と体を育てるためには食育を通じた望ましい食習慣の形成が大切である」ことや，「基本的な生活習慣の形成に当たっては，家庭での生活経験に配慮し，幼児の自立心を育てること」の必要性が述べられている。

　また，これらの指導を進める際には，家庭における歯みがきの習慣づくりや食事・間食のとり方などについて保護者の理解を深めて，幼稚園と家庭が一体となって健康づくりを進めることが重要である。

〔小学校，中学校，高等学校，中等教育学校〕

　小学校，中学校，高等学校，中等教育学校においては，各学習指導要領第1章第1の3体育・健康に関する指導において，

　　学校における体育・健康に関する指導は，児童（生徒）の発達の段階を考慮して，学校の教育活動全体を通じて適切に行うものとする。特に，学校における食育の推進並びに体力の向上に関する指導，安全に関する指導及び心身の健康の保持増進に関する指導については，体育科(中学校，高等学校―保健体育科）の時間はもとより，家庭科（中学校―技術・家庭科），特別活動などにおいてもそれぞれの特質に応じて適切に行うように努めることとする。また，それらの指導を通して，家庭や地域社会との連携を図りながら，日常生活において適切な体育・健康に関する活動の実践を促し，生涯を通じて健康・安全で活力ある生活を送るための基礎が培われるよう配慮しなければならない。

としており，健康に関する指導は，小学校，中学校，高等学校，中等教育学校ともに教育活動全体を通して行うこととしている。

　特に，健康の保持増進に関する指導は体育科（中学校，高等学校―保健体育科）での学習の充実を図るとともに，特別活動の学級活動（ホームルーム活動）における健康・安全に関する保健指導，学校行事の健康安全・体育的行事，児童会（生徒会）活動，クラブ活動（小学校のみ）などにおける体力の向上や健康・安全にかかわる諸活動を積極的に行うことによってその充実を図ることが大切である。

　さらに，学校の判断により，総合的な学習の時間において，体育科・保健体育科の保健学習や学級活動における保健指導で取り扱う内容と関連付け，その発展として子どもの興味や関心に基づいて健康に関する課題を取り上げて学習することができる。このことにより，子どもが身近な健康問題から現代社会が抱える健康課題まで視野を広げ，全身の健康や生涯の健康について考え，自己の生き方を考える学習となり，子どもの「生きる力」の育成につながるものと期待される。

　また，生活科，理科，家庭科(中学校―理科，技術家庭科，高等学校―家庭基礎，家庭総合，生活技術）等の教科における関連する内容や道徳の時間（小学校）における「健康や安全に気を付け，物や金銭を大切にし，身の回りを整え，わがままをしないで規則正しい生活をする」「生きることを喜び，生命を大切にする心を持つ」（1・2年)，「自分でできることは自分でやり，節度ある生活をする」「自分でやろうと決めたことは，ねばり強くやり遂げる」（3・4年)，「生活を振り返り節度を守り節制に心掛ける」「生命がかけがえのないものであることを知り，自他の生命を尊重する」（5・6年）などの内容と関連して指導を行うことにより効果を高めることが大切である。

　さらに，学校給食や日常の学校生活における指導や子ども達の実態に即した個別指導を行うことも必要になってくる。

　各学校において，歯・口の健康づくりを効果的に進めるためには，学校の指導体制を確立することや子どもの歯・口の健康状態を的確に把握し，それにふさわしい全体計画や具体的な指導計画を作成し，計画的・継続的に取り組む必要がある。これらの学校における歯・口の健康についての指導が，学校生活のみならず，家庭等における日常生活でも適切に実践されることが重要であり，家庭との密接な連携を図りながら進めることが必要となってくる。

〔特別支援学校〕

　幼稚部では特別支援学校幼稚部教育要領第1章総則の第2（教育の目標）及び第2章（ねらい及び内容等）での領域「健康」及び自立活動の内容を含め，健康は教育の重要な項目である。また，小学部・中学部学習指導要領並びに高等部学習指導要領第1章総則においては，

　学校における体育・健康に関する指導は，児童又は生徒（高等部−生徒）の発達の段階を考慮して，学校の教育活動全体を通じて適切に行うものとする。特に，学校における食育の推進並びに体力の向上に関する指導，安全に関する指導及び心身の健康の保持増進に関する指導については，小学部の体育科及び中学部の保健体育科（＊保健体育科）の時間はもとより，小学部の家庭科（知的障害者である児童に対する教育を行う特別支援学校においては生活科），中学部の技術・家庭科（知的障害者である生徒に対する教育を行う特別支援学校においては職業・家庭科）（＊家庭科），特別活動，自立活動などにおいてもそれぞれの特質に応じて適切に行うよう努めることとする。また，それらの指導を通して，家庭や地域社会との連携を図りながら，日常生活において適切な体育・健康に関する活動の実践を促し，生涯を通じて健康・安全で活力ある生活を送るための基礎が培われるよう配慮しなければならない。（＊高等部学習指導要領での記載内容を示す）

と示されている。

　以上のように，「歯・口の健康に関する指導」は幼稚園，小学校，中学校，高等学校及び特別支援学校ともに，各学校の教育課程に適切に位置付けて，学校教育全体を通じて行うものである。

(1) 保健学習

　① 教科における歯・口の健康づくり

　体育科（保健体育科）の「保健」については，小学校第3・4学年から中学校及び高等学校の保健体育科と系統的に学習を積み重ねることにより，正しい健康観と実践力を養うことをねらいとしている。

　歯・口の健康づくりに関する学習を進めるにあたっては，適切な指導時間を確保するとともに指導方法を工夫して，単なる知識の記憶にとどめるだけでなく，基礎的・基本的な内容を簡単な実験や実習など体験的な学習を取り入れながら子どもが自らの歯・口の大切さに気付き，自らの生活行動や生活環境における課題を把握し，改善できる資質や能力の基礎を培うようにすることが重要である。

　歯・口の健康づくりに関する内容については，小学校学習指導要領において，体育G保健に「(3)病気の予防について理解できるようにする」ことをねらいとして，「ウ　生活習慣病など生活行動が主な要因となって起こる病気の予防には，栄養の偏りのない食事をとること，口腔の衛生を保つことなど，望ましい生活習慣を身に付ける必要があること」が示されている。また，小学校学習指導要領解説体育編において，「(3)病気の予防　ウ　生活行動がかかわって起こる病気の予防」に「むし歯や歯ぐきの病気」などを取り上げ，その予防には，口腔の衛生を保つことなど健康によい生活習慣を身に付ける必要があることが示されている。高等学校学習指導要領解説保健体育編の科目「保健」のにおいては，「(1)現代社会と健康　イ　健康の保持と増進と疾病の予防（ア）生活習慣病と日常の生活行動」に生活習慣病の取り上げる疾病の一つとして「歯周病」が示されている。

② 総合的な学習の時間における歯・口の健康づくり

総合的な学習の時間のねらいは，次の通りである。

---

(1) 自ら課題を見つけ，自ら学び，自ら考え，主体的に判断し，よりよく問題を解決する資質や能力を育てること。
(2) 学び方やものの見方を身につけ，問題の解決や探求活動に主体的，創造的に取り組む態度を育て，自己の生き方を考えることができるようにする。

各学校では，このねらいを踏まえ，学校や地域の実態，児童の実態に応じ，創意工夫を生かした活動を展開するものであるが，例示として国際理解，情報，環境，福祉・健康などの横断的・総合的な課題が示されている。

子どもが保健学習や保健指導で得た興味・関心や課題の発展として，総合的な学習の時間で歯・口の健康づくりに関する課題を取り上げることになる。子どもにとって身近な歯・口を切り口にして，食べることや会話を交わすことなど歯・口の健全な機能保持の大切さを理解する学習となったり，人が生きるうえでの生活の質(QOL—Quality of Life)を様々な側面から高めることにつながる学習となったりする。結果として自己の生き方を考えることのできる学習になると期待される。

その際，効果的で質の高い学習とするため，養護教諭や栄養教諭・学校栄養職員，学校歯科医など専門性を有する教職員や歯科衛生士や地域の方々などの参画・協力を得て，子どもの課題に応じた支援ができるような体制づくりをすることが必要である。

(2) 保健指導

① 学級活動・ホームルーム活動における歯・口の健康づくり

〔幼稚園〕

幼稚園においては，小学校以降の教育とは異なり，幼児の生活を通して総合的な指導を行うこととしているため，教育課程上，学級活動の時間を設定することはされていない。そのため，歯・口の健康づくりは特別な時間を設定するということではなく，日常生活のなかで，幼児なりに自分の体を大切にすることに気付かせ，手洗いやうがい，歯みがきなど病気にかからないために必要な活動や健康行動を自分からしようとする態度を育てることが必要である。

〔小学校，中学校，高等学校，中等教育学校及び特別支援学校〕

小学校，中学校・高等学校，中等教育学校及び特別支援学校における学級活動・ホームルーム活動においては，概ね共通して次の2つの活動内容があり，学級（ホームルーム）や学校の生活の充実を図り，健全な生活態度を育成することを特質としている。

---

(1) 学級（ホームルーム）や学校の生活づくり
(2) 日常の生活や学習への適応（適応と成長）及び健康安全

歯・口の健康づくりは，(2)の子どもの心身の健康を増進し，健全な生活態度を育成するねらいで行うものである。

むし歯や歯肉の病気の予防や食べる機能を高めることなどについて，科学的な理解を通して，望ましい態度や習慣が身に付くようにしなければならない。したがって，歯・口の

健康づくりに関する内容を年間の指導計画に適切に位置付け，計画的に実施することが必要である。また，子どもによる自主的実践的な活動を助長するよう問題解決的活動や体験的活動を取り入れ，健康づくりに対する意欲，態度，実践力を高めるような指導を工夫することが重要である。

　歯・口の健康づくりに関する内容については，中学校学習指導要領解説特別活動編の「学級活動(2)適応と成長及び健康安全　キ　心身ともに健康で安全な生活態度や習慣の形成」及び高等学校学習指導要領解説特別活動編「ホームルーム活動 (2) 適応と成長及び健康安全　ク　心身の健康と健全な生活態度や規律ある習慣の確立」に題材の一つとして「口腔の衛生」が新たに示されている。

② 　学校行事等における歯・口の健康づくり

　学校行事は，全校または学年を単位とする大きな集団による活動であり，学校生活に秩序と変化を与えるとともに，学校生活の充実と発展に資することを特質としている。学校行事は，子どもが各教科等の日常の学習や経験を総合的に発揮し，発展させる活動であり，学級の場を越えた多様な友人と活動をともにすることにより，学校や学年への所属感を深めるとともに，集団行動における望ましい態度を身につけるものである。

　歯・口の健康づくりに関する活動は，学校行事の健康安全・体育的行事に位置付けられている。学級活動を始め，児童会・生徒会活動，委員会活動，クラブ活動など日常の学習や活動の成果の総合的な発展を図るという特質を生かし，健康診断，「歯の衛生週間」行事等において歯・口の健康づくりの意義の啓発や意識を高める活動などを実施することが考えられる。また，健康・安全に関する行事以外の学校行事，例えば，遠足旅行的行事において歯みがきや間食のとり方についての実践的な指導を行うことができる。いずれも体験的活動を通して，歯・口の健康づくりの理解を深める重要な機会である。

　健康診断や「歯の衛生週間」行事等の機会を利用して，学校歯科医による子どもへの指導を実施することなどは，子どもの健康づくりの実践を一層促すものとなる。

③ 　児童会・生徒会活動における歯・口の健康づくり

　児童会・生徒会活動は，全校の子どもで組織する児童会・生徒会において学校生活の充実と向上を図るため，協力して諸問題を解決することを特質としている。教師の適切な指導の下に，諸問題の解決に向けて，一連の活動を自発的，自治的な実践活動として展開することが大切である。

　児童会・生徒会活動においては，全校的な立場から代表委員会や健康に関する委員会の活動を通して，歯・口の健康に関する話し合いや役割を分担しての実践活動が予想される。したがって，自治的・自発的な実践活動の過程で歯・口の健康に関する問題が取り上げられ，健康づくりに対する意識が高められるよう指導することが大切である。

④ 　子ども達の実態に即した個別指導

　健康づくりの諸活動の究極のねらいは，子ども一人ひとりが積極的に健康を保持増進できるようにすることである。したがって，歯・口の健康づくりに関する指導においても，子どもの実態に即した適切な個別指導を行うことが必要である。歯・口の健康診断の結果を生かした個別指導は，一人ひとりの問題点に気付かせ，その対処の仕方を指導する機会であり，問題を解決し，健康づくりの実践を促すために有効な指導である。

　また，学校保健安全法においては，保健指導に関連して，子どもの実態に応じて日常の

健康観察や健康相談と関連した個別指導が必要とされている。特に幼児や障害のある子ども等は，一人ひとりの発育や発達状態，あるいは障害の種類や程度が異なるので，個別指導は欠かすことができない重要な指導である。一人ひとりの状況に即した指導（援助，介助）の仕方を工夫するとともに，家庭との連携を図りながら健康づくりを実践する態度を身に付けるようにすることが重要である。

⑤　その他，日常の指導等における歯・口の健康づくり

歯・口の健康つくりに関する指導は，各学校の教育課程・指導計画や時間割等に明確に位置付けられた時間のほかに，学級担任による朝や帰りの会，休憩時間，放課後の時間を活用しての指導，あるいは養護教諭が保健室来室者に指導や助言を行う機会などが考えられる。健康に関する情報を提供したり，質問に答えたりするなど子どもへの適時適切な指導は歯・口の健康づくりに対する関心や意欲を高める有効な機会となる。

特に，給食の時間を活用し，子どもの食事の状況等を捉えて，食生活や食習慣に関する指導を行うことは，歯・口の健康づくりの実践を一層促す効果的な指導の機会となる。

3　指導計画等の作成とその組織的展開

各学校で歯・口の健康づくりを教育課程に位置付けて，組織的，計画的に推進していくためには，学校教育目標を受けて，歯・口の健康づくりの目標＜育てたい子ども像や育てたい態度・能力等＞を設定し，その目標を具現化するための全体計画（構想や各活動間の関連，役割分担等），年間指導計画等を作成し，組織を整える必要がある。

歯・口の健康づくりの諸活動は，教育活動全体を通して行われるので，各教科，総合的な学習の時間，道徳，特別活動等を網羅した全体計画と各教科等の指導計画，総合的な学習の時間の学習計画（学習プラン），学級活動（ホームルーム活動）や学校行事等の計画の作成が必要になってくる。

全体計画は，教育活動全体を通して行われる歯・口の健康づくりの総合的かつ基本的な計画である。この計画には，各学年の指導の重点，指導内容，指導の時期，配当時間数，各教科領域との関連，保健管理との関連，さらには家庭，PTAや地域社会との連携などを盛り込むことが必要である。

学級活動（ホームルーム活動）や学校行事の計画は，全体計画の中で挙げた事項を，実際の指導に役立つようにより具体的なものにする必要がある。例えば，1単位時間で行う指導の学年別の題材，主な内容及び時間数，さらに20分程度で行う指導の重点なども明らかにし，指導の方法や資料なども示し，活用しやすい計画にすることが大切である。また，学校行事における歯・口の保健指導の計画としては，健康診断の時期や方法，事前の準備や指導の内容，事後措置の対象や方法を明らかにしておくことが必要である。健康診断や歯の衛生週間に関する行事のように直接に歯・口の保健指導の内容とするものと，遠足や集団宿泊などのように，各行事を通して歯・口の健康に関する指導を行うものとがある。これらについても学級活動（ホームルーム活動）等他の保健指導との関連が図られるよう，指導内容や時期などについて工夫して計画を作成する必要がある。

以上のように，全体計画に基づいて，各保健指導等の計画を相互に適切に関連付けて作成することにより，指導が円滑かつ効果的に展開されるようになる。

さらに，これらの諸計画の作成に際しては，全教職員の共通理解と協力の下に，それぞれの

役割を明確にして指導を進めることが必要である。

第6節　歯・口の健康づくりの評価

1　評価の基本的な考え方

　一般に，学校における歯・口の健康づくりの評価は，一定期間の取組を実施した後あるいは年度末等に，前年度あるいは取組前と比較し各学校で設定した目標をどの程度達成したか判断し，その結果を指導の改善に役立てるとともに，次の取組の目標（重点）や計画の作成，実施方法及び組織体制などの学校運営の改善に役立たせることを目的として行われる。

　したがって，学校における歯・口の健康づくりの評価は，学校評価に位置付けた計画や取組（保健教育，保健管理，組織活動）等の評価及び健康行動や疾病等の状況に関する評価を実施し，その結果を総合的に分析・総括して，各学校の設定した目標等に照らして評価を実施することが必要である。そのためには，校長のリーダーシップの下，PDCA サイクルを重視し，保健主事，養護教諭はもとより全教職員が参画して取組の成果を検証し，計画的かつ継続的に必要な支援・改善を行うことにより，的確な問題把握と問題解決に資するよう努め，学校運営の改善と教育水準の向上を図ることが重要である。その際，これまでの歯・口の健康づくりの評価が，むし歯や歯肉の病気等の歯科疾患の状況や一人平均むし歯歯数（一人平均 DMF 歯数，第4章第2節参照），むし歯の処置率などの疾病等の状況からのみ，その成果を評価する傾向があったが，学校における歯・口の健康づくりの取組は学校教育の一環として行われているので，それだけではきわめて不十分であることを念頭に置く必要がある（図4）。

2　評価の観点と内容例

　(1)　各学校の歯・口の健康づくりの目標に基づく評価

　設定した目標が，どの程度達成できたかを評価する。

　対応する目標の一例；歯・口の健康づくりを通した健康的な生活習慣の形成

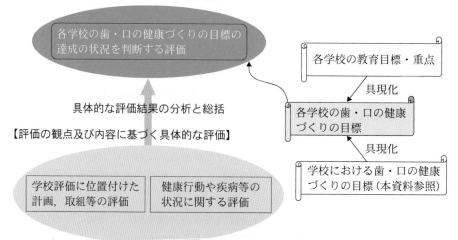

図4　歯・口の健康づくりの評価の構造

＜目標の達成度に対する評価の具体的な指標の一例＞

＜健康行動などが，概ね目標とするものに改善できたかという観点から＞
- ・食事，運動，休養・睡眠を適切にとり，健康的な生活習慣を身に付けている。
- ・90％以上の子どもが，ほとんど歯垢を残さない歯みがきをしている。
- ・感触を適切に選んだり，よく噛んで食べたりする習慣が身に付いている。
- ・むし歯等の治療完了率が，ほぼ100％である。

＜目標達成のための取組（教育，管理，組織活動）が効果的であったかという観点から＞
- ・保健学習及び特別活動での生活習慣形成の授業を，計画どおり実施している。
- ・親子歯みがきの実施率が，80％以上である。
- ・各学期の掲示活動や環境整備が，計画通り行われ，実践の意欲を高めている。

＜健康状態，疾病状況が，改善されたかという観点から＞
- ・新しいむし歯が，できていない子どもが90％以上である。
- ・未処置のむし歯を持つ子どもの割合が，改善されている。

---

(2)　評価の観点及び内容

①歯・口の健康づくりの計画や取組等の評価

　ア．目標や計画に，前年度の歯・口の健康づくりに関する評価の結果，子どもや地域社会の実態，教職員の意見等が反映されているか

　イ．歯・口の健康づくりに関する教育，管理及び組織活動が，適切に学校保健計画に位置付けられているか。

　ウ．関連教科や特別活動（学級活動，ホームルーム活動，学校行事，児童会活動，生徒会活動等）等で，歯・口の健康づくりを含む保健教育が適切に実施されているか。

　エ．健康観察，健康相談，健康診断(含事後措置)，個別指導等が適切に実施されているか。

　オ．保健主事，養護教諭，学級担任等が役割を分担し，連携して，役割を果たしているか。

　カ．学校保健委員会が開催されるなど保護者及び関係機関・団体など地域社会との連携が，密接に図られているか。

　キ．歯・口の健康づくりに関する教職員の研修が，実施されているか。

　ク．法令に基づく児童生徒等の健康診断票，学校歯科医の執務記録簿，保健調査票が適切に記載され，保管されているか　　　　　　　　　　　　　　　　　　　　　　など

②健康行動や疾病等の状況に関する評価

　ア．健康行動が改善されているか。
- ・歯みがきなどの口腔清掃，歯科医院の受診状況等
- ・食事，運動，休養・睡眠，生活リズムなど
- ・噛む，選んで食べるなどの食事の仕方，間食など食行動の状況

　イ．健康状態，疾病等の状況が改善されているか。
- ・学校，学年，学校等の集団全体の歯・口の健康状態（傾向）の状況
- ・「CO（要観察歯）」「GO（歯周疾患要観察者）」などむし歯や歯周病等に関するハイリスク児の状況
- ・むし歯，歯周病，歯列・咬合，顎関節粘膜疾患等の歯科疾患の状況
- ・歯・口の傷害（障害）の状況はどうか

3　評価の機会と方法

　歯・口の健康づくりの取組は，学校教育全体を通じて行われるものであり，評価も学校教育全体の中で，適切な方法を選択し，多面的かつ継続的に行うことが大切である。学校保健計画に位置付けた保健教育，保健管理，組織活動に対して，具体的な取組終了時の評価や学期末，学年末などの適切な時期に評価の機会を設ける必要がある。

　さらに，各学校の歯・口の健康づくりの目標に基づく評価を実施する際には，基礎的な評価結果を簡潔に示し，子どもや保護者アンケート，保護者懇談会，子どもや職員の保健部，学校保健委員会，職員会議などの機会に幅広く意見等を徴収し多くの関係者の意見を集約することで，評価活動を通して関係者の更なる向上心や参加意識を高めるなどの工夫を行うことが重要である。

4　評価結果の活用

　評価実施後には，個人情報の保護等に配慮しながら結果を広く共有するとともに，その基礎的な情報として個々の取組ごとの児童生徒等の反応や行動の変容，健康の状態や疾病の状況，歯・口の健康に関する医科学的検査結果，面談や観察，アンケート調査結果なども含めたより具体的で多様な評価を継続的に実施し，目標に基づく評価や取組の教育改善にも役立てることが重要と考えられる。

　例えば，健康診断でスクリーニング（ふるい分け）しても問題をそのまま放置しておいては，何の意味もなく，状況は改善されない。同様に，どのように評価を行ってもその評価を活用しなければ歯・口の健康づくりは進展しないことから，評価結果を活用するという姿勢が必要である。

　したがって，健康診断の結果を事後措置として個別指導や健康教育に生かす，様々な方法による評価結果を学校経営や個々の取組の改善に生かす，子ども一人一人の健康によい生活行動を促す指導や家庭の啓発資料に活用することなどが求められる。

　その際，学校全体の課題を明確にし，それを学校保健委員会等で議題として取り上げ，解決に向けた方策を協議すること，具体的な取組を展開することは，歯・口の健康づくりが学校だけでなく家庭や地域と連携した活動となるための有効な方法である。

第7節　学校歯科医の職務と役割

1　学校歯科医の職務

(1)学校歯科の法的な立場

　学校歯科医は，歯科医師法に定められた「歯科医師」としての身分と，学校保健安全法第23条に定められた「学校歯科医」の身分を併せ持っている。そして，その職務は学校保健安全法第1条の「児童生徒等及び職員の健康の保持増進を図るため（中略）…もって学校教育の円滑な実施とその成果の確保に資すること」である。したがって医療機関に従事する歯科医師とは仕事の性質や立場が異なる。その身分は公立学校においては，非常勤の嘱託的性格を持つ職員であり，学校を管轄する行政・教育委員会が学校歯科医を委嘱する。

(2)学校歯科医の仕事

　学校歯科医が学校の中で受け持つ仕事は，学校における歯・口の健康づくりの三つの領域，

すなわち「歯科保健教育」「歯科保健管理」「歯科保健に関する組織活動」にまたがっている。

学校歯科医の職務の準則（学校保健安全法施行規則第23条）（抜粋）
　一　学校保健計画及び学校安全計画の立案に参与すること。
　二　法第8条の健康相談に従事すること。
　三　法第9条の保健指導に従事すること。
　四　法第13条の健康診断のうち歯の検査に従事すること。
　五　法第14条の疾病の予防処置のうち，う歯その他の歯疾の予防処置に従事すること。
　六　市町村の教育委員会の求めにより，法第4条の健康診断のうち，歯の検査に従事すること。
　七　前各号に掲げるもののほか，必要に応じ，学校における保健管理に関する専門的事項に関する指導に従事すること。
　2　学校歯科医は，前項の職務に従事したときは，その状況の概要を学校歯科医執務記録簿に記入して校長に提出するものとする。

　学校歯科医は，学校保健計画・学校安全計画の立案に参与することをはじめとして，学校保健安全法において明確化された健康相談や保健指導の実施，健康診断及びそれに基づく疾病の予防処置，感染症対策，食育，生活習慣病の予防や歯・口の健康づくり等について，それぞれ重要な役割を担っている。さらに学校と地域の医療機関等との連携の要としての役割も期待されることから，各学校において子どもの多様な健康課題に的確に対応するため，学校歯科医の有する専門的知見の積極的な活用が求められている。
　①歯科保健教育
　　ア．保健学習や保健指導などで歯科保健に関する事柄について教師に必要な教材や資料の提供及び助言を行う。
　　イ．保健に関する学校行事や特別活動などで，教師に必要な教材や資料の提供及び助言を行う。
　　ウ．健康診断結果の分析から，事後措置としての保健教育が必要な場合，必要な助言を行う。
　②歯科保健管理
　　ア．歯・口腔の健康診断（定期・臨時・就学時）を行い，処置（予防と精密検査・治療）及び保健指導を要する者をスクリーニングする。
　　イ．歯・口腔の健康相談を行う。
　　ウ．歯・口腔の疾患の予防処置及び保健指導を行う。
　　エ．健康診断時に個別の歯科保健指導を行う。
　　オ．事後措置として健康診断結果を集計分析し，学校・学年・学級の状態を把握し，課題や問題点を学校保健委員会に提出し改善策を提案する。
　　カ．事後措置として精密検査や治療処置が必要な者には受診を勧めるよう指示する。
　　キ．事後措置の一環としてCO・GOに対し継続的な観察や指導を行う。
　③歯科保健に関する組織活動
　　ア．「学校保健安全計画」の立案に際して，歯科保健の部分についてはもちろん，より広い見地から学校保健全般について意見を述べる。
　　イ．学校保健委員会・地域学校保健会へ参加し，学校・家庭・地域の人々と子どもの歯・口の健康づくりの推進や，健康に関する課題について提言したり意見を述べたりして，

学校保健関係者（教職員，学校医，学校薬剤師）とのコミュニケーションを図り，子どもの健康づくりを推進するための協力体制を築く。このためには学校歯科医本来の仕事の他，運動会，入学式，卒業式等学校行事や地域の行事に積極的に参加することが望ましい。

(3)学校歯科医としての留意点

①「学校は教育の場である」ことを理解し，関係者と連携してその学校の現状をよく把握するよう努める。

②ただ単に疾病を検出するだけではなく，疾病予防から，さらには健康の保持増進に繋げるよう努力し，歯科保健を通して子どもの保健全般の向上に努める。

③学校歯科医は学校においては保健の専門職であり，医療の専門職としての立場だけではないことを理解して活動する。例えば処置の必要なむし歯を持つ者がいたら，そのむし歯をどう治療するかではなく，むし歯という課題を持つ者がどう行動すべきかを指導する，といったことである。

④健康診断及び健康相談の際，子どものプライバシーの保護と人格の尊重に努める。

⑤学校保健関係の講習会，研修会などに積極的に参加し，新しい知識や教育技法の向上に努める。

⑥その学校の保健状態から，歯・口を健康教育の教材として効果的に活用する方法を知っている。

⑦学級担任，養護教諭，栄養教諭等に対し，学校，学級の現状に合った効果的な教材を提供，助言できる。

2　学校歯科医に期待される今日的役割

生きる力をはぐくむために歯科保健教育がより重視されるようになった今日では，学校歯科医は従来からの歯科保健管理はもちろん，より積極的に教育に関与することが推奨されてきている（平成9年：保健体育審議会答申）。

平成9年保健体育審議会答申

（前略）健康教育を担当する教職員としては，教諭のみならず，保健関係では養護教諭はもとより学校医，学校歯科医，学校薬剤師の職員，栄養関係では学校栄養職員など，専門性を有する教職員まで幅広く考える必要がある。（後略）

学校医，学校歯科医，学校薬剤師等については，各学校の実態を踏まえ，学校の教育活動に積極的に参画し，必要に応じて，特別非常勤講師制度を活用するなどして学習指導等に協力したり，教職員の研修に積極的に取り組むなど，その専門性を一層発揮できるよう配慮すべきである。（後略）

また，近年の子どもの健康課題の多様化に対応して，学校歯科医はより専門的な見地から，保健管理だけでなく，保健指導や組織活動を通して，学校への支援の更なる充実が求められている（答申）。

平成 20 年中央教育審議会答申

（前略）

(5)　学校医，学校歯科医，学校薬剤師

①学校保健法では，「学校医，学校歯科医及び学校薬剤師は，学校における保健管理に関する専門的事項に関し，技術及び指導に従事する」とその職務が明記されている。また，同施行規則において，学校医，学校歯科医は健康診断における疾病の予防への従事及び保健指導を行うことが明記されている。

②これまでの学校保健において，学校医，学校歯科医，学校薬剤師が専門的見地から果たした役割は大きいものであった。今後は，子どもの従来からの健康課題への対応に加え，メンタルヘルスやアレルギー疾患などの子どもの現代的な健康課題についても，学校と地域の専門的医療機関とのつなぎ役になるなど，引き続き積極的な貢献が期待される。

③学校医，学校歯科医の主要な職務の一つとして，健康診断がある。健康診断においては，疾患や異常を診断し，適切な予防措置や保健指導を行うことが求められており，近年，重要性が増している子どもの生活習慣病など，新たな健康課題についても，学校医，学校歯科医は正しい情報に基づく適切な保健指導を行うことが必要である。また，学校の設置者から求められ，学校の教職員の健康診断を担当している学校医も見られるところであり，学校保健法に基づく職員の健康診断では，生活習慣病予防など疾患予防の観点からの健康管理の重要性が増していることから，教職員に対する保健指導が効果的に行われる環境を整えていくことについても，検討することが望まれる。

④　（略）

⑤また，学校医，学校歯科医，学校薬剤師は，学校保健委員会などの活動に関し，専門家の立場から指導・助言を行うなど，より一層，積極的な役割を果たすことが望まれる。

⑥近年，子どもの抱える健康課題が多様化，専門化する中で，子どもが自らの健康課題を理解し，進んで管理できるようにするためには，学校医，学校歯科医，学校薬剤師による専門知識に基づいた効果的な保健指導が重要である。その中でも，学校医，学校歯科医，学校薬剤師が，急病時の対応，救急処置，生活習慣病の予防，歯・口の健康，喫煙，飲酒や薬物乱用の防止などについて特別活動等における保健指導を行うことは，学校生活のみならず，生涯にわたり子どもにとって有意義なものになると考えられる。学校医，学校歯科医，学校薬剤師が保健指導を行うに当たっては，子どもの発達段階に配慮し，教科等の教育内容との関連を図る必要があることから，学級担任や養護教諭のサポートが不可欠であり，学校全体の共通理解の上で，より充実を図ることが求められる。

（後略）

さらには食育基本法の制定や学校給食法の改正により，学校での食育の推進が必要である。学校歯科医は保健の専門家として積極的に学校教育に参加することが求められている。

今後は職務として１．(2)で述べた項目に加えて，

(1)保健教育

　①学級担任等と歯・口を教材とした学習指導案を作成し実行する。

　②子どもに対しての直接講話や，食生活指導，ブラッシング指導などを行う機会を増やす。

(2)保健管理

　①保健調査票を活用した健康診断を実施し，個々の状況に応じたリスクを排除するための生活習慣の改善を指導する。

　②CO・GO の継続管理結果を評価し，教育的効果が望めるよう再度適切な方法を指導する。

　③健康診断結果にとらわれず，子どもが悩んでいる問題について健康相談を行うよう努める（第 4 章第 3 節参照）。

(3)組織活動

　　①保護者便りなどを活用して積極的に歯・口の情報を発信するよう努める。

　　②保健所，保健センター，地域歯科医師会・地域学校歯科医会，町会・自治会などと連携
　　　して子どもの健康づくりが円滑に推進できる環境整備を働きかけるコーディネーター役
　　　を務める。

などの活動が期待される。

　学校も学校歯科医や歯科衛生士に積極的に健康教育に参加するよう働きかけ，さらに教育効
果を一層高める努力が必要である。

　子どもにとっては，学校歯科医や歯科衛生士が教育の現場に参加していることは新鮮であり，
普段と違う新しい知識や教育方法は，知的好奇心を刺激し活性化させる効果があると思われる。

学校歯科医の活動（例）

①学級担任等と学校歯科医，歯科衛生士のチーム・ティーチング（Ｔ・Ｔ）

　従来のように学校歯科医が教師に教材や資料を提供するだけでなく，直接教育の場に直接出向い
て子どもと接する機会を持つ。特別活動や総合的な学習の時間が活用しやすい。

　学校歯科医や歯科衛生士は教育の専門家ではないので，学習指導案は主として学級担任等が原案
を作成し，内容について学校歯科医の意見を求める形で協議して決定する。したがってその構成は
学級担任が枠組みを作り，学校歯科医が内容を埋める形式がよい。進行，タイムキーパーも教師が
務めるほうがうまく行く場合が多い。

②健康集会のゲスト・ティーチャー（Ｇ・Ｔ）

　児童生徒が運営主体となる健康をテーマとした集会を開催し，そこへ学校歯科医が参加する。学
校歯科医が主役である必要はなく，その役割は児童生徒に決めさせてもよい。例えば，歯・口をテー
マとした○×クイズの問題提出者や，ＣＯやＧＯといった専門的な用語の解説者であってもよ
い。

③校内コンクール，校内コンテスト

　歯・口の健康をテーマとした図面ポスターや健康標語，あるいは歯みがきコンテストといった校
内コンクールを行い，学校歯科医が審査員の一員を務める。表彰式に出席し，講評や学校における
課題等について短い講話を行う。標語等のコンクールは保護者も参加したものであるとより効果的
である。

④中学校校区内の幼小中保健関係者による歯科保健シンポジウム

　各学校の歯科保健活動状況を報告し，現状を比較する。その後各学校の課題，および幼小中の連
携について討論する。これにより学校間の格差が是正され，さらに幼小中一環して推進すべきテー
マが見えてくる。

成人・老人歯科保健

■ 通 知 等

事　務　連　絡
令和元年 7 月 5 日

都道府県後期高齢者医療主管部（局）

国民健康保険主管部（局）

介護保険主管部（局）　　　御中

都道府県後期高齢者医療広域連合事務局

厚生労働省　保険局高齢者医療課

保険局国民健康保険課

老 健 局 老 人 保 健 課

高齢者の保健事業と介護予防の
一体的な実施の施行に向けた体制整備等について

　後期高齢者医療制度，国民健康保険制度及び介護保険制度の運営については，平素より格段の御協力を賜り厚く御礼申し上げる。

　去る 5 月 22 日に，医療保険制度の適正かつ効率的な運営を図るための健康保険法等の一部を改正する法律（令和元年法律第 9 号。以下「改正法」という。）が公布されたところであり，市町村（特別区を含む。以下同じ。）が中心となった高齢者の保健事業と介護予防の一体的な実施を推進するための体制の整備等については，改正法の規定による改正後の高齢者の医療の確保に関する法律（昭和 57 年法律第 80 号。以下「法」という。），国民健康保険法（昭和 33 年法律第 192 号。以下「国保法」という。）及び介護保険法（平成 9 年法律第 123 号。以下「介保法」という。）の各法の規定により実施されることとなるものである。

　一体的な実施を推進するため，その先行的事例等を踏まえたプログラムについては，厚生労働省において，学識経験者や自治体関係者の御意見をお聞きしながら事務的な検討を進めているところであり，本年 10 月頃までに，「高齢者の保健事業のあり方検討ワーキンググループ」の議論を経て「高齢者の特性を踏まえた保健事業ガイドライン」の改定等を行うこととしている。他方，一体的な実施について来年 4 月 1 日の円滑な施行を図るためには，各自治体における様々な準備が必要となるため，これまでの高齢者の保健事業と介護予防の一体的な実施に関する有識者会議等の議論をもとに，現時点で，各自治体においてご検討いただきたい内容を，以下のとおり整理するものである。

　後期高齢者医療広域連合，都道府県及び市町村におかれては，以下にお示しする内容（特に，第 4 の具体的な取組のイメージや第 5 の体制の整備について）及び別添参考資料を確認の上，本事業の円滑な施行に資するため，必要な体制の整備や具体的な事業内容の検討等について，順次進めていただくようお願いする。

記

第1．改正の経緯について

　人生 100 年時代を見据え，高齢者の健康増進を図り，できる限り健やかに過ごせる社会としていくため，高齢者一人ひとりに対して，きめ細かな保健事業と介護予防を実施することは大変重要である。

　高齢者については，複数の慢性疾患の罹患に加え，要介護状態に至る前段階であっても身体的な脆弱性のみならず，精神・心理的な脆弱性や社会的な脆弱性といった多様な課題と不安を抱えやすく，いわゆるフレイル状態になりやすい傾向にある。そこで，高齢者の保健事業と介護予防の実施に当たっては，身体的，精神的及び社会的な特性（フレイル等）を踏まえ，効果的かつ効率的で，高齢者一人ひとりの状況に応じたきめ細かな対応を行うことが必要となる。

　こうした状況を踏まえ，厚生労働省において，平成 30 年 9 月から「高齢者の保健事業と介護予防の一体的な実施に関する有識者会議」を開催し，同年 12 月に，高齢者の特性に応じて保健事業と介護予防の取組を効果的かつ効率的に提供していくための体制や取組等について，報告書を取りまとめたところである。

　その後，本報告書の内容をもとに，市町村が中心となって高齢者の保健事業と介護予防の一体的な実施を推進するための体制の整備等に関する規定を盛り込んだ「医療保険制度の適正かつ効率的な運営を図るための健康保険法等の一部を改正する法律案」については，平成 31 年 2 月 15 日に閣議決定された後，今国会における審議を経て令和元年 5 月 15 日に可決・成立し，同月 22 日に改正法として公布されたところである。

　なお，先般閣議決定された経済財政運営と改革の基本方針 2019（令和元年 6 月 21 日閣議決定）においても，「高齢者一人一人に対し，フレイルなどの心身の多様な課題に対応したきめ細やかな保健事業を行うため，運動，口腔，栄養，社会参加などの観点から市町村における保健事業と介護予防の一体的な実施を推進する。」とされたところである。

第2．改正の背景及び趣旨について

　我が国の医療保険制度においては，75 歳に到達すると，それまで加入していた国民健康保険制度等から，後期高齢者医療制度の被保険者に異動することとされている。この結果，保健事業の実施主体についても市町村等から後期高齢者医療広域連合に移ることとなり，74 歳までの国民健康保険制度の保健事業（以下「国民健康保険保健事業」という。）と 75 歳以降の後期高齢者医療制度の保健事業（以下「高齢者保健事業」という。）が，これまで適切に継続されてこなかったといった課題が見られる。後期高齢者医療広域連合の中には，市町村に高齢者保健事業の委託等を行うことで重症化予防等の取組を行っている事例も見られるが，多くの場合，健診のみの実施となっている状況にある。

　また，高齢者は，複数の慢性疾患に加え，認知機能や社会的な繋がりが低下するといったいわゆるフレイル状態になりやすいなど，疾病予防と生活機能維持の両面にわたるニーズを有している。しかしながら，高齢者保健事業は後期高齢者医療広域連合が主体となって実施し，介護予防の取組は市町村が主体となって実施しているため，健康状況や生活機能の課題に一体的

に対応できていないという課題もある。

　こうした課題について，市町村は，市民に身近な立場からきめ細やかな住民サービスを提供することができ，介護保険や国民健康保険の保険者であるため保健事業や介護予防についてもノウハウを有していること等から，高齢者の心身の特性に応じてきめ細かな保健事業を進めるため，個々の事業については，市町村が実施することが望ましいといえる。

　このため，改正法においては，第3のとおり，市町村が後期高齢者医療広域連合からの委託に基づき高齢者保健事業を国民健康保険保健事業や地域支援事業等と一体的に実施する枠組みを構築するため，高齢者保健事業における市町村の役割等を法令上明確に規定するとともに，これらの事業の基盤となる被保険者の医療・介護・健診等の情報について後期高齢者医療広域連合と市町村の間での提供を円滑にするための規定等を整備することとしたものである。また，こうした枠組みの構築により，市町村内の関係部局等が一体となり，具体的には第4に示したような取組が推進されることを目指すものである。

　今般お送りする事務連絡は，こうした内容を踏まえつつ，各自治体において，第5及び第6に整理した事項に沿って予め対応を進めていただくようお願いするものである。

第3．改正法の規定内容について

　改正法においては，高齢者の保健事業と介護予防の一体的実施に係る規定について，主に，次の内容が盛り込まれた。

　(1)　高齢者保健事業と介護予防を行うに当たっては，高齢者の身体的，精神的及び社会的な特性を踏まえ，効果的かつ効率的で被保険者の状況に応じたきめ細かな対応を行うため，市町村との連携の下に，高齢者保健事業，国民健康保険保健事業及び介護保険制度の地域支援事業を一体的に実施すること（法第125条第3項，国保法第82条第3項，介保法第115条の45第5項関係）

　(2)　後期高齢者医療広域連合は，広域計画において，後期高齢者医療広域連合と市町村の連携に関する事項を定めるよう努めなければならないこと（法第125条第4項関係）

　(3)　後期高齢者医療広域連合は，広域計画に基づき，高齢者保健事業の一部について，加入する市町村に対し，その実施を委託することができるものとし，当該委託を受けた市町村は，被保険者に対する高齢者保健事業の効果的かつ効率的な実施を図る観点から，その実施に関し，国民健康保険保健事業及び地域支援事業との一体的な実施の在り方を含む基本的な方針を定めること（法第125条の2第1項関係）

　(4)　後期高齢者医療広域連合及び市町村は，高齢者保健事業の一部について，その事業を適切かつ確実に実施することができると認められる関係機関又は関係団体に対して，その事業の一部を委託できること（法第125条の4第1項及び第2項関係）

　(5)　後期高齢者医療広域連合及び市町村は，被保険者ごとの身体的，精神的及び社会的な状態の整理及び分析を行い，高齢者保健事業，国民健康保険保健事業又は地域支援事業の効果的かつ効率的な実施を図る観点から，必要があると認めるときは，他の後期高齢者医療広域連合や他の市町村に対し，被保険者の医療・介護・健診等に関する情報の提供を求めることができるとともに，当該情報の提供を求められた後期高齢者医療広域連合及び市町村は当該情報を提供しなければならないこと（法第125条の3第1項から第3項まで，国保法第82条第4項及び

第5項，介保法第115条の45第6項及び第7項関係)

　(6)　市町村は，同一市町村内で後期高齢者医療所管課，国民健康保険所管課及び介護保険所管課が保有する被保険者の医療・介護・健診等に関する情報を他の市町村等から提供を受けた情報と併せて一体的に活用することができること(法第125条の3第4項，国保法第82条第6項，介保法第115条の45第8項関係)

第4．具体的な取組のイメージについて

　市町村における高齢者の保健事業と介護予防の一体的な実施については，具体的には，次のような取組を実施していくことが考えられる。

　特に，第6の(3)に整理した特別調整交付金を活用した支援の対象とする事業内容については，その要件として，以下の(1)や(2)に記載された，国保データベース（ＫＤＢ）システムを活用し地域の健康課題の把握や個別訪問を必要とする対象者等を抽出するといった取組を進めた上で，(4)に記載された国民健康保険保健事業との連続的な支援を含む重症化予防等の取組等と，(5)や(6)に記載された介護予防等の地域支援事業との連携による通いの場等への積極的関与等の双方の取組を進めることを必須とする方向で，支援策の検討を進めている。

　(1)　市町村において，一体的な実施に当たり必要となる保健師等の医療専門職の配置を進める。こうした医療専門職が中心となり，地域の健康課題等の把握や地域の医療関係団体等との連携を進めるとともに，地域の多様な社会資源や行政資源を踏まえ，事業全体の企画・調整・分析等を行う。

　また，企画・調整等を行う医療専門職に加えて，各地域に配置される医療専門職（保健師，管理栄養士，歯科衛生士等）が中心となり，高齢者のいる世帯へのアウトリーチ支援や通いの場等への積極的関与といった取組の充実を図る。

　(2)　ＫＤＢシステムに盛り込まれている被保険者一人ひとりの医療レセプトや健診に係るデータ（国民健康保険の被保険者であったときの医療レセプトや特定健診・保健指導に係るデータを含む。），介護レセプト，要介護認定情報等の情報を一括で把握する。これに加え，質問票の回答など高齢者のフレイル状態等に関する情報も一体的に分析しフレイル予備群やフレイルのおそれのある高齢者など，本事業において支援すべき対象者を抽出する。医療・介護双方の視点から高齢者の状態をスクリーニングし，社会参加の促進を含むフレイル予防等の取組など，対象者及び各地域に対して，課題に対応した一体的な取組につなげていく。

　(3)　ＫＤＢシステムのデータに加え，市町村が有する介護予防・日常生活圏域ニーズ調査のデータ等も活用し，圏域の高齢者の疾病構造や生活習慣，要介護度，受診状況等を活用して，地域の健康課題の整理・分析を行う。

　(4)　抽出した情報をもとに，医療や介護サービス等につながっておらず健康状態が不明な高齢者や閉じこもりがちな高齢者等に対するアウトリーチ支援，個別に対象者を抽出して生活習慣病等の未治療・治療中断者に対する受診勧奨，口腔や栄養指導等も含む重症化予防や低栄養防止等の取組，通いの場等への参加勧奨などを行う。

　(5)　通いの場等において，フレイル予備群等を把握し，低栄養や筋力低下等の状態に応じた保健指導や生活機能向上に向けた支援等を行うとともに，地域包括支援センターなどの関係機関と連携して必要に応じて医療・介護サービスにつなげていく。比較的健康な高齢者に対して

も，通いの場への参加継続やフレイルや疾病の重症化のリスクに対する気づきを促し，運動・栄養・口腔等の予防メニューへの参加を勧奨するなど，既存事業等と連携した支援を行う。

(6)　通いの場等の支援内容に積極的に関与するとともに，駅前商店街やショッピングセンター等の日常生活拠点において，日常的に健康相談等を行うなど，健康づくりへの興味関心を喚起するような環境を整える。

(7)　こうした(5)や(6)の取組を進めるに当たっては，市民が自ら担い手となって積極的に参加できるような機会も充実するよう努める。

(8)　地域の医療関係団体等と積極的な連携を図り，一体的な実施における具体的な事業メニューや事業全体に対する助言や指導を得るとともに，受診勧奨に関する支援やかかりつけ医やかかりつけ歯科医，かかりつけ薬剤師のいる薬局等からも，高齢者の状況に応じて通いの場等への参加勧奨を行うよう働きかける。

(9)　介護予防の通いの場等については，民間の取組，地域の集いの場等との連携や，高齢者の参加を促すための個人に対するインセンティブ措置（ポイント制の導入促進等）を講ずることも考えられる。

(10)　事業実施に当たっては，フレイルのおそれのある高齢者全体を支援するために，国民健康保険保健事業と高齢者保健事業を接続して実施できるようにする。

(11)　こうした取組等について，KDBシステム等を活用して事業の実績を整理しつつ，事業の評価を行い，効果的かつ効率的な支援メニュー内容への改善に繋げていく。

第5．各自治体における体制の整備等について

(1)　後期高齢者医療広域連合における体制の整備について

後期高齢者医療広域連合においては，高齢者の保健事業と介護予防の一体的な実施を効果的かつ効率的に進めるため，後期高齢者医療の保険者として域内の高齢者保健事業の方針や事業の連携内容を明確にした上で，その方針等に基づき構成市町村に保健事業の実施を委託し，介護予防の取組等との一体的な実施を進めることが求められる。

このため，後期高齢者医療広域連合においては，構成市町村と十分協議し，地方自治法（昭和22年法律第67号）の規定による広域計画に，後期高齢者医療広域連合と市町村との連携内容に関する事項を定めるとともに，保険者として，事業の委託等に必要な財源を確保することが求められる。厚生労働省としても，本年10月頃までに特別調整交付金の令和2年度の交付基準案の策定や高齢者の特性を踏まえた保健事業ガイドラインの改定等を行うこととしているが，それまでの間も本事務連絡や有識者会議報告書，これまで厚生労働省よりお示しした内容等をもとに，一体的な実施の本格施行に向けた協議を構成市町村と進めるようお願いする。

広域計画について，連携内容に関する事項を盛り込むことは努力義務とされているが，来年度から一体的実施が本格施行となること等を踏まえると，構成市町村との十分な協議を経て，来年4月から，当該規定を盛り込んだ広域計画が施行されるよう準備を進めることが望ましい。なお，法第125条の2第1項等の規定に基づき後期高齢者医療広域連合と市町村の間で被保険者の医療・介護・健診情報等の授受を行う際には，広域計画に基づく市町村への保健事業の委託が必要であること等が要件となっていることにも留意する必要がある。

また，医療保険者として作成するデータヘルス計画においても，一体的な実施の事業内容等

を整理することが望ましいが，今期の計画が平成30年度からの6年間で既に定められ，現在，計画に沿った取組が進められていることから，直ちに見直す必要まではなく，今期計画の中間見直しや次期計画の策定等の際に，順次見直しを実施していくことが考えられる。

なお，後期高齢者医療広域連合においては，保健事業の企画調整とともに，KDBシステム等を活用した域内全体の高齢者の健康課題や構成市町村における保健事業の取組状況等の整理・把握・分析，構成市町村への支援，都道府県や各国民健康保険団体連合会との調整等の取組を適切に行うことが必要である。

(2)　市町村における体制の整備について

①市町村内の庁内連携に向けた体制整備について

　高齢者保健事業を市町村が受託し，介護予防の取組等と一体となって実施する場合，どの部局が中心となり，各部局がどのように連携して進めるのかということを，まずは検討する必要がある。

　市町村の状況や取り組む課題等によって，国民健康保険の担当部局が中心となる場合や，健康づくりの担当部局が中心となる場合，介護保険の担当部局が中心となる場合等，様々な枠組みが考えられるが，いずれにせよ，部局ごとに本事業の検討を進めるのではなく，庁内各部局間の連携を円滑に進めることが重要である。

　その際，各市町村においては，これまで実施してきた保健事業の内容等を踏まえ，関係各部局における既存の社会資源や行政資源等を勘案し，第4に示したとおり，具体的な地域の課題はどのようなものが挙げられるのか，どのような取組を進めていくのか，どのような医療専門職が必要となるのかといったことを検討し，後期高齢者医療広域連合との具体的な調整を進めていく必要がある。

　また，各市町村の社会資源や行政資源等を整理していく中で，複数の市町村が連携・協力して，双方の地域内の社会資源等を活用しながら，一体的な実施を進めることで効果的かつ効率的な事業展開に繋がる場合も考えられることから，市町村の置かれた状況により，周囲の市町村と連携して検討を進めることも考えられる。

　なお，後期高齢者医療広域連合が，特別調整交付金を活用して市町村に高齢者保健事業を委託する際に，市町村がそれぞれの実情に応じて事業を受託できるよう，いずれの部局であっても当該事業の受託が可能となるような仕組み（特別調整交付金の交付要件等）についても，具体的な検討を行っているところである。

②一体的な実施に係る基本的な方針について

　市町村は，法第125条の2第1項の規定により，後期高齢者医療広域連合の広域計画に基づき高齢者保健事業の委託を受けた場合において，当該後期高齢者医療広域連合の被保険者に対する高齢者の保健事業の効果的かつ効率的な実施を図る観点から，国民健康保険保健事業や地域支援事業等との一体的な実施の在り方を含む基本的な方針を定めるものとされている。

　この基本的な方針においては，市町村において実施する保健事業や地域支援事業等の一体的実施に関する具体的な事業内容や個人情報の取扱い等を記載することになるが，庁内関係部局との連携を図り策定することが必要である。

③関係団体等との連携について

　一体的な実施の展開に当たっては，医師会をはじめとする地域の医療関係団体の協力が不

可欠であり，事業の企画の段階から三師会（医師会，歯科医師会，薬剤師会をいう。以下同じ。）や看護協会，栄養士会，歯科衛生士会等の協力を得つつ，保健事業と介護予防の一体的な実施を適切に展開していくことが，事業を円滑に遂行するために必要である。

　また，市町村が必要な医療専門職全員を新たに確保することは困難なケースも見られることから，三師会等の医療関係団体をはじめ，地域の医療専門職と連携し，業務の一部を委託していくことも考えられる。この場合も，個人情報保護に十分留意しつつ，医療・介護情報等が必要に応じて共有され，効果的な保健事業が実施されるよう，市町村が中心となって事業の実施状況を把握，検証できる枠組みとすることが求められる。

　なお，改正法の規定により，市町村は，保健事業の一部を関係機関又は関係団体に委託できることとされているが，保健事業の企画立案や事業の実施状況の把握・検証等については市町村が責任をもって行うこととするとともに，事業の実施・運営等を適切に実施できる関係機関又は関係団体に委託することとし，また，地域の医療関係団体等との円滑な情報共有・連携に努める必要がある。

　また，介護保険法により設置されている地域ケア会議については，地域包括ケアシステムの構築に向けて，多職種の協働による地域支援ネットワーク等の構築を図ってきていることから，今回の一体的な実施においても，こうした場を積極的に活用していくことが望ましい。

(3)　都道府県による支援について

　都道府県については，都道府県内の健康課題を俯瞰的に把握できる立場であり，法においては，「後期高齢者医療広域連合及び市町村に対し，後期高齢者医療制度の運営が健全かつ円滑に行われるように，必要な助言及び適切な援助をするものとする」との規定が設けられている。これを踏まえ，後期高齢者医療広域連合や市町村における一体的な実施の取組が着実に進むよう，都道府県内においても関係部局が連携して，後期高齢者医療広域連合や市町村に対する専門的見地等からの支援や本事業に係る好事例の横展開を進めるとともに，後期高齢者医療広域連合とともに事業の取組結果に対する評価や効果的な取組の分析等を行うことは，都道府県下における事業展開を進めていく上で重要である。

　また，一体的な実施の円滑な推進を支援するため，都道府県から，都道府県単位の三師会等の医療関係団体等に対して，後期高齢者医療広域連合や市町村が実施する保健事業への技術的な援助等を依頼することも考えられる。また，複数の市町村にまたがって生じている課題等，市町村単位を越えて広域での対応が望ましい場合に，都道府県により設置された保健所等による積極的な援助を進めることも重要である。

第6．具体的な事業内容の検討等について

(1)　高齢者の特性を踏まえた保健事業ガイドラインについて

　一体的実施に係る事業内容のポイント等を盛り込んだ高齢者の特性を踏まえた保健事業ガイドラインについては，現在，前述のとおり，厚生労働省において学識経験者や自治体関係者の御意見をお聞きしながら事務的な検討を進めているところであり，本年10月頃までに高齢者の保健事業のあり方検討ワーキンググループでの議論を踏まえ，改定版を示すこととしている。ＫＤＢシステムから抽出された医療・介護・健診等の個人情報の取扱い等についても，これらの検討の取りまとめに併せて，お示しすることとしている。

　なお，現在進めている事務的な検討に当たり，高齢者の保健事業と介護予防の一体的な実施の推進に向けたプログラム検討のための実務者検討班を開催しているところであるが，本検討班における資料等について，順次，厚生労働省のホームページに掲載しており，適宜参考にしていただくようお願いする。

(2)　後期高齢者医療制度の健診において使用している質問票の変更について

　後期高齢者医療制度の健診において使用している質問票について，高齢者のフレイル状態を把握することができるよう，従来の質問票から新たな質問票に変更することとしている。各後期高齢者医療広域連合においては，令和2年度以降の健診において，一体的実施の取組を進めるためにも，新たな質問票を活用していただくことが重要であり，新たな質問票を使用することができるよう健診実施機関等と必要な調整を行っていただきたい。

　なお，国民健康保険団体連合会が管理する特定健診等データ管理システム及びKDBシステムについては，令和元年度中に改修を完了することができるよう作業を進めているところである。

(3)　医療専門職による一体的実施の推進に対する特別調整交付金を活用した支援について

　前述第4（1）のとおり，市町村においては，保健事業と介護予防の一体的な実施を進めるため，保健師等の医療専門職の体制整備が必要となる。具体的には，市町村ごとに，KDBシステムを活用した地域健康課題等の把握や一体的実施のコーディネートといった事業の企画立案を担う医療専門職と，実際に各地域において通いの場への積極的な関与や個別訪問等の支援を行う医療専門職の双方が必要になるものと想定している。

　厚生労働省としては，これらの医療専門職が事業を実施できるよう，特別調整交付金等を活用し，事業実施に対する支援を行う方向で検討を進めている。

　また，市町村に交付される事業委託に係る具体的な財源については，後期高齢者医療制度の保険料財源を基本としつつ，後期高齢者医療広域連合に交付される特別調整交付金を活用することで，後期高齢者医療広域連合から市町村に対して委託事業費を交付することを想定している。委託事業費については，上記の医療専門職を市町村が配置して事業を実施できる規模で交付することを念頭に置いている。

　詳細については，今後予定されている後期高齢者医療広域連合のブロック会議等において，委託の要件や特別調整交付金の令和2年度の交付基準案等の検討状況をお示しして意見交換を行った後，令和2年度交付基準案等をお示しすることとしている。なお，令和2年度の保険料率改定に当たっては，これらの費用も見込む必要があることから，今秋以降の保険料率算定の段階では当該費用も盛り込んで算定していただくこととなるが，詳細については改めてご連絡する。

　なお，特別調整交付金の活用により，後期高齢者医療広域連合から保健事業の委託を受けた市町村においては，当該事業終了後に，後期高齢者医療広域連合に対して委託を受けた事業内容の実績や事業評価等の報告をお願いすることとしている。

(4)　保険者インセンティブ措置による支援について

　今年度及び来年度の保険者インセンティブの評価指標については，既に，後期高齢者医療広域連合には指標（案）をお示しするとともに，意見照会を行っているところであるが，意見照会の結果を踏まえ，早期に確定版を発出することとしている。引き続き，一体的な実施を踏まえた評価の充実を通じて，事業の推進に向けた後期高齢者医療広域連合の取組をできる限り評

価できるよう，一体的な実施の展開状況等も踏まえ，適宜見直しを進めていくこととしている。

(5)　後期高齢者医療制度事業費補助金による支援について

　これまで，高齢者の低栄養防止・重症化予防等に関するモデル的な事業について国庫補助を行ってきたところであるが，高齢者の保健事業と介護予防の一体的実施に対する特別調整交付金等による支援は来年度からの実施となるため，一体的実施の積極的な全国展開を図る観点から，他の市町村等において参考となるような先行的取組について，今年度も国庫補助による支援を行うこととしている。

　当該補助金の交付要綱等については，「令和元年度後期高齢者医療制度事業費の国庫補助について」（令和元年 6 月 20 日付け厚生労働省発保 0620 第 1 号）等により関係通知を発出したところである。来年 4 月からの円滑な施行を図るため，各自治体においては，今年度においても，本補助金等を積極的に活用し先行的取組を進めていただきたい。

(6)　医療専門職等に対する研修の実施について

　一体的な実施を担当する市町村の医療専門職等においては，フレイルをはじめとする高齢者の心身の特性に関する知見や，先進的な市町村における保健事業の取組状況等を把握するとともに，ＫＤＢシステムによるデータの分析手法，事業の取組結果に対する評価手法，効果的な取組を分析する手法等を身につけることが求められている。

　厚生労働省としては，国民健康保険中央会及び国民健康保険団体連合会を通じて，高齢者の特性を踏まえた保健事業の全国的な横展開等を図るため，後期高齢者医療広域連合向け情報交換会の実施，各自治体の医療専門職や実務担当者等に対する研修の実施等を支援することとしている。後期高齢者医療広域連合，市町村及び都道府県においては，こうした研修等を活用して人材育成に努めていただきたい。

　また，国保・後期高齢者ヘルスサポート事業として，国民健康保険中央会や国民健康保険団体連合会において，広域連合，市町村及び都道府県におけるレセプト・健診情報等のデータ分析に基づく保健事業の計画・実施・評価（ＰＤＣＡサイクル）の取組を支援することとしている。後期高齢者医療広域連合，市町村及び都道府県においては，こうした取組等も活用してデータ分析に基づく保健事業の実施に努めていただきたい。

基 発 0428 第 1 号
令和 4 年 4 月28日

都道府県労働局長　殿

厚生労働省労働基準局長

（公　印　省　略）

労働安全衛生規則の一部を改正する省令の施行について

　労働安全衛生規則の一部を改正する省令（令和 4 年厚生労働省令第 83 号。以下「改正省令」という。）が本日公布され，令和 4 年 10 月 1 日から施行されることとなったところである。

　その改正の趣旨，内容等については，下記のとおりであるので，その運用に遺漏なきを期されたい。

　なお，関係団体に対し，別紙のとおり要請を行ったので，了知されたい。

記

第 1　改正の趣旨

　改正省令は，歯科健康診断の実施状況について，令和元年度に一部地域で実施した自主点検の結果により，常時使用する労働者が 50 人未満の事業場において，法定の歯科健康診断の実施率が非常に低いことが判明したことを受け，歯科健康診断の実施状況を正確に把握し，その実施率の向上を図るため，労働安全衛生規則（昭和 47 年労働省令第 32 号。以下「安衛則」という。）第 52 条等について，所要の改正を行ったものである。

第 2　改正の内容

　(1)　有害な業務（※）に従事する労働者に対して歯科健康診断を実施する義務のある事業者について，その使用する労働者の人数にかかわらず，安衛則第 48 条の歯科健康診断（定期のものに限る。）を行ったときは，遅滞なく，歯科健康診断の結果の報告を所轄労働基準監督署長に行わなければならないこととしたこと。

　　※労働安全衛生法施行令（昭和 47 年政令第 318 号）第 22 条第 3 項において，「塩酸，硝酸，硫酸，亜硫酸，弗化水素，黄りんその他歯又はその支持組織に有害な物のガス，蒸気又は粉じんを発散する場所における業務」と規定されている。

　(2)　現行の定期健康診断結果報告書（様式第 6 号）から，歯科健康診断に係る記載欄を削除することとし，歯科健康診断に係る報告書として，「有害な業務に係る歯科健康診断結果報告書（様式第 6 号の 2）」を新たに作成したこと。当該報告書について，様式第 6 号により報告を求めていた事項に加え，法定の歯科健康診断の対象労働者が従事する有害な業務の具体的内容を

把握するため，様式第 6 号には記載欄がなかった歯科健康診断に係る有害な業務の内容等の記載欄を追加したこと。

(3)　その他所要の改正を行ったものであること。

第 3　施行期日等

(1)　施行期日

改正省令は，令和 4 年 10 月 1 日より施行することとしたこと。

(2)　経過措置

改正省令の施行の際，現に提出されている改正省令による改正前の安衛則（以下「旧安衛則」という。）様式第 6 号の報告書（安衛則第 48 条の健康診断（定期のものに限る。）に係るものに限る。）は，改正省令による改正後の安衛則様式第 6 号の 2 の報告書とみなすとともに，改正省令の施行の際，現にある旧安衛則に定める報告書の用紙については，当分の間，これを取り繕って使用することができることとしたこと。

また，改正省令の施行の日前に行われた安衛則第 48 条の健康診断（定期のものに限る。）に係る同令第 52 条の規定の適用については，なお従前の例によることとしたこと。

通 知 等

基安労発1225第 1 号
令 和 2 年12月25日

都道府県労働局労働基準部健康主務課長　　殿

厚生労働省労働基準局
安全衛生部労働衛生課長

有害な業務における歯科医師による
健康診断等の実施の徹底について

　塩酸，硝酸等の歯又はその支持組織に有害な物のガス等を発散する場所における業務に常時従事する労働者については，これらのガス等に長期間ばく露されることにより歯の欠損等を起こす場合があることから，労働安全衛生規則（昭和47年労働省令第32号。以下「安衛則」という。）第48条において歯科医師による健康診断（以下「歯科健診」という。）の実施を事業者に義務づけているところである。

　令和元年度に一部地域の事業場を対象として歯科健診の実施状況について自主点検を行ったところ（別添1），酸等の取り扱い業務のある事業場のうち歯科健診を実施したと回答した事業場は31.5％にとどまっていた。このうち常時50人以上の労働者を使用する事業場において歯科健診を実施したと回答した事業場の割合が55.6％，特に常時50人未満の労働者を使用する事業場（小規模事業場）では22.5％と低い傾向が見られた。また，化学工業，窯業・土石製品製造業，非金属製品製造業において酸等の取扱い業務があると回答した事業場の割合が高い傾向が見られた。

　これらの状況を踏まえ，貴局管内において，酸等の取扱い業務がある事業場に対して，リーフレット（別添2）を活用する等により，幅広に周知・指導を行い，歯科健診及びその結果に基づく事後措置並びに歯科健診の結果報告が適切に実施されるよう遺漏なきを期されたい。

令和元年度歯科健診実施状況自主点検の結果 別添1

■ 背景

- 塩酸、硝酸等の酸又はその支持組織に有害な物のガス等を発散する場所における業務に常時従事する労働者に、事業場の規模に関わらず歯科健診の実施が義務づけられている。**【安衛則第48条】**
- 一方、当該健診の実施結果については、常時使用する労働者数が50人以上の事業場のみ報告が義務づけられているため、酸等の取扱い業務のある事業場全体の当該健康診断の実施状況は把握できていない。
- これらをふまえ、酸等の取扱い業務のある事業場において歯科健診が適切に実施されているか確認するため、一部地域の事業場において自主点検を実施することとなった。

■ 方法

- 実施時期：令和2年1月24日～2月25日
- 実施対象：一部地域の101,493事業場
- 実施方法：自主点検票を郵送し、郵送もしくはWEBによる回収

■ 結果

- 31,153事業場より回答 （回答率30.7%）

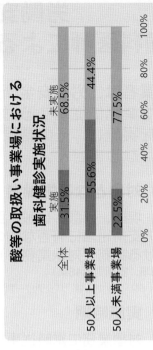

酸等の取扱い事業場における
歯科健診実施状況

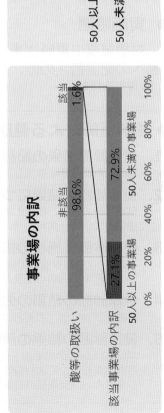

事業場の内訳

※なお本結果は管内における酸等の取扱い業務がある事業場に対する個別の行政指導等を行う際に参照されたい。

労働安全衛生法に基づく 歯科医師による健康診断を実施しましょう

別添2

事業者は、労働安全衛生法第66条第3項に基づき、歯等に有害な業務に従事する労働者に対して、歯科医師による健康診断を実施し、その結果を所轄労働基準監督署長へ報告しなければなりません。

◆ 対象となる労働者

　塩酸、硝酸、硫酸、亜硫酸、フッ化水素、黄りんその他歯又はその支持組織に有害な物のガス、蒸気又は粉じんを発散する場所における業務（対象業務※）に常時従事する労働者　（安衛法施行令第22条第3項、安衛則第48条）

※ 例）メッキ工場、バッテリー製造工場等における上記の業務

◆ 実施時期

　対象業務に常時従事する労働者に対し、その雇入れの際、対象業務への配置替えの際、対象業務についた後6ヶ月以内ごとに1回
　（安衛則第48条）

◆ 歯科医師による健康診断実施後に事業者が取組むこと

1. 健康診断結果の記録
健康診断個人票を作成し、5年間保存しなければなりません。（安衛法第66条の3）

2. 健康診断の結果についての歯科医師からの意見聴取
健康診断の結果、所見のある労働者について、労働者の健康を保持するために必要な措置について、歯科医師の意見を聞かなければなりません。（安衛法第66条の4）

3. 健康診断実施後の措置
上記2による歯科医師の意見を勘案し必要があると認めるときは、作業の転換、労働時間の短縮等の適切な措置を講じなければなりません。（安衛法第66条の5）

4. 健康診断の結果の労働者への通知
健康診断結果は、労働者に通知しなければなりません。（安衛法第66条の6）

5. 健康診断の結果の所轄労働基準監督署長への報告
常時50人以上の労働者を使用する事業者は、遅滞なく、安衛則様式第6号（定期健康診断結果報告）により健康診断の結果を、所轄労働基準監督署長に提出しなければなりません。（安衛法100条）

お問い合わせ先：都道府県労働局または労働基準監督署

所在案内： https://www.mhlw.go.jp/bunya/roudoukijun/location.html

厚生労働省・都道府県労働局・労働基準監督署　　（2020.12）

歯周病検診マニュアル2015

I　緒　　論

1　歯周病検診の意義

○歯周病は，日本人の歯の喪失をもたらす主要な原因疾患である。歯周病は，成人期において未だに有病者率等が高いこと，基礎疾患や生活習慣との関係が注目されていること等から，より一層の歯周病予防対策の推進が求められている。そのため，生涯にわたって歯・口腔の健康を保つために，歯周組織の健康状態を検査して，結果に基づいた適切な指導を行い，日常的に自らが予防に努めることが望まれる。

○歯周病検診は，疾病の発見のみならず，検診の実施により自己管理能力を高揚させ，実践へ結びつけることにより豊かな高齢期を迎えることを目的とするものである。さらに，必要に応じて生活習慣の改善を行うことが発症予防及び重症化予防を進める上で重要であることから，歯・口腔の健康に関する生活習慣や基礎疾患を加味した歯科保健指導等を行うことが望ましい。

○歯周病は，かつては歯周疾患とよばれていたが，歯科専門職以外の一般の人にとって分かりやすい用語とする視点から，現在では歯周病に変更されてきており，また，歯学教育の場においても歯周病[1]とよばれている。このため，本マニュアルにおいては，歯周病検診と記載する（**表1**）。

2　歯周病について

○歯周病とは，歯肉，セメント質，歯根膜および歯槽骨よりなる歯周組織に起こるすべての疾患をいう[1]。歯周病の分類は進行度，原因等いろいろあるが，ここでは「日本歯周病学会による歯周病分類システム（2006）」[2]の分類を示す。

（1）歯肉病変
　①プラーク性歯肉炎
　②非プラーク性歯肉炎
　③歯肉増殖
（2）歯周炎
　①慢性歯周炎
　②侵襲性歯周炎
　③遺伝疾患に伴う歯周炎
（3）壊死性歯周疾患

　　　①壊死性潰瘍性歯肉炎

　　　②壊死性潰瘍性歯周炎

　（4）歯周組織の膿瘍

　　　①歯肉膿瘍

　　　②歯周膿瘍

　（5）歯周‐歯内病変

　（6）歯肉退縮

　（7）咬合性外傷

　　　①一次性咬合性外傷

　　　②二次性咬合性外傷

○歯肉炎は歯肉にのみ炎症性病変が生じたものであり，セメント質，歯根膜及び歯槽骨は破壊されていない。歯肉炎の原因はプラークであり，外傷性咬合やブラキシズム等の外傷性因子により増悪しない。しかし，プラークの長期間にわたる持続的な刺激により，歯肉炎から歯周炎へ進行する。歯周炎は，歯肉の炎症がセメント質，歯根膜，歯槽骨等の深部歯周組織に波及したものであり，比較的緩慢に進行するが，局所性修飾因子となる外傷性咬合，プラークリテンションファクター（（プラーク蓄積因子）（歯石，不適合修復・補綴物，歯列不正，歯の形態異常，歯頸部う蝕，食片圧入，口腔前提の異常，歯肉歯槽粘膜部の異常，歯周ポケット，口呼吸等））等を有する場合，歯周炎は進行しやすくなる[3]。なお，歯周炎は，1歯ごとに歯周ポケットの深さ(PD: probing pocket depth)と歯槽骨吸収度(BL: alveolar bone loss)により，重症度（軽度・中等度・重度）が診断される。軽度では歯周ポケットの深さ 3 mm 以下又は歯槽骨吸収度 30 %未満，中等度では PD 4 ～ 6 mm 又は BL 30～50 %，重度では PD 7 mm 以上又は BL 51 %以上である[4]。歯肉退縮がある場合は，アタッチメントレベルを使用する。

○上記したように歯周病の病因論は，それぞれの歯周病によって異なるものである。局所的原因であるプラーク中の細菌からは，慢性歯周炎では *Porphyromonas gingivalis*, *Tannerella forsythia*, *Treponema denticola* 等が検出されることが多い[1,5]。歯周病は，局所的原因であるプラークを除去することで歯周組織の炎症をコントロールするとともに，リスクファクターについても対応する必要がある。

○また，表1に示すように歯周病は全身疾患（糖尿病[3,6]，関節リウマチ[7,8]，動脈硬化に伴う狭心症・心筋梗塞・脳梗塞[3,9~11]，等）や生活習慣（喫煙[3,12,13]等）や妊娠[14,15]，内臓型肥満[16,17]との関連が解明されつつある[18,19]ことから，全身状態や生活習慣についても聴取し，検診後の保健指導に繋げる必要がある。

○歯周病は，自らが歯垢等の付着状態や歯肉の炎症状態を観察し(セルフチェック)，歯ブラシや歯間ブラシ，フロスといった清掃用具や歯磨剤，洗口剤等[20]を使用して歯及び歯肉の清潔保持に努力することによって（セルフケア）炎症を抑制することができる疾患であることから，歯・口腔にとって好ましい日常生活ができるよう指導することはきわめて大切である。

○すなわち，歯周病の一次予防は，まさに自らの日常の努力によって可能となる。したがって歯周病の予防には歯・口腔の検査と検査結果に基づく指導が適切に行われることが必須のものであることを強調しておきたい。

表1　歯周病と基礎疾患及び妊娠，生活習慣との関係性について

全身疾患，生活習慣等	歯周病との関係性
喫煙[3,12,13)]	口腔がんの危険因子になるだけではなく，歯周組織の修復機能を障害したり，細菌の病原性を強化したりすることから歯周病の悪化等につながると報告されている。
糖尿病[3,6)]	糖尿病による免疫系機能や末梢血管循環の障害のため，糖尿病の人は，歯周病が悪化しやすい。また，歯周病と糖尿病が双方向性に関係している可能性も示唆されている。
関節リウマチ[7,8)]	関節リウマチと歯周炎の病因・病態で，共通しているものが多くあり，関係性が示唆されている。
動脈硬化を伴う狭心症・心筋梗塞・脳梗塞[3,9~11)]	動脈硬化の病変部位から歯周病原細菌が検出されたため，歯周病原細菌が関係している可能性が示唆されている。
妊娠[14,15)]	歯周病は早期・低体重児出産のリスクファクターとなりうる可能性が示唆されている。
内臓型肥満[16,17)]	内臓型肥満等による脂肪組織からの生理活性物質の産生異常が，歯周病の誘因となる可能性が示唆されている。

II　検診の実施方法

1　対象者

○ 40，50，60 及び 70 歳の男女

2　実施方法

○平成 7 年度より，歯周疾患検診は老人保健事業の総合健康診査の一環として導入され，平成 12 年度からは，老人保健法に基づく老人保健事業として，平成 20 年度からは健康増進法に基づく健康増進事業の一環として実施されているところである。

○実施に当たっては，地域の特性や実情を踏まえ，集団で実施する方式，個別に指定歯科医療機関で検診を受診する方式を選定する。例えば，前者の場合には，特定健康診査（以下，特定健診）との同時実施等，住民が受診しやすい方法について検討することも，ひとつの方策である。後者の場合には，各歯科医療機関が共通認識をもって目的に沿った検診を行えるように，事前に歯周病検診の意義や，検診及び検診結果に基づく指導の実施方法・フォローの仕方等について十分な研修や打ち合わせを行ったうえで，実施可能な歯科医療機関を指定することが望ましい。なお，住民に対して検診実施の事前周知を行う際には，実施日時や場所だけではなく，検診の意義についてあらかじめ情報提供を行うことで，検診の必要性と重要性を周知する（図1）。

○質問紙調査による方法や唾液潜血検査等のスクリーニング方法についての調査研究も進んでおり，科学的根拠の蓄積が期待されるところである[21~29)]。

```
歯周病検診のご案内（例）
【対象】○○市（町，村）在住の 40 歳，50 歳，60 歳，70 歳の男女
【検診日もしくは検診期間】 ○年○月○日〜○年○月○日
【検診費用】 ○円（自治体補助○円）
【検診内容】歯周病検診
　（特定健診と同時実施の場合）
　　　歯周病検診対象者の方は，特定健診と同日に歯周病検診を受診することができます。
　糖尿病などの全身の病気のなかには，歯周病と関わりのある病気があることがわかって
　きています。検診の最後には，歯科衛生士や保健師等の専門スタッフより，結果に応じ
　た説明を行います。
【結果の通知について】
○集団　検診会場にて結果の説明を行います。
●個別　必ず歯科医院で説明を受けてください。
【検診対象者の方へ】
　・自分は歯周病（歯槽膿漏）だと思いますか？ 26)
　・歯ぐきがはれてブヨブヨしますか？
　・現在，ぬけた歯はありますか？
　　歯周病は，歯を失う原因となるだけではなく，喫煙などの生活習慣や全身の病気とも関
　係があります。早期発見のためにも，検診を受診しましょう。
```

図 1　歯周病検診のご案内の一例

3　検診項目

1）問　診

○次の項目について調査票を作成し，自己記入法あるいは聞き取り法によって調査を行うことにより，受診者の訴えや日常の歯・口腔の健康に関連する生活習慣等を把握し，検診結果とともに保健指導等の参考とする。

○自治体で歯・口腔に関して健康増進計画に具体的な目標としている項目がある場合などには，質問項目を補足する等して問診票を作成してもよい[27]。

①自覚症状等

　・歯・口腔に関する自覚症状等の有無を質問する。受診者が日常感じている苦痛や困りごとの内容についても把握することが望ましい。

②歯科健康診査や歯科医療機関等の受診状況

　・歯科検診や歯石除去・歯面清掃についての定期的な受診は，歯・口腔の健康状態を保つ視点から「健康日本 21（第二次）」でも目標として掲げられており，具体的に把握しておくことが必要である。特に歯科検診については，定期検診を行っている歯科医療機関や成人対象の歯科検診・歯科相談等を実施している自治体・健康保険組合等が増加してきていることから，どのような動機で受診し，その際どのような指摘・指導を受けたかを確認することが望ましい。

③生活習慣や身体的因子

　・日常の歯・口腔の健康に関連する生活習慣を質問することにより，受診者の歯科保健に関する知識や意識の把握に努める。1 日の歯みがき回数や，歯ブラシ・補助的清掃用具の使用状況等についての確認を行うことが望ましい。

　・その他，1 回あたりの歯みがきの所要時間などについても質問し，指導の際の具体的な助

言に活用することが望ましい。

- 基礎疾患としては，糖尿病[3,6]，関節リウマチ[7,8]，動脈硬化を伴う狭心症・心筋梗塞・脳梗塞[3,9~11]等との関係性[18,19]，また妊娠[14,15]や肥満[16,17]との関係性について可能性が示唆されていることから，問診による把握が必要である。必要に応じて，医療機関への受診勧奨につなげる。
- 生活習慣としては，歯みがき以外の項目として，喫煙[3,12,13]についても歯・口腔においては，口腔がんの危険因子になるだけではなく，歯周組織の修復機能を妨げたり，細菌の病原性を強化したりするため歯周病の悪化等につながるといった関係性が示されていることから，把握する必要がある。

2）口腔内検査

○次の項目について，歯科医師がスポット照明下でデンタルミラー，WHOプローブを用いて行う。検査結果は，以下に示す記号を用いて検査票に記入する。

①現在歯の状況

- 現在歯とは，歯の全部または一部が口腔内に現れているものをいう。①健全歯「／または連続横線───」，②未処置歯「C」，③処置歯「○」に分類する。
- 過剰歯は含めないこととし，癒合歯は1歯として取り扱い，その場合の歯種名は上位歯種名をもってこれにあてる。

　　　［記載例］⌊1 2 癒合歯：⌊1 「／」，⌊2 「×」

　ア．健全歯

　　- 健全歯「／または連続横線───」とは，う蝕あるいは歯科的処置が認められないものをいう。
　　- 咬耗，摩耗，着色，斑状歯，外傷，酸蝕症，発育不全，歯周炎，形態異常，エナメル質形成不全等の歯であっても，それにう蝕病変の認められないものは健全歯とする。

　イ．未処置歯

　　- 未処置歯「C」とは，小窩裂溝・平滑面において明らかなう窩，エナメル質下の脱灰・浸蝕，軟化底・軟化壁が確認できるう蝕病変を有するものをいう。
　　- 診査者によって判断が異なる程度の初期変化で，治療の必要性が認められない場合は健全歯とする。
　　- C4の残根は，未処置歯とする。

　ウ．処置歯

　　- 処置歯「○」とは，歯の一部または全部に充塡，クラウン等を施しているものをいう。
　　- 歯周炎の固定装置，矯正装置，矯正後の保定装置，保隙装置および骨折副木装置は含まない。
　　- 治療が完了していない歯，二次的う蝕や他の歯面で未処置う蝕が認められた処置歯は未処置歯として取り扱う。
　　- 予防塡塞（フィッシャー・シーラント）の施してある歯については，可能な限り問診して，う蝕のない歯に塡塞したものは健全歯とするが，明らかにう蝕のあった歯

に填塞を施したものは処置歯とする。

・根面板等を施してある歯は，処置歯とする。

②喪失歯の状況

・喪失歯とは，抜去または脱落により喪失した歯をいう。①要補綴歯「△」と②欠損補綴歯「⊿」に分類する。

・先天的欠如または何らかの理由で歯を喪失したことが明らかであっても，歯列等の関係から補綴処置の必要性が認められないものについては喪失歯に含まない。歯式の該当欄には「×」を記入する。

　ア．要補綴歯

　　・喪失歯のうち，義歯等による欠損補綴処置が必要と判断できるものを要補綴歯「△」とする。

　イ．欠損補綴歯

　　・喪失歯のうち，義歯，ブリッジ，インプラント等による補綴処置が施されているものを欠損補綴歯「⊿」とする。ただし，一部破損していたり，欠損部の状況と著しく異なる義歯は装着していないものとする。

　　・義歯，ブリッジ，インプラント等，装着している補綴物の名称と範囲を検診票の歯式の欄外に記載する。名称は略称でも差し支えないが，事前に標準的な略称名を定めておき，検査者以外の歯科医師・歯科衛生士等にも理解できるようにする。

　　　［記載例］ ⑤ 6 ⑦ Br.：⌐5「○」，⌐6「⊿」，⌐7「○」

　　　　　　　⑤ 6 ⑥ ⑦ Br.（⌐6分割抜歯）

　　　　　　　　　：⌐5「○」，⌐6「○」，⌐7「○」

　　　　　　　5 6 7 部分床義歯（⌐5 残根，⌐7 根面板）

　　　　　　　　　：⌐5「⊿C」，⌐6「⊿」，⌐7「⊿○」

　　　　　　　6 7 部インプラント：⌐6「⊿」，⌐7「⊿」

③歯周組織の状況

・WHO プローブ（図2）[30]を用い，CPI（community periodontal index，地域歯周疾患指数）を測定する。なお，WHO から新たに示された改定法に準拠して測定を行うが，集

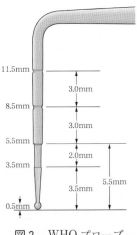

図2　WHO プローブ

団検診等の特性等を勘案し，対照歯は改定CPI法で提示された全歯ではなく，以下に記載する特定歯とする。

ア．対象歯
・口腔を6分画（17〜14，13〜23，24〜27，47〜44，43〜33，34〜37）し，下記の歯を各分画の代表歯とする。

17	16	11		26	27
47	46		31	36	37

・前歯部の対象歯（11あるいは31）が欠損している場合は，反対側同名歯（21あるいは41）を検査対象とする。両側とも欠損している場合，あるいは臼歯部で2歯とも対象歯が欠損している場合には，検査対象外として「×」を該当する代表歯の欄に記入する。

イ．検査方法
・上顎は頬唇側面，下顎は舌側面について以下の基準（**表2**，**表3**，**図3**)[30]で検査し，最高コード値を記入する。臼歯部では2歯のうち高いほうの点数を最大コード値とする。
・代表歯のうちの最高コード値を個人の代表値（個人コード）とする。
・プロービングは，WHOプローブ先端の球を歯の表面に沿って滑らせる程度の軽い力(20 g)で操作し，遠心の接触点直下から，やさしく上下に動かしながら近心接触点直下まで移動させる。
・歯周病検診においては，歯周組織の検査は上記の方法で実施することを原則とするが，WHOの標準的検査方法を採用しても差し支えない。また，蓄積的な歯周病の罹患経験を表す指標として，各分画単位で代表歯のアタッチメントレベルを併せて測定することが望ましい。

表2　CPIの判定基準

	コード	所見	判定基準
歯肉出血	0	健全	以下の所見が認められない
	1	出血あり	プロービング後10〜30秒以内に出血が認められる
	9	除外歯	プロービングができない歯（例：根の露出が根尖に及ぶ）
	X	該当する歯なし	
歯周ポケット	0	健全	以下の所見がすべて認められない
	1	4〜5 mmに達するポケット	プローブの黒い部分に歯肉縁が位置する
	2	6 mmを超えるポケット	プローブの黒い部分が見えなくなる
	9	除外歯	プロービングができない歯（例：根の露出が根尖に及ぶ）
	X	該当する歯なし	

表3　CPI の判定基準の新旧対応

	コード	所見	判定基準		コード	所見	判定基準
			平成 27 年改正後				平成 12 年改正時
歯肉出血	0	健全	以下の所見が認められない		0	健全	以下の所見が認められない
	1	出血あり	プロービング後10〜30秒以内に出血が認められる		1	出血あり	プロービング後10〜30秒以内に出血が認められる
	9	除外歯	プロービングができない歯（例：根の露出が根尖に及ぶ）		2	歯石あり	歯肉縁上または縁下に歯石を触知する
					3	4〜5 mm に達するポケット	プローブの黒い部分に歯肉縁が位置する
					4	6 mm を超えるポケット	プローブの黒い部分が見えなくなる
	X	該当する歯なし					
歯周ポケット	0	健全	以下の所見がすべて認められない				
	1	4〜5 mm に達するポケット	プローブの黒い部分に歯肉縁が位置する				
	2	6 mm を超えるポケット	プローブの黒い部分が見えなくなる				
	9	除外歯	プロービングができない歯（例：根の露出が根尖に及ぶ）				
	X	該当する歯なし					

④口腔清掃状態

・CPI の検査対象歯について，ほとんど歯垢の存在が認められない状態を「良好」とする。また，1歯以上の歯の歯肉縁に歯面の 1/3 を超えて歯垢が認められる場合を「不良」とし，それ以外を「普通」とする。

・歯石の付着については，「なし」，「軽度（点状）あり」，「中等度（帯状）以上あり」とする。

⑤その他の所見

・歯（楔状欠損等），歯列，咬合，顎関節，口腔粘膜等について，さらに詳しい検査や治療が必要な所見が認められた場合は，その内容を該当欄に記載して医療機関への受診を勧める。

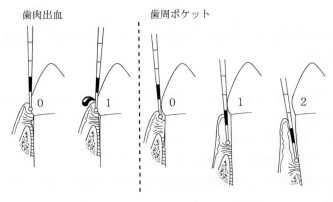

図3　WHO プローブによる測定基準

表4　検診結果の判定の新旧対応

	平成 27 年改正後	平成 12 年改正時
①異常なし	未処置歯・要補綴歯・その他の所見が認められず，CPI 個人コードが歯肉出血 0，歯周ポケット 0 の者	未処置歯・要補綴歯・その他の所見が認められず，CPI 個人コードが 0 の者
②要指導	未処置歯・要補綴歯・その他の所見が認められず，下記の項目に 1 つ以上該当する者	未処置歯・要補綴歯・その他の所見が認められず，CPI 個人コードが 1 の者
	ア．CPI 個人コードが歯肉出血 1，歯周ポケット 0	
	イ．口腔清掃状態が不良	
	ウ．歯石の付着あり（軽度，中等度以上）	
	エ．生活習慣や全身疾患，歯科医療機関等の受診状況等，指導を要する	
③要精密検査	以下の項目に 1 つ以上該当し，さらに詳しい検査や治療が必要な者	以下の項目に 1 つ以上該当し，さらに詳しい診査や治療が必要な者
	ア．CPI 個人コード＝歯周ポケット 1 または 2	ア．CPI 個人コード＝ 2
	イ．未処置歯あり	イ．CPI 個人コード＝ 3 または 4
	ウ．要補綴歯あり	ウ．未処置歯あり
	エ．生活習慣や全身疾患等，さらに詳しい検査や治療を要する	エ．要補綴歯あり
	オ．その他の所見あり（さらに詳しい検査や治療が必要な場合）	オ．その他の所見あり：問診で，さらに詳しい診査や治療が必要な訴えのある者を含む

3）検診結果の判定

○検査結果に基づき，以下のように判定する（**表4**）。

①異常なし

　　未処置歯，要補綴歯，その他の所見が認められず，CPI 個人コードが歯肉出血 0，歯周ポケット 0 の者

②要指導

　　未処置歯，要補綴歯，その他の所見が認められず，下記の項目に 1 つ以上該当する者

　　　　ア．CPI 個人コードが歯肉出血 1，歯周ポケット 0 の者

　　　　イ．口腔清掃状態が不良の者

　　　　ウ．歯石の付着（軽度，中等度以上）がある者

　　　　エ．生活習慣や全身疾患，歯科医療機関等の受診状況等，指導を要する者

③要精密検査

　　以下の項目に 1 つ以上該当し，さらに詳しい検査や治療が必要な者

　　　　ア．CPI 個人コード＝歯周ポケット 1

　　　　イ．CPI 個人コード＝歯周ポケット 2

　　　　ウ．未処置歯あり

　　　　エ．要補綴歯あり

　　　　オ．生活習慣や全身疾患等，さらに詳しい検査や治療を要する者

　　　　カ．その他の所見あり：その他の所見で，さらに詳しい検査や治療が必要な項目のある者

○上記の項目に基づく検診票の例を**図 4**[23~25)]に示す。

○地域独自に例えば「要経過観察」などの区分を設けても差し支えないが，全体の集計は上記の区分に基づいて行うこととする。

4　結果の通知・説明と結果に基づく指導

1）説明・指導の場の設定

○歯周病検診では検査結果が即座に得られることから，結果の説明および歯科保健指導は検診当日に行うことを原則とする。検診票に，当日行った指導内容・目標を記入する欄を設けることを，**図 5** に例示する。

○当日に結果の説明および指導するための十分な時間をとれない場合には，後日に説明の場を設ける，あるいは結果の判定区分に応じたリーフレット等を作成して郵送するなどして，受診者に対して最大の利益が還元できるよう配慮すべきである。

○また，歯科健康相談や歯科健康教育を歯周病検診の継続的なフォローの場として位置付け，総合的な成人歯科保健対策の中でそれぞれの事業が有機的な連携をもつように計画すると効果的である。その際には，健康度評価事業や特定健診，他の事業の健康教育・健康相談との併設実施なども含め，多くの住民が参加しやすい実施形態を考慮する必要がある。

2）検査結果の説明

○結果の説明にあたっては，まず現在の口腔内がどのような状態であるかを受診者に具体的に知らせることが必要である。治療が必要な部位や歯肉の炎症等について，手鏡等を使用して受診者自身が確認できるようにすると効果的である。歯周病は自覚症状を伴わずに進行している場合も多いことから，ポケットの深さ等を WHO プローブ等で示しながら，病

歯周病検診票（例）

（太枠の中をご記入ください）　　　　　　　　　　　検査日　年　月　日　　No.

| 氏名 | ふりがな | | 男女 | 年齢 | | 住所 | |

[あてはまるところに○をつけ，（ ）内には必要な事項を記入してください]

○歯みがきは1日何回しますか
　　a. 0回　　b. 1回　　c. 2回　　d. 3回以上
　b〜d.を選んだ方は、1回あたり何分みがきますか
　　（　　）分

○歯間ブラシまたはフロスを使っていますか
　　a. 毎日　　b. 週1回以上　　c. 月1〜3回　　d. 使っていない

○過去1年間に歯科検診を受診しましたか
　　a. はい　　　b. いいえ

○（　　　　　　　　　　　　　　　　　　　　　　　　　）
　＊自治体で歯・口腔に関して健康増進計画に具体的な目標としている項目がある場合などには、質問項目を補足する等して問診票を作成してもよい。

○たばこを吸ったことがありますか
　　a. 現在吸っている
　　　　（　　）本／日で（　　）歳から（　　）年間
　　b. 昔吸っていた
　　　　（　　）本／日で（　　）から（　　）歳の（　　）年間
　　c. 吸ったことがない

○全身の状態であてはまるものはどれですか
　　a. 糖尿病　　　　　　　　　　b. 関節リウマチ
　　c. 狭心症・心筋梗塞・脳梗塞　　e. 内蔵型肥満
　　d. 妊娠
　　f. その他（　　　　　　　　　　　　　）

○自分の歯や口の状態について気になることや聞きたいことを、自由に記載してください
［　　　　　　　　　　　　　　　　　　　　　　　　　　　　　　　　　　　　　　　］

現在歯・喪失歯の状況（喪失歯のうち，補綴処置の不要な歯には×を記入）

右　| 8 | 7 | 6 | 5 | 4 | 3 | 2 | 1 | 1 | 2 | 3 | 4 | 5 | 6 | 7 | 8 |　左

| 8 | 7 | 6 | 5 | 4 | 3 | 2 | 1 | 1 | 2 | 3 | 4 | 5 | 6 | 7 | 8 |

1. 健全歯数	2. 未処置歯数	3. 処置歯数	4. 現在歯数	5. 要補綴歯数	6. 欠損補綴歯数
（／）	（C）	（O）	（1+2+3）	（△）	（◎）

補綴状況　　　　　　（Br，義歯，インプラント）

歯肉の状況

17または16　／　11　／　26または27

BOP

PD

BOP

PD

47または46　／　31　／　36または37

個人コード（最大値）　歯肉出血

歯周ポケット

[歯肉出血BOP]
　0: 健全
　1: 出血あり
　9: 除外歯
　X: 該当歯なし

[歯周ポケットPD]
　0: 健全
　1: 浅いポケット
　2: 深いポケット
　9: 除外歯
　X: 該当歯なし

口腔清掃状態

1. 良好	歯石の付着
2. 普通	1. なし
3. 不良	2. 軽度（点状）あり
	3. 中等度（帯状）以上あり

その他の所見

・歯列咬合　1. 所見なし　2. 所見あり
・顎関節　　1. 所見なし　2. 所見あり
・粘膜　　　1. 所見なし　2. 所見あり
・その他

判定区分

1. 異常なし	2. 要指導	3. 要精密検査	
・CPI: 歯肉出血0，かつ，歯周ポケット0	a. CPI: 歯肉出血1，かつ，歯周ポケット0	a. CPI: 歯周ポケット1	e. 生活習慣や基礎疾患等、更に詳しい検査や治療を要する
	b. 口腔清掃状態不良	b. CPI: 歯周ポケット2	
	c. 歯石の付着あり（軽度、中等度以上）	c. 未処置歯あり	f. その他の所見あり（更に詳しい検査や治療が必要な場合）
	d. 生活習慣や基礎疾患、歯科医療機関等の受診状況等、指導を要する	d. 要補綴歯あり	

指導内容・目標

検査者（医療機関）名　　（医療機関コード：　　　　　）

[市町村への連絡事項（個別検診の場合）]
　1　検査した医療機関にて指導予定
　2　検査した医療機関にて治療・経過観察・定期検診予定
　3　他医療機関（歯科）を紹介（紹介先：　　　　　　　）
　4　他医療機関（医科）を紹介（紹介先：　　　　　　　）

歯周病検診を受診し、結果の説明と保健指導を受けました。　署名＿＿＿＿＿＿＿＿

図4　歯周病検診票の一例

態や進行度について正しい理解が得られるように努める。

○問診により，歯周病との関係が指摘されている全身疾患や妊娠，生活習慣等が認められた場合は，その関係性について指摘し，必要に応じて，医療機関への受診勧奨を行う。

○また，検査結果や指導内容を的確に受診者に伝えるためには，「結果のお知らせ」等の用紙

歯周病検診結果のお知らせ（例）

検査日　年　月　日　　No.

＿＿＿＿＿＿＿＿様

永久歯は，「親知らず」まですべてはえると32本です．
生涯にわたって自分の歯で食べることができるように，80歳まで20本の歯を保つことを目標にしましょう.
歯が少なくなっているかたも，今ある歯を生涯にわたって残すことを目標にしましょう.

右のグラフは，平成23年の各年齢階級における1人平均
の現在の歯の数です．ご自分の歯はいかがでしょうか.

（各地域におけるデータや情報等の掲載等も推奨）

1人平均現在歯数

年齢階級 （歳）	総数	男	女
40～44	27.8	27.6	27.9
45～49	27.1	27.1	27.1
50～54	25.9	25.8	25.9
55～59	24.4	24.3	24.4
60～64	22.5	23.0	22.2
65～69	21.2	21.0	21.4
70～74	17.3	17.7	17.0
75～79	15.6	15.3	15.9
80～84	12.2	13.6	11.0
85～	8.4	9.2	8.0

（平成23年歯科疾患実態調査より）

歯周病は，喫煙などの生活習慣や糖尿病などといった身体の病気とも関係があります.

歯周病は重症化すると歯を失う原因になりますので，早期発見のためにも，定期的に歯科医院でのチェックを
受けましょう.

歯周病検診の結果は，以下のとおりでした.

4. 現在歯数

あなたの歯の数は，＿＿＿＿本です.

あなたの歯は、

[ ]歯周病を疑う所見はありません

[ ]良い状態です．丁寧な歯みがきを続け，定期検診を心がけてください.

[ ]歯周病を疑う所見が軽度あります．保健指導を受けましょう.

[ ]歯肉に軽い炎症があります.

[ ]歯みがき方法について指導を受けましょう.

[ ]歯周病は，生活習慣や全身の病気と関連があります．その関連性についての説明を受けましょう.

[ ]歯周病の強い疑いがあります．精密検査を受けましょう.

[ ]歯肉がいたんでいます．歯科医の治療と指導を受けましょう.

[ ]むし歯があります．歯科医の治療を受けましょう.

[ ]歯が抜けたままになっています．かめるように歯科医の治療を受けましょう.

[ ]歯科医に，お口について気になるところを相談しましょう.

[ ]健康な歯・口のために，定期的に歯科医院でのチェックを受けましょう.

[ ]歯周病は，生活習慣や全身の病気と関連があります．（　　　　　）について，医療機関で相談しましょう.

[ ]（　　　　　　　　　　　　　　　　　　　　　）

あなたの目標

検査者（医療機関）名　　（医療機関コード：　　　　）

検査の結果は，この検診の実施主体である〇〇市では，結果を集計するなどして，今後の皆様の歯と口腔の健康づくりに役立てさせていただくことを予定しておりますのでご了承います.

図5　結果通知票の一例

を活用しながら，適切な指導及び情報提供を行うと効果的である．複写式の場合の様式例
を図5に例示した.

○受診者の口腔内の状態が同世代の集団の中でどのような位置付けにあり，将来の歯の喪失
　等のリスクがどの程度であるかを示唆することにより，受診者に対して，歯・口腔に関す
　る生活習慣改善のための動機づけとすることができる．説明にあたっては，現在歯数や

表5　判定区分に基づく指導の要点の一例

判定区分	観察所見	保健指導内容
異常なし	・CPI＝歯肉出血 0,歯周ポケット 0	・受診者の状況に応じてう蝕や歯周病などの歯科疾患に対する予防や歯や口腔の健康維持増進を図る情報や知識を提供することで，今後の気づきに繋げる。
要指導	・CPI＝歯肉出血 1,歯周ポケット 0 ・口腔清掃状態不良 ・歯石の付着あり（軽度，中等度以上） ・生活習慣や全身疾患，歯科医療機関等の受診状況等，指導を要する	・受診者の状況に応じてう蝕や歯周病などの歯科疾患に対する予防や歯や口腔の健康維持増進を図る情報や知識の提供及び，改善を必要とする日常生活については改善に繋がるよう動機づけとなる指導を行う。 ・受診者の口腔内の状況が同世代の集団の中でどのような位置づけにあり，将来の歯の喪失等のリスクがどの程度であるかを示唆することにより，歯・口腔に関する生活習慣への動機づけとする。 ・市町村で実施している歯周病に関する健康教育，健康相談への参加を促し，自己管理のフォローアップへ繋げる。
要精密検査	・CPI＝歯周ポケット 1 または 2 ・未処置歯あり ・要補綴歯あり ・生活習慣や全身疾患等，更に詳しい検査や治療を要する・その他の所見あり	・受診者の状況に応じてう蝕や歯周病などの歯科疾患に対する予防や歯や口腔の健康維持増進を図るための目標を決め，改善を必要とする日常生活については改善に繋がるよう指導を行う。 ・受診者の口腔内の状況が同世代の集団の中でどのような位置づけにあり，将来の歯の喪失等のリスクがどの程度であるかを示唆することにより，歯・口腔に関する生活習慣への動機づけとする。 ・歯科医療機関を受診するよう促す。

　　CPI コードの分布について各地域で独自の調査成績等があれば，それらのデータを活用することが望ましい。

○なお，このとき，適切な自己管理と専門的ケアによって，歯肉の炎症が改善した事例や長い期間歯を喪失せずに経過している事例等を紹介すると，歯周病に罹患している者やすでに多くの歯を失ってしまっている者に対しても，励ましとして効果的である。

3）判定区分に基づく指導

○検査結果を説明した後，表5 [26,27]を参考に判定区分に基づく指導を行う。特に集団検診の場合，検診現場での説明と検診結果を受けて受診した歯科医療機関での対応が異なり受診者を混乱させることのないよう，あらかじめ地域の歯科医療機関や病院と受け入れ体制について十分に協議しておくことが大切である。

○また，歯周病の予防・改善のための指導は，治療を必要とする者も含めて受診者の大多数の者に必要と考えられることから，指導の目標や役割分担等について，地域の歯科医療機関と共通の理解を得ておく必要がある。特に個別に歯科医療機関で検診を実施する場合には，この点についての事前の打ち合わせや研修がきわめて重要であり，効果的な事業展開のためには欠かすことのできないプロセスである。

○指導内容については，健康日本 21（第二次）や地域の歯科保健目標の中で取り上げている

事項，あるいは以下に示した「歯周病の予防・改善のための指導の目標例」を参考に，数項目程度を重点目標として具体的に絞り込み，歯周病検診・指導の場だけでなく，その後のフォローや健康教育・普及啓発活動の中でも一貫して住民に対して周知（提案）していけるようにすることが望ましい。また，目標に沿った内容のパンフレット等を独自に作成しておくと効果的である。

◆歯周病の予防・改善のための指導の目標例◆

○受診者全員：
　・歯周病の病因や歯垢・歯石の為害性を知る。
　・歯周ポケットの為害性を知り，深い歯周ポケットの部位とその深さを自覚する。
　・歯周病の予防・改善における歯みがきの役割を理解する。
　・適切な自己管理と専門的支援により，多くの歯を 80 歳まで失わずに保持でき，自分の歯で食べることができることを理解する。
　・1 日 1 回以上は時間をかけて歯みがきを行う。
　・受診者の生活習慣に応じて，歯みがきを行うタイミングを提案する。
　・みがきにくい部位を知り，自身の口腔内にあった歯みがきができる。
　・補助的清掃用具や歯磨剤・洗口液等の使用方法や有効性を理解する。
　・歯肉の自己観察法を知り，自己観察を行う習慣を身につける。
○過去 1 年間に歯科検診を受診していない者：
　・かかりつけの歯科医をもち，年 1 回以上，定期検診を受ける意義を理解する。
○歯周病との関連が指摘されている基礎疾患を有する者：
　・基礎疾患と歯周病との関連について理解する。
○たばこを現在及び過去に吸ったことがある者：
　・喫煙等の生活習慣の歯肉への影響について理解する。
○個別検診方式で実施している場合，検診と医療を区別することが必要であることから，検診当日は治療を行わないことが望ましい。
○要精密検査該当者のうち CPI 個人コードが歯周ポケット 1 又は 2 については，歯周病治療を行うにあたり歯周組織検査を行うこととなる。医療費（検査料等）についてのトラブルを防ぐためにも，医療として行う歯周組織検査と検診で行う CPI との違いについて，あらかじめ受診者に対して説明することが望ましい。

4）市町村への連絡

○個別に歯科医療機関で歯周病検診を行う場合には，実施主体の市町村に検診結果を報告する必要がある。
○検診票を複写式にして(結果のお知らせを含めると 3 枚複写)，原本と同内容の検診票の写しを送付して報告する場合には，結果の説明をしたあとに受診者の希望を聞き，検診票の「市町村への連絡事項」の欄に今後の予定等を記入する。
○また，図 4 で例示した事項以外にも，自治体において「市の健康教育受講を希望」「市の歯科相談受診を勧奨」等の項目を設け，市町村の歯科保健事業と有機的な連携を図るように

すると効果的である。

○なお，受診者に対しては，**図5**の最下部で例示したように，検診結果を市町村に送付すること，それらを集計して活用する予定があることなどについて明記するとともに，必要な説明を行い了解を得るように留意する。

5　記録の整備等

1）検診記録の整備目的

○検診の記録は受診者個人の利益のため，また事業の進行管理・評価のために，個人単位および性・年齢（階級）別に整備しておく必要がある。

①個人単位の記録の整理

・検診票等を個人単位に整理することにより，検診後のフォローとしての健康相談や健康教育，あるいは歯周病検診とは別に歯科健康診査が行われている場合などに参考として活用することができる。すなわち，受診者個人の将来にわたる歯科保健の維持・向上のためにも，これらの記録は有効に利用できるようにしておかなければならない。要精密検査該当者については，検診後の医療機関受診状況について把握することで，その後の個人ごとのフォローに繋げることが望ましい。

・ただし，記録の活用にあたっては個人情報保護の観点から，受診者への事前の同意を含めて十分な配慮が必要である。

②性・年齢（階級）別集計

・地域において，検診が計画どおりに進行し，目的を達成したか否かを把握するためには，検診の記録を受診者全体の集団の成績として集計する必要がある。特に，受診状況や歯・口腔に関する生活習慣，歯周病をはじめとする歯科疾患の有病状況は性や年齢により動向が異なることから，性・年齢（階級）別に集計表を作成して必要な指標を算出するとよい。

・地域保健・健康増進事業報告では事業の進行管理や評価を目的としていないので，報告の様式は簡易なものとなっているが，自治体において効果的な事業展開を図るためには，都道府県単位で**表6**に示したような集計表の様式を定めることで参考として使用できる。

・なお，以前のCPI（コード0，1，2，3，4）による集団の集計結果と比較する場合，歯石を除いて，CPI（歯肉出血0，1，歯周ポケット0，1，2）から算出することができる。

2）結果の分析と評価

○歯周病検診を効果的に展開するためには，事業の進行管理，歯科保健の向上等の視点から集計した成績を分析・評価し，地域診断等における目安として使用することで，その情報を事業の実施方法の改善や歯科保健目標の設定，目標到達度の測定等に活用することもできる。

①事業の進行管理

ア．受診率（受診者数÷対象者数×100）

・最も一般的に用いられている指標であり，40，50，60及び70歳の住民のうち健康増進

表6　歯周病検診結果集計表の一例

	40歳 男性 人数	割合	女性 人数	割合	全体 人数	割合	50歳 男性 人数	割合	女性 人数	割合	全体 人数	割合	60歳 男性 人数	割合	女性 人数	割合	全体 人数	割合	70歳 男性 人数	割合	女性 人数	割合	全体 人数	割合	合計 男性 人数	割合	女性 人数	割合	全体 人数	割合
対象者数																														
受診者数																														
歯みがき 1. 0回																														
2. 1回																														
3. 2回																														
4. 3回以上																														
歯間ブラシ・フロス 1. 毎日																														
2. 週1回以上																														
3. 月1〜3回																														
4. 使っていない																														
歯科治療 1. 1年以内に受診あり																														
2. 1年以内に受診なし																														
喫煙 a. 現在吸っている																														
b. 過去吸っていた																														
c. 吸ったことがない																														
基礎疾患等の全身状態 1. なし																														
2. あり																														
1) 糖尿病																														
2) 関節リウマチ																														
3) 動脈硬化を伴う狭心症・心筋梗塞・脳梗塞																														
4) 妊娠																														
5) 内臓脂肪型肥満																														
3. 他科の健診との連携あり																														
歯・歯肉の状況 1. 現在歯数:0本																														
:1〜9本																														
:10〜19本																														
:20〜23本																														
:24本以上																														
2. CPI:BOP0																														
:BOP1																														
:PD0																														
:PD1																														
:PD2																														
口腔清掃状態 1. 良好																														
2. 普通																														
3. 不良																														
1. 歯石:付着なし																														
2. :軽度付着あり																														
3. :中等度以上の付着あり																														
その他の所見 1. 歯列咬合:所見あり																														
2. 顎関節:所見あり																														
3. 粘膜:所見あり																														
判定結果 1. 異常なし																														
2. 要指導																														
a. CPI:BOP1, PD0																														
b. 口腔清掃状態不良																														
c. 歯石の付着あり																														
d. その他、要指導																														
3. 要精検																														
a. CPI:PD1																														
b. :PD2																														
c. 未処置歯あり																														
d. 要補綴歯あり																														
e. 生活習慣や基礎疾患等、要検査、要治療																														
f. その他の所見あり																														

事業対象者数を分母として算出する。性・年齢別だけでなく，実施日別，会場別，受診者の居住地区別等の分析を行うことにより，次年度の事業企画のために有効な情報が得られる。

・また，既に定期的に歯科医療機関を受診している等の理由から検診を受診していない等の場合もあることから，対象年齢の住民全体を分母とした受診率にも留意するとともに，未受診者に対しては未受診の理由の把握に努めるべきである。

イ．医療機関受療率（受療者数÷要医療機関受療者数×100）

・検診後，要精検と判定された者が実際に医療機関を受診したか否かは，事業効率の点から注目する必要がある。受療行動を確認するためには，受診者に図6で例示した紹介状・回答を医療機関へ持参してもらい，医療機関から結果を郵送等により回収できるようにするとよい。

・このため，市町村は事業の計画段階から地元歯科医師会や高次医療機関と綿密に協議

歯科医療機関　御中		No.
このハガキを持参する方は、〇年〇月〇日に△市の歯周病健診を受診されました。以下の所見によりさらに詳しい検査または治療が必要と認められましたので、ご高診のほど宜しくお願い申し上げます。		
	a.	CPI＝歯周ポケット1，または，2
	b.	未処置歯あり
	c.	要補綴歯あり
	d.	生活習慣や全身疾患等、更に詳しい検査や治療を要する
	e.	その他の所見あり
なお大変恐れ入りますが、受診されましたら下記事項をご記入の上、このハガキを投函願います。		
		△市△課　担当〇〇
貴院受診日：〇年〇月〇日		
今後の方針：		
	1	当院にて治療予定
	2	当院で経過観察・定期検診の予定
	3	他医療機関紹介
		（紹介先：　　　　　　　　）
医療機関名：		
受診者の方は、検診後、歯科医療機関を受診する際に必ずこのハガキを持参してください。		

図6　紹介状・回答書の一例

し，要精密検査該当者の受け入れ体制を含めた連携方法について，地域の医療機関と共通の理解が得られるようにしなければならない。

・なお，個別に歯科医療機関で歯周病検診を実施する場合には，「4．市町村への連絡」の項で述べた方法で今後の方針等を記入してもらうことにより，同様な情報の把握に努める。

②歯・口腔に関する生活習慣の改善

・健康教育や健康相談を含む総合的な成人歯科保健対策の成果は，はじめに受診者の歯科等に関する生活習慣の改善として現れる。これらは，問診票で調査した事項について，「歯間ブラシやフロスの使用」等の割合を算出しておくことにより観察できる。

・また，特定の項目に注目し，例えば「歯間ブラシまたはフロスを使用している者の率を増加させる」こと等を地域の歯科保健目標として設定して，検診後の保健指導や健康教育・健康相談の際の重点項目とすると効果的な歯科保健事業が展開できる。

③歯科保健の向上

・歯科保健の評価にはさまざまな指標が用いられる。以下では，検診票例に基づき代表的な指標を例示する。

　ア．歯科に関する生活習慣等

　　・歯間ブラシまたはフロスを毎日行う（週1回以上行う，月1～3回行う，行っていない）者の率

　　　イ．現在歯の状況
　　　　・一人平均現在（健全，未処置，処置）歯数
　　　　・現在歯数 24 歯以上（20〜23 歯，19 歯以下）の者の率
　　　　・健全歯数 20 歯以上（10〜19 歯，9 歯以下）の者の率
　　　　・未処置歯をもつ者の率
　　　ウ．喪失歯の状況
　　　　・一人平均要補綴歯数
　　　　・要補綴歯をもつ者の率
　　　エ．歯周組織の状況（CPI）
　　　　・歯肉出血の個人コードが 0（1）の者の率
　　　　・歯周ポケットの個人コードが 0（1，2）の者の率や，1 以上の者の率
　　　オ．判定
　　　　・異常なし（要指導，要精密検査）の者の率

III　関連通知

1　健康増進法第 17 条第 1 項及び第 19 の 2 に基づく健康増進事業について

（健発第 0331026 号　平成 20 年 3 月 31 日）

　平成 18 年の医療制度改革において，老人保健法（昭和 57 年法律第 80 号）が高齢者の医療の確保に関する法律に全面改正され，医療保険者に 40 歳以上 74 歳以下の被保険者及び被扶養者に対する生活習慣病予防に着目した特定健康診査及び特定保健指導（以下「特定健診・保健指導」という。）の実施が義務付けられた。

　これに伴い，従来の基本健康診査を中心とする老人保健事業のうち，特定健診・保健指導を含む高齢者の医療の確保に関する法律に定められたもの以外については，健康増進法（平成 14 年法律第 103 号）第 17 条第 1 項及び第 19 条の 2 に基づく健康増進事業として，引き続き市町村が実施することとされた。

　また，平成 10 年度に一般財源化された際，老人保健法に基づかない事業と整理されたがん検診についても，健康増進法第 19 条の 2 に基づく健康増進事業と位置付け，引き続き市町村において実施することとしている。

　上記に伴い，健康増進法第 17 条第 1 項及び第 19 条の 2 に基づき実施することとなる健康増進事業について，別添のとおり定め，平成 20 年 4 月 1 日から適用することとしたので，趣旨を十分ご理解の上，貴都道府県内の市町村（特別区を含む。）及び関係団体等への周知徹底及び適切な指導を行い，健康増進事業の一層の推進に特段のご努力をお願いする。

（抜粋）別添　健康増進事業実施要領（平成 26 年度）
第 3　健康増進法第 19 条の 2 に基づく健康増進事業
2　歯周疾患検診
（1）目的
　高齢期における健康を維持し，食べる楽しみを享受できるよう，歯の喪失を予防することを目的とする。

（2）対象者

　当該市町村の区域内に居住地を有する 40，50，60 及び 70 歳の者を対象とする。

（3）歯周疾患検診の実施

　①　検診項目

　ア　問診

　　歯周疾患に関連する自覚症状の有無等を聴取する。

　イ　歯周組織検査

　　歯及び歯周組織等口腔内の状況について検査する。

　②　実施回数

　　原則として同一人について年 1 回行う。

（4）検診結果の判定

　「歯周疾患検診マニュアル」（厚生省）に基づき，「異常なし」，「要指導」及び「要精検」に区分する。

（5）指導区分・受診指導等

　それぞれの指導区分につき，次の内容の指導を行う。

　①　「要指導」と区分された者

　　問診の結果から，歯みがきの方法等特に改善を必要とする日常生活について指導する。

　②　「要精検」と区分された者

　　医療機関において精密検査を受診するよう指導する。

（6）結果の通知

　検診の結果については，指導区分を付し，受診者に速やかに通知する。

（7）記録の整備

　検診の記録は，氏名，年齢，住所，検診の結果，指導，歯周疾患検診の指導区分等を記録する。また，必要に応じ，治療の状況や事後の指導その他必要な事項についても記録する。

（8）その他の留意事項

　歯周疾患検診は，疾病の発見のみならず，検診の実施により健康自立への意識を高揚させ，実践へ結びつけることにより快適な高齢期を迎えることを目的とするものであり，さらに必要に応じて生活習慣の改善を行うことが生活習慣病の発症予防及び重症化予防を進める上で重要であることから，健康教育，健康相談及び訪問指導等他の保健事業や介護予防事業等と有機的な連携を図ることにより，適切な指導等が継続して行われるよう配慮する。

2　国民の健康の増進の総合的な推進を図るための基本的な方針
（厚生労働省告示第四百三十号　平成 24 年 7 月 10 日）

　20〜39 頁参照

3　歯科口腔保健の推進に関する基本的事項
（厚生労働省告示第四百三十八号　平成 24 年 7 月 23 日）

　110〜124 頁参照

4　歯周疾患の予防等に関する労働者への配慮について

(基発第 0530003 号　平成 20 年 5 月 30 日)

　　事業場における歯周疾患に係る健康診断については，平成 8 年 9 月 13 日付け基発第 566 号「労働安全衛生法の一部を改正する法律，労働安全衛生法施行令及び労働者派遣事業の適正な運営の確保及び派遣労働者の就業条件の整備等に関する法律施行令の一部を改正する政令及び労働安全衛生規則等の一部を改正する省令の施行について」(以下「566 号通達」という。)において，高齢化に伴う労働者の健康確保対策の重要な課題である歯周疾患の予防対策としては，事業場を通じて，労働者がこれに取り組むことが効果的であることから，適時，歯周疾患に関する健康診断の機会が事業場において提供されることが望ましい旨の啓発指導に努めるよう指示したところである。

　　今般，老人保健法(昭和 57 年法律第 80 号)が高齢者の医療の確保に関する法律に全面改正され，従来の老人保健事業のうち，高齢者の医療の確保に関する法律に定められたもの以外については，健康増進法(平成 14 年法律第 103 号)に基づく健康増進事業として，引き続き市町村が実施することとされたこと及び国会において歯周疾患の予防対策等に係る議論があったことから，これらを踏まえ，関係部局との協議の結果，下記の対策を推進することとしたので，その円滑な実施を図られたい。

　　なお，従来の老人保健事業のうち歯周疾患検診については，健康増進法第 19 条の 2 に基づく事業として位置づけられ，別添のとおり，「健康増進法第 17 条第 1 項及び第 19 条の 2 に基づく健康増進事業について」(平成 20 年 3 月 31 日付け健発第 0331026 号)により，その目的，実施方法等が厚生労働省健康局長から都道府県知事等に通知されているので，御承知おき願いたい。

記

1　566 号通達に基づき，歯周疾患の予防対策としては，事業場を通じて，労働者がこれに取り組むことが効果的であることから，適時，歯周疾患に関する健康診断の機会が事業場において提供されることが望ましい旨の啓発指導に引き続き努めること。

2　健康増進法において，市町村は 40, 50, 60 及び 70 歳の住民を対象として歯周疾患検診を実施するよう努めることとされており，労働者も居住地を有する市町村において歯周疾患検診が実施されている場合，これを受診できることから，事業者に対し，この旨の周知及び受診の際の配慮を行うよう啓発指導に努めること。

　　なお，地域・職域連携推進協議会を労働衛生行政推進の立場から積極的に活用し，労働者も住民として健康増進法に基づく健康増進事業の対象となることを踏まえ，都道府県等と連携の上，労働者に対する効果的な周知方法や受診の促進方法等を地域の実情を踏まえて協議するよう努めること。

3　健康保険法(大正 11 年法律第 70 号)による健康保険組合事業運営指針において，「労働安全衛生法に基づく事業は労働災害防止の観点から行われるものであり，被保険者の全般的な健康の保持増進については，組合が保健事業として積極的に実施すること」とされており，また，健康保険組合が行う健康診査の具体的内容の例示として，歯科検診，口腔検診が掲げられていることから，事業者に対して，この旨周知し，歯科検診の実施について健康保険組合と必要に応じ相談するよう啓発指導に努めること。

［参考資料］

I　歯周病の動向

1　疫学的動向

1）歯肉炎・歯周炎の有病者率

○平成 23 年歯科疾患実態調査では，歯肉に所見がある者（CPI 個人最大コード）は**図 7** [27)] のようになり，40〜44 歳ですでに 79.3 ％にみられる。4 mm 以上の歯周ポケットを有する者は，40〜44 歳で 25.5 ％，50〜54 歳で 35.5 ％と次第に増加し，60〜64 歳では 47.5 ％に達する。50 歳代からは，対象歯がない者もみられる。

○平成 23 年歯科疾患実態調査では，4 mm 以上の歯周ポケットを持つ者の割合については**図 8** [31)] のようになり，平成 17 年と比較すると，30〜60 歳代では概ね低値を示した一方，75 歳以上では高値を示した。

2）現在歯数の状況

○平成 23 年歯科疾患実態調査の結果によると，各年齢階級における一人平均現在歯数は**図 9** [31)] のようになる。

○一人平均現在歯数は，40〜44 歳では 27.8 本であるが，50〜54 歳では 25.9 本，60〜64 歳では 22.5 本，70〜74 歳で 17.3 本となり，40 歳代の 10 年間で約 2 本，50 歳代の 10 年間で約 3 本，60 歳代の 10 年間で約 5 本減少しており，年齢とともに歯の喪失が増加している。

3）歯の喪失の原因

○歯周病は，日本人の歯の喪失をもたらす主要な原因疾患の 1 つであり，歯は自然脱落や抜

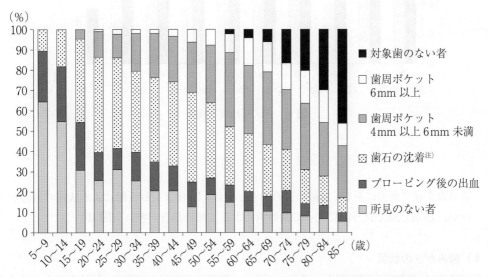

注）歯石の沈着の項には，歯周ポケットが 4 mm 以上の者は含まない。

図 7　歯肉の所見の有無，年齢階級別

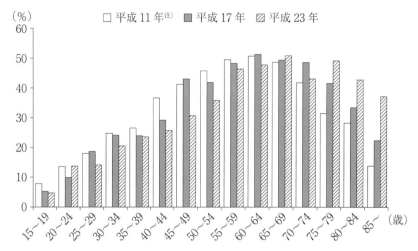

注1）平成 11 年と平成 17 年以降では，1 歯あたりの診査部位が異なる。
注2）被調査のうち対象歯を持たない者も含めた割合を算出した。
図8　4 mm 以上の歯周ポケットを持つ者の割合

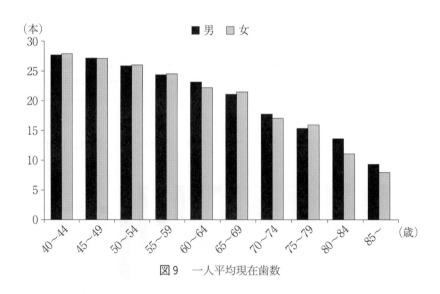

図9　一人平均現在歯数

　歯処置を経て喪失に至る。抜歯の主原因としては，34 歳まではう蝕による抜歯の割合が多いが，45 歳以降ではう蝕に比べて歯周病による抜歯の割合が多い（図 10）[32]。

4）歯みがきの状況

○平成 23 年歯科疾患実態調査の結果によると，毎日の歯みがき回数は，毎日みがく者では 1 回が 21.9 ％，2 回が 48.3 ％，3 回以上が 25.2 ％である．歯みがき回数が 1 日 2 回以上の

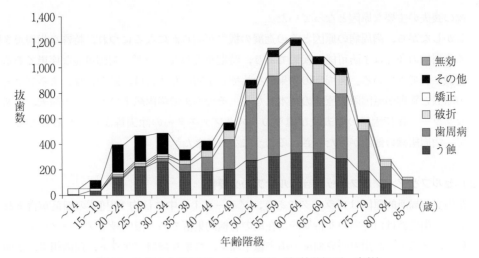

図10　抜歯の主原因別にみた抜歯数（年齢階級別，実数）

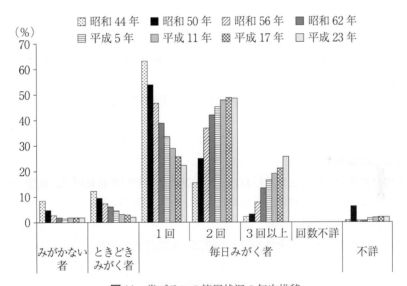

図11　歯ブラシの使用状況の年次推移

者は，昭和44年では16.9％であったが，平成23年では73.5％となっており，増加している（図11)[31]。

○平成22年国民健康・栄養調査の結果によると，歯間ブラシを使用している者は20.3％，デンタルフロス・糸（付）ようじを使用している者は12.5％であった。

2　歯周治療の動向

1）歯周治療の考え方の変化

○過去における歯周治療は主に対症療法であり，症状の改善にのみ主力が置かれていた。このため，かつて歯周病はあたかも加齢とともに避けられない病気であると考えられ，永久

歯の喪失の主要な原因となっていた。

○しかしながら，歯周病の原因とその進展の機序が明らかになるにつれ，特殊な歯周炎を除く歯周病の多くは予防可能な疾患であり，時期を失わないかぎり制御可能な疾患であると認識されてきている。歯周病の効果的な治療と予防のためには，患者自身によるプラークの除去と管理が原因除去療法の基本となり，そのうえで歯肉縁下プラークの除去，局所的なプラーク保持因子の除去及び種々のリスクファクターの除去等が行われることによって，歯周組織の健康がもたらされるようになってきた[3,4]。

２）セルフケア，プロフェッショナルケアの必要性

○歯肉炎の局所的原因はプラークであり，プラーク１ｇ中には約 10^{11} 個[1]の細菌が含まれている。歯肉炎は口腔内の非特異的常在菌の有機的集落である歯肉縁上プラークによって発症し，その炎症が歯周病原細菌の歯肉縁下環境，つまり歯周ポケット，歯肉組織，根面への感染へと拡大することで歯周炎となり，歯周組織全体に炎症が及んだ結果，歯槽骨吸収が起こる。歯肉縁下プラークを形成する歯周病関連細菌も口腔内常在菌であることには変わりはなく，歯周炎は口腔内常在菌である歯周病原細菌が歯周ポケット内にデンタルプラークバイオフィルムを形成することにより，炎症が慢性化し持続的になる[3]。

○歯肉縁上のプラークの除去は，個人が行うセルフケアが主体となる[3]。セルフケアは原因除去とともに，治療効果の向上，再発防止，健康意識の改善にもつながり，きわめて重要なものである。

○歯肉縁下プラークの除去は，ブラッシングでは部分的にしか除去できないため，プロフェッショナルケアが重要となる。

３）歯周治療の体系

○歯周治療は基本的に次のとおり行われる[3,4]が，患者の年齢や背景因子，病態，治療への応答性などによって，この基本的な体系は変更される（図 12）[3]。

①検査，診断，治療計画の決定

②リスクファクターとなる全身的因子の確認と生活習慣の改善

③歯周基本治療

　ア．歯肉縁上プラークの除去－口腔清掃指導の徹底

　イ．プラークリテンションファクターの改善

　ウ．歯肉縁下プラークの除去，歯周ポケットの改善／除去等

④安定した咬合機能の回復

⑤歯周外科手術などによる失われた歯周組織の再生

⑥回復した口腔の健康の長期維持

○プラークは口腔内に常在するため，治癒の場合においてはメインテナンスが，病状が安定した場合においてもサポーティブペリオドンタルセラピー（歯科医療従事者によるプラークコントロール，スケーリング，咬合調整等の治療のこと）が必要である。

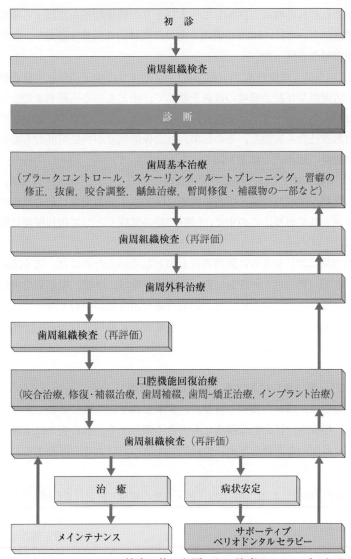

*検査の後に必要のない治療はスキップできる

図12　歯周治療の標準的な進め方

II　健康日本21（第二次）と歯周病予防

1　21世紀における（第二次）国民健康づくり運動

○「21世紀における国民健康づくり運動（健康日本21）」（平成12年度から平成24年度）では，認知症や寝たきり等にならずに健康に過ごせる期間，いわゆる健康寿命の延伸と生活の質の向上を目的に，生活習慣病及びその原因となる生活習慣等，国民の保健医療対策上重要となる課題について具体的な目標等を設定し，これらの目標の達成等を目指して，個人の選択に基づいた生活習慣の改善を進めるとともに，国及び地方自治体を含めた社会のさまざまな健康関連グループ（企業，マスメディア，NPO，学校，保険組合，保健医療専

門家等）がそれぞれの機能を活かして一人ひとりの健康増進を支援する環境を整備してきた。歯の健康については，8020 の実現に向けた具体的な目標を設定し，生涯を通じた歯及び口腔の健康増進を図った。

○平成 25 年度からは「健康日本 21（第二次）」が始まり，少子高齢化や疾病構造の変化が進む中で，生活習慣及び社会環境の改善を通じて，子どもから高齢者まで全ての国民が共に支え合いながら希望や生きがいを持ち，ライフステージに応じて，健やかで心豊かに生活できる活力ある社会を実現し，その結果，社会保障制度が持続可能なものとなるよう，国民の健康の増進の総合的な推進を図ることとしている。

○健康日本 21（第二次）では，目標の大きな柱の 1 つとして「栄養・食生活，身体活動・運動，休養，飲酒，喫煙及び歯・口腔の健康に関する生活習慣及び社会環境の改善に関する目標」が設定されており，この中に，「歯・口腔の健康」として歯科保健に関する項目が含まれている。

○健康日本 21（第二次）をさらに実効あるものとしていくためには，広く関係者の協力を得て，健康日本 21（第二次）の趣旨に則った取組が地域，学校，職場等で実際推進されていかなければならない。そのためには，都道府県や市町村が中心となって，地域の課題や実状に応じた目標が設定され，医療保険者や事業者等と連携しながら，一体的・効率的な取組が行われることが必要である。

2　健康日本 21（第二次）における「歯・口腔の健康」

○歯・口腔の健康は，口から食べる喜び，話す楽しみを保つ上で重要であり，身体的な健康のみならず，精神的，社会的な健康にも大きく寄与する。歯の喪失による咀嚼機能や構音機能の低下は多面的な影響を与え，最終的に生活の質に大きく関連する。

表7　健康日本 21（第二次）「歯・口腔の健康」における目標の概要

	第二次目標 設定時点	目標
○口腔機能の維持・向上	73.4 %	80 %
・60 歳代における咀嚼良好者の割合の増加		
○歯の喪失防止		
・80 歳で 20 歯以上の自分の歯を有する者の割合の増加	25.0 %	50 %
・60 歳で 24 歯以上の自分の歯を有する者の割合の増加	60.2 %	70 %
・40 歳で喪失歯のない者の割合の増加	54.1 %	75 %
○歯周病を有する者の減少		
・20 歳代における歯肉に炎症所見を有する者の割合の減少	31.7 %	25 %
・40 歳代における進行した歯周炎を有する者の割合の減少	37.3 %	25 %
・60 歳代における進行した歯周炎を有する者の割合の減少	54.7 %	45 %
○乳幼児・学齢期のう蝕のない者の増加		
・3 歳児でう歯がない者の割合が 80 % 以上である都道府県の増加	6 都道府県	23 都道府県
・12 歳児の一人平均う歯数が 1.0 歯未満である都道府県の増加	7 都道府県	28 都道府県
○歯科検診の受診者の増加		
・過去 1 年間に歯科検診を受診した者の割合の増加（20 歳以上）	34.1 %	65 %

○生涯を通じて歯科病を予防し，歯の喪失を抑制することは，高齢期での口腔機能の維持に
　つながるものであること等の観点から，各項目について目標を設定している。設定された
　目標については**表7**を参照のこと。

○目標を達成していくための対策の基本的考え方としては，①自己管理（セルフケア）能力
　の向上を支援していくため，歯科保健知識・情報へのアクセスのしやすさの確保など地域・
　学校・職場等における体制の整備，②一次予防の観点から個人の口腔健康管理を専門的立
　場から実施あるいは支援する保健所・市町村保健センターやかかりつけ歯科医等の歯科保
　健医療機関（専門家）の活用促進とそのための環境整備，③保健所，市町村保健センター
　等における地域歯科保健情報の収集分析とそれらの有効活用などが必要とされている。

3　歯科口腔保健の推進に関する法律と健康日本 21（第二次）

○歯科口腔保健の推進に関する法律（法律第 95 号　平成 23 年 8 月 10 日）は，口腔の健康は，
　国民が健康で質の高い生活を営む上で基礎的かつ重要な役割を果たしているとともに，国
　民の日常生活における歯科疾患の予防に向けた取組が口腔の健康の保持に極めて有効であ
　ることに鑑み，国民保健の向上に寄与するため，歯科疾患の予防等による口腔の健康の保
　持(以下「歯科口腔保健」という。)の推進に関する施策を総合的に推進することことを目的
　としている（**図13**）。基本的事項の策定に当たっては，健康日本 21（第二次）等と調和を
　保ち策定することとしている。

1. 口腔の健康の保持・増進に関する健康格差の縮小の実現			
	2. 歯科疾患の予防	3. 生活の質の向上に向けた口腔機能の維持・向上	4. 定期的に歯科検診又は歯科医療を受けることが困難な者
①乳幼児期	**具体的指標**　　現状値→目標値 ○3歳児でう蝕のない者の増加　　・77.1%→90%	**具体的指標**　　現状値→目標値 ○3歳児で不正咬合等が認められる者の減少　・12.3%→10%	**具体的指標**　　現状値→目標値 (1)障害者 ○障害(児)者入所施設での定期的な歯科検診実施率の増加　・66.9%→90%
②学齢期（高等学校を含む）	**具体的指標**　　現状値→目標値 ○12歳児でう蝕のない者の増加　・54.6%→65% ○中高生で歯肉に炎症所見を有する者の減少　・25.1%→20%		(2)要介護高齢者 ○介護老人福祉施設及び介護老人保健施設での定期的な歯科検診実施率の増加　・19.2%→50%
③成人期（妊産婦を含む）	**具体的指標**　　現状値→目標値 ○20歳で歯肉に炎症所見を有する者の減少　・31.7%→25% ○40歳で進行した歯肉炎を有する者の減少　・37.3%→25% ○40歳の未処置歯を有する者の減少　・40.3%→10% ○40歳で喪失歯のない者の増加　・54.1%→75%	**具体的指標**　　現状値→目標値 ○60歳代の咀嚼良好者の増加　・74.3%→80%	
④高齢期	**具体的指標**　　現状値→目標値 ○60歳で未処置歯を有する者の減少　・37.6%→10% ○60歳代における進行した歯肉炎を有する者の減少　・54.7%→45% ○60歳で24歯以上を持つ者の増加　・60.2%→70% ○60歳で20歯以上を持つ者の増加　・25.0%→50%		

5. 歯科口腔保健を推進するために必要な社会環境の整理	
具体的指標	**現状値→目標値**
○過去1年間健診を受診した者の増加	・34.1%→65%
○3歳児でう蝕のない者の増加割合が80%以上である都道府県の増加	・6都道府県→23都道府県
○12歳児の一人平均う歯数が1.0歯未満である都道府県の増加	・7都道府県→28都道府県
○歯科口腔保健の推進に関する条例を制定している都道府県の増加	・26都道府県→36都道府県

※○は「健康日本 21 (第 2 次)」と重複しているもの

図 13　歯科口腔保健の推進に関する基本的事項における目標一覧

参考文献

1) 歯周病学用語集第 2 版，日本歯周病学会．

2) 日本歯周病学会による歯周病分類システム 2006．

3) 歯周病の診断と治療の指針 2007，日本歯周病学会．

4) 歯周病の検査・診断・治療計画の指針 2008，日本歯周病学会．

5) Sigmund S, et al.: Dental biofilms: difficult therapeutic targets. Periodontology 2000, 28(1)：12-55, 2002.

6) 糖尿病患者に対する歯周治療ガイドライン 2008，日本歯科医学会．

7) Käber UR, et al.: Risk for periodontal disease in patients with longstanding rheumatoid arthritis, Arthritis Rheum, 40：2248〜51, 1997.

8) 小林哲夫，他：歯周炎と関節リウマチ―関連性と臨床対応―，日歯周誌，54(1)：11〜7，2012．

9) Wu T, et al.: Periodontal disease and risk of cerebrovascular disease. The first national health and nutrition examination survey and its follow-upstudy, Arch Intern Med, 160：2749〜55, 2000.

10) 栗原伸久，ら：動脈疾患における新しい危険因子―歯周病菌と動脈病変の関連性について―，脈管学，44(12)：781〜6，2004．

11) Kurihara N, et al.: Detection and localization of periodontopathic bacteria in abdominal aortic aneurysms, Eur J Vasc Endovasc Surg, 28：553〜8, 2004.

12) 米国公衆衛生総監報告 2014．

13) Joshi V 1, et al.: Smoking decreases structural and functional resilience in the subgingival ecosystem, J Clin Periodontol, 41(11)：1037〜47, 2014.

14) Nakagawa S, et al.: A longitudinal study from prepuberty to puberty of gingivitis. Correlation between the occurrence of Prevotella intermedia and sex hormones. J Clin Periodontol, 21(10)：658〜65, 1994.

15) Jeffcoat MK, et al.: Periodontal disease and preterm birth: results of a pilot intervention study, J Periodontol, 74(8)：1214〜8, 2003.

16) Matsuzawa Y: Therapy Insight: adipocytokines in metabolic syndrome and related cardiovascular disease, Nat clinical practice Cardiovascular medicine, 3：35〜42, 2006.

17) Nishimura F, et al.: Periodontal disease and diabetes mellitus: the role of tumor necrosis factor-alpha in a 2-way relationship, J Periodontology, 74：97〜102, 2003.

18) 「歯周病と生活習慣病の関係」報告書，財団法人 8020 推進財団学術集会 2005．

19) 深井穫博，他：健康長寿社会に寄与する歯科医療・口腔保健のエビデンス，日本歯科医師会，2015．

20) 特定非営利活動法人日本歯周病学会健康サポート委員会監修，ポジション・ペーパー 生涯を通じての歯周病対策―セルフケア，プロフェッショナルケア，コミュニティケア―，日歯周誌，54(4)：352〜74，2012．

21) Yamamoto T, et al.: Validity of a questionnaire for periodontitis screening of Japanese employees, J Occupational Health, 51：137〜47, 2009.

22) Shimazaki Y, et al.: Effectiveness of the salivary occult blood test as a screening method for periodontal status, J Periodontol, 82：581〜7, 2011.

23) 森田十誉子，他：唾液検査および質問紙調査を組み合わせた歯周病スクリーニング法の有効性，日歯保存誌，55：255〜64，2012．

24) 日本口腔衛生学会歯周病委員会：歯周疾患の疫学指標の問題点と課題，口腔衛生会誌，64：299〜304，2014．

25) 花田信弘，他：唾液検査標準化に関する研究，8020 推進財団・指定研究事業報告書，2012．

26) 平成 22 年度厚生労働科学研究「成人期における歯科疾患のスクリーニング体制の構築に関する研究」報告書．

27) 標準的な成人歯科健診プログラム・保健指導マニュアル（生活歯援プログラム），日本歯科医師会，2009．

28) 平成24年度厚生労働科学研究「わが国の健康増進事業の現状把握とその評価及び今後のあり方に関する調査研究」報告書.

29) 小山玲子：歯周病のスクリーニングにおける質問票の有効性, 日衛学誌, 3(2)：34〜9, 2009.

30) Oral Health Surveys Basic Methods 5th Edition 48, 49, (WHO, 2013).

31) 平成23年歯科疾患実態調査.

32) 「永久歯の抜歯原因調査」報告書, 8020推進財団 2005.

指導要領・手引き等 ●━━━━━━━━━━━━━━━━━━━━━━●

介護予防マニュアル（改訂版）（抜粋）

平成 24 年 3 月
介護予防マニュアル改訂版より
介護予防マニュアル改訂委員会

第 5 章　口腔機能向上マニュアル

5-1　事業の趣旨

　平成 18 年度施行の「地域支援事業」と「予防給付」に新たなメニューとして「口腔機能向上プログラム」（地域支援事業では「口腔機能向上事業」，介護保険サービスでは「口腔機能向上サービス」）が導入された。それは，明るく活力ある超高齢社会を実現するために，高齢者の口腔機能向上をはかることが不可欠であると，学際的根拠のもと立証されたためである。現在，本サービスは徐々に普及してはいるものの，まだ十分とは言えない。その理由には，以下のようなことが挙げられる。

　①対象者本人（高齢者）が口腔機能向上の必要性について認識していない。

　②事業提供者が，効果を具体的にイメージできない。

　③事業実施に至る手続きが煩雑である。

　④口腔機能向上支援の専門職が不在である。

　これら課題を踏まえ，口腔機能向上の展開をさらに充実していくために，その考え方と手法を本マニュアルで紹介する。

　口腔機能向上支援は，いつまでもおいしく，楽しく，安全な食生活の営みを目指す。

　本事業は以下の 3 つの軸から構成されている。

図表 5-1　口腔機能向上支援の 3 つの軸

①口腔機能向上の必要性についての教育 ②口腔清掃の自立支援 ③摂食・嚥下機能等の向上支援

　口腔機能向上を実施することにより，以下が科学的に論証されている。

図表5-2　口腔機能向上の実施による科学的論証

①食べる楽しみを得ることから，生活意欲の高揚がはかれる。
②会話，笑顔がはずみ，社会参加が継続する。
③自立した生活と日常生活動作の維持，向上がはかれる。
④低栄養，脱水を予防する。
⑤誤嚥，肺炎，窒息の予防をする。
⑥口腔内の崩壊（むし歯，歯周病，義歯不適合）を予防する。
⑦経口摂取の質と量が高まる。

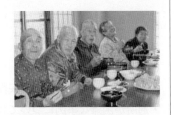

写真）東京都西多摩保健所「かむかむ元気レシピ」より

5-2　一次予防事業

5-2-1　実施体制

　一次予防事業における口腔機能向上事業は，地域に在住する 65 歳以上のすべての高齢者を対象として，生涯にわたって自己の実現を目指すことを支援し，あわせて高齢者が活動的に社会への参画が図られるような「地域づくり・まちづくり」を目指すものである。歯科衛生士等が看護職員，介護職員等と協働し，実施において地域の特性や資源を生かして事業を行う。

図表5-3　実施場所

市町村保健センター，公民館，福祉施設等
通所が困難な事例については，適宜，訪問により実施
委託基準を満たした診療所（歯科診療所も含む），医療機関等

5-2-2　実施内容

（1）関係者・関係団体等からの理解と協力体制の確保

　介護予防としての口腔機能向上プログラムについては，高齢者を含む一般住民にその意義や内容などがほとんど理解されていない現状にあることから，関係専門職団体，地区社会福祉協議会，民生委員，老人クラブ等の地域高齢者団体，その他関連の会議等の場を活用し，口腔機能向上関連の意義・内容・効果等について十分に情報提供し，地域における啓発普及の協力体制を確保する必要がある。

（2）講演会・キャンペーン等による周知教育活動

＜厚生労働省 HP 参照：参考資料5-1，5-2，5-3＞

　一般高齢者や保健福祉関係者，介護保険事業者等を対象に，加齢に伴う口腔機能の低下を予防し改善するプログラムの意義・方法・効果について，以下のような内容を含み，参加者が日々の生活や事業の中で具体的な行動に結びつくような講演会やキャンペーン活動を企画し実施する。

　・口腔機能向上に関するクイズ，実習，体験教育などの工夫
　・パンフレットの作成・配布，ビデオ等の視聴覚媒体の活用

（3）口腔機能向上セルフケア資源の整備

　平素，一般の高齢者が日常生活の中で実践できるセルフケアとしての口腔機能向上プログラムを浸透させるには，健康教育活動のみならず，工夫し自己管理用の「口腔機能自己チェックシート」を盛り込んだりするなど（別添資料5-1），口腔機能向上の一般高齢者施策にかかる

セルフケアの環境整備が有効である。

5-3　二次予防事業

5-3-1　事前準備

（1）実施場所

・市町村保健センター，公民館，福祉施設等

・通所が困難な事例については，適宜，訪問により実施

・委託基準を満たした診療所（歯科診療所も含む），医療施設等

　事業実施に際してふさわしい専用の部屋等のスペースを利用し，口腔清掃の指導等を実施するにあたっては，実施スペースに水道設備（洗面台等）があることが望ましいが，ガーグルベースンや手鏡等があれば机上でも実施可能である。

（2）実施担当者

　歯科衛生士等が看護職員，介護職員等と協働して実施する。担当者の心がけとして，口腔機能の低下予防や機能向上を通じて，一人ひとりの生きがいや自己実現のための取り組みを支援し，活動的で生きがいのある生活や人生を送ることができるよう支援することが重要である。

（3）対象者の選定

　基本チェックリストにより二次予防事業の対象者と決定した者のうち，口腔機能が低下している人（基本チェックリストの No.13〜15 のうち，2 つ以上に該当する者）又は市町村の判断で口腔機能が低下しているおそれのあると判断した人を対象とする（下記の②③に該当する人など）。

　なお，要介護認定等を受けていた者が「非該当」と判定された場合，基本チェックリストを実施しなくても，二次予防事業の対象とすることができる。新たに要介護認定等の申請を行った者が非該当と判定された場合は，基本チェックリストの実施などにより二次予防事業への参加が必要と認められた者が対象者となる。

図表 5-4　対象者の選定

①基本チェックリストにおいて「口腔機能向上」関連の No.13，14，15 の 3 項目中，2 項目以上該当する者 ②視診により口腔内の衛生状態に問題を確認＜厚生労働省 HP 参照：参考資料 5-1＞ ③反復唾液嚥下テストが 3 回未満

　市町村は，基本チェックリストの実施について，関係窓口を活用し住民に対して働きかけ，関連機関等に周知するよう努める。関連機関等は，基本チェックリストの実施時に，地域支援事業にて口腔機能向上支援の必要性について，パンフレットなどを活用しながら対象者に動機づけをすることが必要である＜厚生労働省 HP 参照：参考資料 5-1，5-2，5-3＞。同時に，対象者の情報が把握担当の窓口につながるように，常に窓口を明確にしておくことが重要である。後日，本人に二次予防事業の参加案内の通知がくることを説明し，事業参加を勧奨する。

　基本チェックリストの結果から示された生活機能の低下の状況を踏まえて何らかの介護予防プログラムの対象となる者を「二次予防事業対象者」として決定する。ただし，どの介護予防プログラムに参加するかの決定にあたっては，地域包括支援センターにおける介護予防ケアネ

ジメントと一体的に実施するよう配慮する。

（4）二次予防事業対象者への事業参加のための説明

＜厚生労働省HP参照：参考資料5-1，5-2，5-3＞

　専門職種は，口腔機能向上の個別プログラム計画が，対象者の生きがいや自己実現にどのように関連し，効果があるのか参加者やその家族に説明する。このことが，摂食・嚥下機能の向上訓練や口腔清掃を継続的に実行するための有力な動機づけになる。

　また，自宅でのセルフケアプログラムの指導もあわせて行う。この際，参加者一人一人に適した，効果的な摂食・嚥下機能の向上訓練の方法，口腔清掃法を説明する。摂食・嚥下機能の向上のための口の体操や口腔清掃が，参加者の生活習慣の一部として定着するように，本人や家族に対して情報を提供する。

5-3-2　事前アセスメント

（別添資料5-2　口腔機能向上に関する記録（例））

図表5-5　事前アセスメント

①基本チェックリスト3項目の課題確認	かみにくさ	咀嚼機能の問い。
	むせ	嚥下（飲み込み）機能の問い。
	口のかわき	口がかわくと口腔内の細菌叢が変わるため，肺炎や上気道感染のリスクに関する問い。
②咬筋の触診		噛みしめたときに，頬骨からに下顎に向かって走る筋（咬筋）の触知具合により，咬合力を評価する。
③歯や義歯の汚れ		口腔の清掃状態を評価する。
④舌のよごれ		口腔の清掃状態を評価する。舌苔が認められれば，舌の運動機能や全身的な状態（舌診）についても推測できる。
⑤ブクブクうがい		うがいの際には，口唇，舌，頬，など口腔諸器官を全て使っているので，口腔機能の巧緻性と協調性を評価する。
⑥RSST（反復唾液嚥下テスト）		30秒間に空嚥下（生唾を飲む）が何回できるかを観察する。3回以上できれば問題ないが，2回以下の場合は，嚥下機能が低下していることの目安になる。
⑦オーラルディアドコキネシス		10秒間に何回，「パ」が言えるか測定する（口唇の機能を評価）。その他に「タ（舌の中央部分の機能評価）」「カ（舌根部や咽頭機能の評価）」についても同様におこない，主に咀嚼機能の巧緻性について評価をする。
特記事項		上記（①〜⑦）の中で，あるいはそれら以外に特記すべき事項があれば記す。（問題点ばかりではなく，肯定的な事項を記すのも良い。）また，対象者・利用者の状況により，質問，観察が実施できない場合は，特記事項の欄に理由を記す。
問題点		口腔機能の問題として，かむ，飲み込み，口のかわき，口臭，歯みがき，食べこぼし，むせ，会話等について該当するものにチェックをする。

5-3-3　個別サービス計画の作成

（別添資料 5-3　口腔機能向上サービスの管理指導計画・実施記録（例））

（1）地域包括支援センター

　地域包括支援センターは，介護予防ケアマネジメント事業（基本チェックリスト使用）の結果，把握された二次予防事業対象者の課題分析を行い，本人の自己実現に向けた介護予防ケアプランを作成する。本人・家族の意志に基づいてプログラム参加を支援し，その実施状況を評価するという一連のマネジメントを行う。

（2）市町村（受託事業所）

　通所型を基本として確実かつ集中的に口腔機能向上プログラムを行う。地域包括支援センターが作成する介護予防ケアプランに基づき，歯科衛生士，保健師（看護師），言語聴覚士等の担当者は，事前アセスメントにより参加者の課題やサービス提供上の注意点等を把握して，個別サービス計画（口腔機能の向上指導管理計画）を立案する。

5-3-4　プログラムの実施

（1）プログラムの趣旨

　二次予防における口腔機能向上事業は，口腔機能が低下しているおそれがあり，要介護認定を受けていない高齢者を対象として，要支援・要介護状態に陥らないよう，自分らしい生活の確立と自己実現を支援するものである。

①口腔機能向上の必要性についての教育

　当該事業への積極的な参加を図るためには，おいしく食べて，楽しく話し，よく笑うなどの基になる口腔機能を維持・向上させる必要性があること，高齢者に理解しやすいように図表やビデオ，パンフレット実際の体験者の事例なども交えて説明し，理解を得る必要がある。

②口腔清掃の自立支援

　口腔を清潔に保つ習慣は口腔疾患を予防するのみならず，高齢期には心身への生活の刺激ともなる上，インフルエンザ等の気道からの感染を防ぐ効果が大きく，また口腔清掃が咳や嚥下の反射機能などの口腔機能を向上する効果もある。これらを踏まえ，日常的な口腔清掃の意義と必要性について分かりやすく説明し，動議づけや習慣づけを行う。

③摂食・嚥下機能等の向上支援

　担当者は，以下の摂食・嚥下機能等の基本的な知識を学んだ上で，参加者がそれらの機能向上訓練等を，セルフケアとして日常生活の場で継続実施できるようプログラムを実施する。

・加齢にともない低下する摂食・嚥下機能のメカニズム

・摂食・嚥下機能の低下により生じやすいムセや誤嚥・窒息あるいは肺炎

・摂食・嚥下機能の低下と食事環境との関連とその改善策

（2）プログラムの実施期間，回数

プログラムは3か月で6回以上を目途とする。

図表 5-6　実施期間，回数

実施期間：3か月を目途 回　　数：6回以上を目途

（3）プログラム内容
（別添資料5-3　口腔機能向上サービスの管理指導計画・実施記録（例））
1回のプログラムの流れは以下を目安とする。

図表5-7　1回のプログラムの流れ

時間配分：30分を目途 担 当 者：歯科衛生士等が看護職員，介護職員等と協働して行う 歯科医師，医師の関与：口腔機能の低下のおそれのある対象者を把握して地域包括支援センター 　　　　　　　　　　に情報提供（基本チェックリストを提出）したり，介護予防ケアプランや口腔機能改 　　　　　　　　　　善管理指導計画の立案における助言・指導をしたりなど，本プログラムを支える役割 　　　　　　　　　　を担う。また事業実施時の場を提供，事故トラブル等の発生時の際には協力する。

① 事前アセスメントの結果，実施担当者は，個別サービス計画(別添資料5-3　口腔機能
　向上サービスの管理指導計画・実施記録）として専門職種が月1～2回程度実施する「専
　門職の実施事項」，および本人が居宅等で実施する「家庭での実施事項」を立案する。本人
　に説明し同意のもとに事業の内容を決定する。
② 口腔機能向上サービスの管理指導計画に基づき以下のプログラムメニューを実施する
　（図表5-8）。
　・口腔機能向上の必要性についての教育
　・口腔清掃の自立支援
　・摂食・嚥下機能等の向上支援
③ 定期的なモニタリング（中間評価）とフォローアップを行い，参加者の日常生活におけ
　るセルフケアとしての口腔機能向上プログラムの実施，継続を支援する。

図表5-8　プログラム内容

①口腔体操の指導：参加者自らが主体的に口唇や頬，歯や咽などの咀嚼や嚥下の器官の動きを維 　　　　　　　　持し，高めていくための直接的な機能訓練 ②口腔清掃の指導：清掃しづらい部位を指摘し歯ブラシの仕方，義歯の清掃法・管理法等を指導 ③口腔清掃の実施：本人では清掃困難な部位の清掃介助等の実施 ④唾液腺マッサージ指導：三大唾液腺（耳下腺，顎下腺，舌下腺）へのマッサージ法の指導 ⑤咀嚼訓練（指導）：おいしく食べ，窒息予防など安全な食事を継続するための訓練，および指導 ⑥嚥下訓練（指導）：むせの軽減，肺炎予防などを目的とした訓練，および指導 ⑦発音・発声に関する訓練（指導）：構音機能の維持・向上を目的とし，ひいては咀嚼や嚥下機能 　　　　　　　　　　　　　　　に関する訓練，および指導 ⑧食事姿勢や食環境についての指導：食事の時の姿勢や適切な食具の選択など，その機能を十分 　　　　　　　　　　　　　　　　発揮し向上できるような環境面への援助や指導助言を実施することである。

5-3-5　事後アセスメント

（別添資料5-2　口腔機能向上に関する記録（例））
　実施担当者は，事後アセスメントをとおして事業の実施効果（当初の目標の達成度，対象者
の満足度等）の評価を行い，参加者と共有するとともに，地域包括支援センターに報告する。
事後の総合評価として，以下の項目に留意しながら総合評価を行う。

図表 5-9　事後の総合評価

☐ 食事がよりおいしくなった	☐ 薄味がわかるようになった	☐ かめるものが増えた
☐ むせが減った	☐ 口の渇きが減った	☐ かみしめられるようになった
☐ 食事時間が短くなった	☐ 食べこぼしが減った	☐ 薬が飲みやすくなった
☐ 口の中に食べ物が残らなくなった	☐ 話しやすくなった	☐ 口臭が減った
☐ 会話が増えた	☐ 起きている時間が増えた	☐ 元気になった

　各介護予防プログラムの報告等により地域包括支援センターの保健師等は参加者の状態等の効果の評価を行う。その結果，事業継続の要否について判断をする。

5-4　予防給付における口腔機能向上サービス

　要支援 1 及び要支援 2 に対する口腔機能向上サービスの目的は，介護予防サービス計画において設定された利用者の目標のための支援であって，提供されるサービスそのものはあくまでも手段であることに留意して実施する。

5-4-1　プログラムの実施

　保険給付としての口腔機能向上サービスは，算定要件*を遵守することとし，具体的なプログラムは，前述の「5-3-4　プログラムの実施」を参照すること。

---

*「指定介護予防サービスに要する費用の額の算定に関する基準」（平成 18 年厚生労働省告示第 127 号）

　「指定介護予防サービスに要する費用の額の算定に関する基準の制定に伴う実施上の留意事項について」（平成 18 年 3 月 17 日老計発第 0317001 号・老振発第 0317001 号・老老発第 0317001 号）

　「口腔機能向上加算等に関する事務処理手順例及び様式例の提示について」（平成 18 年 3 月 31 日老老発第 0331008 号）

図表5-10　二次予防事業対象者に対する口腔機能向上事業のイメージ

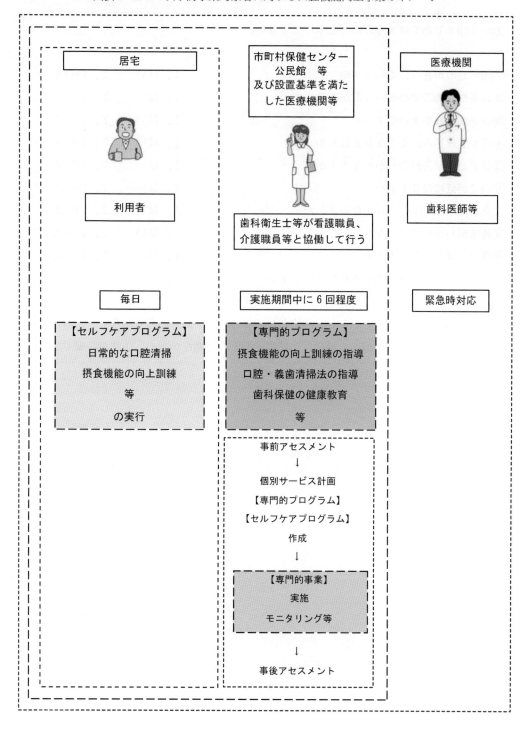

別添資料 5 - 1　口腔機能自己チェックシート（例）

①から⑪まであてはまる方に○をつけて下さい。

①固いものが食べにくいですか　　　　　　　　　1．はい　　2．いいえ

②お茶や汁物等でむせることがありますか　　　　1．はい　　2．いいえ

③口がかわきやすいですか　　　　　　　　　　　1．はい　　2．いいえ

④薬が飲み込みにくくなりましたか　　　　　　　1．はい　　2．いいえ

⑤話すときに舌がひっかかりますか　　　　　　　1．はい　　2．いいえ

⑥口臭が気になりますか　　　　　　　　　　　　1．はい　　2．いいえ

⑦食事にかかる時間は長くなりましたか　　　　　1．はい　　2．いいえ

⑧薄味がわかりにくくなりましたか　　　　　　　1．はい　　2．いいえ

⑨食べこぼしがありますか　　　　　　　　　　　1．はい　　2．いいえ

⑩食後に口の中に食べ物が残りやすいですか　　　1．はい　　2．いいえ

⑪自分の歯または入れ歯で左右の奥歯をしっかりとかみしめられますか

１a．どちらもできない　　１b．片方だけできる　　２．両方できる

（１a，１b）のいずれかがある場合は口腔機能低下の可能性が高く，注意が必要です。

別添資料 5-2　口腔機能向上に関する記録（例）

ふりがな		□男　□女	□明□大□昭	年	月	日生まれ	歳
氏名		病名等					
		かかりつけ歯科医	□あり　□なし		入れ歯の使用	□あり　□なし	

1．関連職種等により把握された課題等（該当する項目をチェック）

（記入日：平成　年　月　日、記入者：　　　）

□かみにくさ　□むせ　□口のかわき　□口臭　□歯みがき　□飲み込み　□会話　□食べこぼし
□義歯（痛み・動揺・清掃状態・管理状態）　　□その他（　　　　　　　　　　）

2．事前・事後アセスメント・モニタリング　（アセスメント、モニタリングでそれぞれ記入）

事前	平成　年　月　日 記入者 □言語聴覚士　□歯科衛生士　□看護師保健師	モニタリング	平成　年　月　日 記入者 □言語聴覚士　□歯科衛生士　□看護師保健師　□関連職種	事後	平成　年　月　日 記入者 □言語聴覚士　□歯科衛生士　□看護師保健師

観察・評価等		評価項目	事前	モニタリング	事後評価
①課題の確認・把握	固いもののかみにくさ	1 ない　2 ある			
	お茶や汁物等によるむせ	1 ない　2 ある			
	口のかわき	1 ない　2 ある			
②咬筋の触診（咬合力）		1 強い　2 弱い　3 無し			
③歯や義歯のよごれ		1 ない　2 ある　3 多い			
④舌のよごれ		1 ない　2 ある　3 多い			
⑤ブクブクうがい（空ブクブクでも可）		1 できる　2 やや不十分　3 不十分			
（以下の⑥と⑦の評価は必要に応じて実施）					
⑥RSST（※ 30秒間の喉頭挙上の回数）		（　）回/30秒	（　）回/30秒	（　）回/30秒	（　）回/30秒
⑦オーラルディアドコキネシス		パ（　）回/10秒 タ（　）回/10秒 カ（　）回/10秒	パ（　）回 タ（　）回 カ（　）回	パ（　）回 タ（　）回 カ（　）回	パ（　）回 タ（　）回 カ（　）回
⑧特記事項等					
⑨問題点		□かむ　□飲み込み　□口のかわき　□口臭　□歯みがき　□食べこぼし □むせ　□会話　□その他（　　　　）			

3．総合評価

①日常生活における口腔機能向上サービスの利用前後を比較した場合の特記すべき事項

②口腔機能の評価	□	向上	□	維持	□	低下

【総合評価結果】

①事業継続の必要性	□　あり（継続）　□　なし（終了）	②計画変更の必要性	□　あり　□　なし
備考：			

別添資料 5 - 3　口腔機能向上サービスの管理指導計画・実施記録（例）

ふりがな		□ 男	□ 明			
氏名		□ 女	□ 大 □ 昭	年	月	日　生まれ

1．口腔機能改善管理指導計画

初 回 作 成 日	年　　月　　日	作成者氏名：	職種
作 成（変更）日	年　　月　　日	作成者氏名：	職種
ご本人またはご家族の希望			
解決すべき課題・目標			

【実施計画】（実施する項目をチェックし、必要に応じて「その他」に記入する。）

関連職種又は 専門職種の実 施項目	指 導 等	□ 口腔機能向上に 　関する情報提供	□ 口腔体操・嚥下体操	□ 歯みがき支援	□ 食事姿勢や 食環境の指導
	その他				
専門職の実施 項目	機能訓練	□ 歯みがき実地指導　□ かむ　□ 飲み込み　□ 発音・発声　□ 呼吸			
	その他				
家庭での実施 項目	本 人	□ 口腔体操・嚥下体操　　□ 歯みがきの実施　　□ その他（　　　　　）			
	介護者	□ 歯みがき支援 　（確認・声かけ・介助）　　□ 口腔体操等支援　　□ その他（　　　　　）			

2．口腔機能向上サービスの実施記録（実施項目をチェックし、必要に応じて記入する。）

実施年月日 担当者名：	年 月 日 担当者名	年 月 日 担当者名	年 月 日 担当者名	年 月 日 担当者名	年 月 日 担当者名	年 月 日 担当者名
□ 口腔機能向上に関 　する情報提供						
□ 摂食・嚥下機能に 　関する訓練(指導)						
□ 口腔衛生に関する指導 　（歯・義歯・舌、支援・ 　実施含む）						
□ 発音・発声・呼吸 　に関する訓練(指導)						
□ 食事姿勢や食環境 　についての指導						
□ その他 　（　　　　　）						

特記事項（注意すべき点、利用者の変化等）

口腔機能向上関連の Q&A について

【基本チェックリストおよび二次予防事業対象者の把握・決定関係】

Q1：基本チェックリストは診療所で実施してもよいか。

A ：「関連機関からの情報提供」に該当するものとして，基本チェックリストを，診療所（歯科診療所も含む）で実施しても差し支えない。

Q2：地域包括支援センターでのケアプランの作成は必須事項か。

A ：作成の要否については，当該センターの判断に委ねられるものであり，全てにおいて必須ではない。

Q3：「二次予防事業対象者の決定方法」で示した各介護予防プログラムの基準に該当しない場合であっても，運動器の機能向上プログラム，栄養改善プログラム，口腔機能の向上プログラム等の対象として良いか。

A ：「二次予防事業対象者の決定方法」で示した各介護予防プログラムの基準は，二次予防事業対象者を決定するための基準であり，二次予防事業対象者の決定後に実施する介護予防ケアマネジメントにおいては，当該基準に該当しない介護予防プログラムであっても，課題分析（アセスメント）の結果に基づき，適宜，介護予防ケアプランに加えても差し支えない（平成18年8月3日付，老健局老人保健課事務連絡）。

【事業の実施】

Q4：アセスメントの際の様式は，本マニュアルに掲載されたものが必須であるか。

A ：本マニュアル掲載の様式は例であり，必須ではない。事業実施対象の実態に即し，有効かつ能率的な様式を活用されたい。

Q5：診療所等の医療機関での実施は可能であるか。

A ：介護予防事業実施にあたり，実施要綱等の基準を満たすものであれば，診療所，病院等の施設利用は可能である。

Q6：事業実施にあたり，医師，歯科医師の指示は必要であるか。

A ：本事業は，健康増進事業との解釈であり医療行為ではないため，医師，歯科医師の指示は不要である。ただし，医療が必要と認められたものには，勧奨されることが望ましい。

Q7：事業実施にあたり，本人あるいは家族からの同意書は必要であるか。

A ：不要である。

指導要領・手引き等 ━━━━━━━━━━━━━━━━━━━━━━●

> 健　　発 0214 第 5 号
> 医政発 0214 第 36 号
> 基　　発 0214 第 13 号
> 子　　発 0214 第 28 号
> 保　　発 0214 第 13 号
> 令和 2 年 2 月 14 日

都 道 府 県 知 事 殿
都道府県後期高齢者医療広域連合長　殿

> 厚 生 労 働 省 健 康 局 長
> 厚 生 労 働 省 医 政 局 長
> 厚 生 労 働 省 労 働 基 準 局 長
> 厚 生 労 働 省 子 ど も 家 庭 局 長
> 厚 生 労 働 省 保 険 局 長

「健康増進事業実施者に対する健康診査の実施等に関する指針」の一部改正について（通知）

　健康増進事業実施者に対する健康診査の実施等に関する指針の一部を改正する件（令和 2 年厚生労働省告示第 37 号）が 2 月 12 日に告示された。

　改正の趣旨，内容等は下記のとおりであるので，これらの内容について御了知の上，貴管内市区町村，関係団体，関係機関等に対する周知をお願いしたい。

記

1．改正の趣旨

　健康増進法（平成 14 年法律第 103 号）第 9 条第 1 項の規定に基づき，厚生労働大臣は，生涯にわたる国民の健康の増進に向けた自主的な努力を促進するため，健康増進事業実施者に対する健康診査の実施等に関する指針（平成 16 年厚生労働省告示第 242 号。以下「健康診査等指針」という。）を定めている。

　今般，「健康診査等専門委員会報告書」（令和元年 8 月厚生科学審議会地域保健健康増進栄養部会健康診査等専門委員会）において，健康診査が満たすべき要件，健康診査の結果等に関する情報の継続の在り方等について健康診査等指針へ位置付けることの必要性が指摘されたことから，健康診査等指針について所要の改正を行うもの。

2．改正の内容

（1）「健診」と「検診」の考え方を追加

　基本的な考え方として，健康診査は大きく「健診」と「検診」に分けられること，「健診」は健康づくりの観点から経時的に値を把握することが望ましい検査群であること，「検診」は主に

特定の疾患自体を確認するための検査群であること等を追加すること。

（2）健康診査が満たすべき要件を追加

　健康診査について，対象とする健康に関連する事象，検査，保健指導などの事後措置，健診・検診プログラム等に係る満たすべき要件を追加すること。

（3）健診・検診プログラムの評価に係る規定の整備

　健康増進事業実施者は，健診・検診プログラム全体としての評価を行うことが望ましく，評価を行う場合には，ストラクチャー評価，プロセス評価，アウトプット評価及びアウトカム評価に分類の上，行うことが必要であることを定めること。

（4）健康診査の結果等に関する情報の継続の在り方に関する規定の整備

　健康診査の結果等に関する情報の継続の在り方について，次の規定を設けること。

　ア　生涯を通じた継続的な自己の健康管理の観点から，健康増進事業実施者においては，原則として各健診・検診において，その結果を別途定める標準的な電磁的記録の形式により提供するよう努めること。また，できる限り長期間，本人等が健診結果等情報を参照できるようにすることが望ましいこと。

　　　なお，「別途定める標準的な電磁的記録の形式」については，順次示していく予定であり，それまでの間は現行の形式を用いることとすること。

　イ　健康増進事業実施者が健康診査の実施の全部又は一部を委託する場合においては，当該委託契約の中で，委託先である健康診査の実施機関が健康診査の結果を有している場合には，健康診査の受診者本人の請求に基づき，健康診査の実施機関から直接開示を行うことが可能となることを明記する等必要な工夫を図るよう努めること。

（5）その他，「健康診査等専門委員会報告書」等を踏まえ，所要の改正を行うこと。

3．適用期日

告示日（令和2年2月12日）より適用すること。

健康増進事業実施者に対する健康診査の実施等に関する指針

$$\begin{bmatrix} 平成\,16\,年 \\ 厚生労働省告示第\,242\,号 \end{bmatrix}$$

　健康増進法（平成 14 年法律第 103 号）第 9 条第 1 項の規定に基づき，健康増進事業実施者に対する健康診査の実施等に関する指針を次のように定めたので，同法第 9 条第 3 項の規定に基づき公表する。

健康増進事業実施者に対する健康診査の実施等に関する指針

第 1　基本的な考え方

　健康診査は，疾病を早期に発見し，早期治療につなげること，健康診査の結果を踏まえた栄養指導その他の保健指導（運動指導等生活習慣の改善のための指導を含む。以下同じ。）等を行うことにより，疾病の発症及び重症化の予防並びに生涯にわたる健康の増進に向けた自主的な努力を促進する観点から実施するものである。

　なお，健康診査は，大きく「健診」と「検診」に分けられる。健診は，必ずしも特定の疾患自体を確認するものではないが，健康づくりの観点から経時的に値を把握することが望ましい検査群であり，健診の結果，異常がないとしても行動変容につなげる狙いがある。検診は，主に特定の疾患自体を確認するための検査群であり，検診の結果，異常がなければ次の検診まで経過観察を行うことが多いものである。

　現在，健康診査，その結果を踏まえた栄養指導その他の保健指導等は，健康増進法第六条に掲げる各法律に基づいた制度において各健康増進事業実施者により行われているが，次のような現状にある。

　1　制度間で健康診査における検査項目，検査方法等が異なる場合がある。

　2　精度管理が適切に行われていないため，検査結果の比較が困難である。

　3　健康診査の結果が，受診者に対する栄養指導その他の保健指導，必要な者に対する再検査，精密検査及び治療のための受診並びに健康の自己管理に必ずしもつながっていない。

　4　健康診査の結果を踏まえた集団に対する健康課題の明確化及びそれに基づく栄養指導その他の保健指導が十分でない。

　5　健康診査の結果等（栄養指導その他の保健指導の内容を含む。以下同じ。）が各健康増進事業実施者間で継続されず，有効に活用されていない。

　6　健康診査の結果等に関する個人情報の保護について必ずしも十分でない。

　また，このような状況の中，平成 17 年 4 月に，メタボリックシンドロームの我が国における定義及び診断基準が日本動脈硬化学会，日本糖尿病学会，日本高血圧学会，日本肥満学会，日本循環器学会，日本腎臓病学会，日本血栓止血学会及び日本内科学会から構成されるメタボリックシンドローム診断基準検討委員会において策定された。この定義及び診断基準においては，

内臓脂肪の蓄積に着目し，健康診査の結果を踏まえた効果的な栄養指導その他の保健指導を行うことにより，過栄養により生じる複数の病態を効率良く予防し，心血管疾患等の発症予防につなげることが大きな目標とされた。平成二十年四月からは，高齢者の医療の確保に関する法律(昭和五十七年法律第八十号)により，保険者に対して内臓脂肪の蓄積に起因した生活習慣病に関する特定健康診査及び特定健康診査の結果による健康の保持に努める必要がある者に対する保健指導の実施が義務付けられたところである。

　また，健康診査の項目や保健指導対象者の基準等については，科学的根拠を踏まえて，定期的な見直しが必要である。

　その他，健康診査の結果等を含む医療情報に関しては，医療分野の研究開発に資するための匿名加工医療情報に関する法律（平成二十九年法律第二十八号。以下「次世代医療基盤法」という。）が平成三十年五月から施行されている。

　以上を踏まえ，この指針においては，各健康増進事業実施者により適切な健康増進事業が実施されるよう，健康診査の実施，健康診査の結果の通知，その結果を踏まえた栄養指導その他の保健指導の実施等，健康手帳等による健康診査の結果等に関する情報の継続の在り方及び個人情報の取扱いについて，各制度に共通する基本的な事項を定めることとする。

　各健康増進事業実施者は，健康診査の実施等に当たり，個人情報の保護等について最大限に配慮するとともに，以下に定める事項を基本的な方向として，国民の健康増進に向けた自主的な取組を進めるよう努めるものとする。

　なお，この指針は，必要に応じ，適宜見直すものとする。

第2　健康診査の実施に関する事項
1．健康診査の在り方
　1）健康増進事業実施者は，健康診査の対象者に対して，その目的，意義及び実施内容について十分な周知を図り，加齢による心身の特性の変化などライフステージや性差に応じた健康診査の実施等により対象者が自らの健康状態を把握し，もって生涯にわたる健康の増進に資するように努め，未受診者に対して受診を促すよう特に配慮すること。なお，健康診査については，次に掲げる要件を満たすべきものであることから，新たな健康診査の項目等の導入又は見直しに当たっては，これを考慮すること。
　(1)　対象とする健康に関連する事象（以下「健康事象」という。）が公衆衛生上重要な課題であること。
　(2)　対象とする健康事象の機序及び経過が理解されており，当該健康事象が発生する危険性が高い期間が存在し，検出可能な危険因子及びその指標が存在すること。
　(3)　対象とする健康事象又は検出可能な危険因子に対して適切な検査及び診断法が存在し，かつ，科学的知見に基づいた効果的な治療及び介入を早期に実施することにより，より良好な予後をもたらすことを示す科学的根拠があること。
　(4)　対象となる健康事象について原則として無症状であること。
　(5)　検査の目的と対象集団が明確であり，社会的に妥当な検査であること。
　(6)　検査が簡便かつ安全であり，精度及び有効性が明らかで，適切な基準値が設定されていること。
　(7)　検査を実施可能な体制が整備されていること。

⑻　事後措置（健康診査の結果等を踏まえた精密検査，保健指導等をいう。以下同じ。）の対象者の選定及び当該措置の実施方法の設定が科学的根拠に基づきなされていること。

⑼　事後措置を実施可能な保健医療体制が整備されていること。

⑽　健診及び検診に関するプログラム（以下「健診・検診プログラム」という。）は，教育，検査診断及び事後措置を包括し，臨床的，社会的及び倫理的に許容されるものであること。

⑾　健診・検診プログラムは，危険性を最小限にするための質の保証がなされており，起こり得る身体的及び精神的不利益を上回る利益があること。

⑿　健診・検診プログラムの適切な運用（モニタリング，精度管理等を含む。）を実施する体制が整備されていること。

⒀　健診・検診プログラムの公平性及びアクセスが対象集団全員に対して保証されていること。

⒁　健診・検診プログラムを継続して実施可能な人材及び組織体制が確保されていること。

⒂　健診・検診プログラムの対象者に対し，検査結果及び事後措置に関する科学的根拠に基づく情報が提供され，当該情報を得た上での自己選択及び自律性への配慮がなされていること。

⒃　健診・検診プログラムを実施することによる死亡率又は有病率の減少効果に関して質の高い科学的根拠があること。

⒄　健診・検診プログラムに要する費用が社会的に妥当であること。

⒅　健診・検診プログラムに関し，実施頻度，検査感度等に影響を与える検査手法の変更をする場合には，科学的根拠に基づく決定を行うこと。

　2）健康増進事業実施者は，生涯にわたる健康の増進の観点等から，健康診査の実施について，加齢による心身の特性の変化などライフステージや性差に応じた健康課題に対して配慮しつつ，他の制度で健康診査が実施された場合の対応等，各制度間及び制度内の整合性を取るために必要な相互の連携を図ること。

　3）健康増進事業実施者は，関係法令を踏まえ，健康診査における検査項目及び検査方法に関し，科学的知見の蓄積等を踏まえて，必要な見直しを行うこと。

　4）健康増進事業実施者は，各制度の目的を踏まえつつ，健康診査における検査項目及び検査方法を設定又は見直す場合，加齢による心身の特性の変化などライフステージや性差に応じた健康課題に対して配慮するとともに，科学的知見の蓄積等を踏まえて，疾病の予防及び発見に係る有効性等について検討すること。

　5）健康増進事業実施者は，健康診査の検査項目について受診者にあらかじめ周知するとともに，法令上の実施義務が課されている検査項目を除き，受診者が希望しない検査項目がある場合，その意思を尊重すること。また，法令上の実施義務が課されている検査項目を除き，特に個人情報の保護等について最大限に配慮することが望ましい検査項目があるときには，あらかじめ当該検査項目の実施等につき受診者の同意を得ること。

2．健康診査の精度管理

　1）健康増進事業実施者は，健康診査の精度管理（健康診査の精度を適正に保つことをいう。以下同じ。）が生涯にわたる個人の健康管理の基盤として重要であることにかんがみ，健康診査における検査結果の正確性を確保するとともに，検査を実施する者や精度管理を実施する者が

異なる場合においても，受診者が検査結果を正確に比較できるようにすること。また，必要の
ない再検査及び精密検査を減らす等必要な措置を講じることにより健康診査の質の向上を図る
こと。

　2）健康増進事業実施者は，健康診査を実施する際には，この指針に定める内部精度管理（健
康診査を行う者が自身で行う精度管理をいう。以下同じ。）及び外部精度管理（健康診査を行う
者以外の者が行う精度管理をいう。以下同じ。）を適切に実施するよう努めること。また，当該
精度管理の実施状況を当該健康増進事業の対象者に周知するよう努めること。

　3）健康増進事業実施者は，健康診査の実施に関する内部精度管理として，標準物質が存在
する健診項目については当該健診項目に係る標準物質を用いるとともに，次に掲げる事項を考
慮した規程を作成する等適切な措置を講じるよう努めること。

(1)　健康診査の実施の管理者の配置等管理体制に関する事項
(2)　健康診査の実施の手順に関する事項
(3)　健康診査の安全性の確保に関する事項
(4)　検査方法，検査結果の基準値，判定基準等検査結果の取扱いに関する事項
(5)　検体の採取条件，検体の保存条件，検体の提出条件等検査の実施に関する事項
(6)　検査用機械器具，試薬，標準物質等の管理について記録すること及びその記録を保存す
　　ることに関する事項
(7)　検査結果の保存及び管理に関する事項

　4）健康増進事業実施者は，検査値の精度等が保証されたものとなるよう健康診査に関する
外部精度管理として，全国規模で実施される外部精度管理調査を定期的に受けること，複数の
異なる外部精度管理調査を受けること等により，自ら実施する健康診査について必要な外部精
度管理の実施に努めること。

　5）健康増進事業実施者は，健康診査の実施の全部又は一部を委託する場合は，委託先に対
して前二号に規定する内部精度管理及び外部精度管理を適切に実施するよう要請するととも
に，当該内部精度管理及び外部精度管理を適切に実施しているか並びに医療法施行規則（昭和
二十三年厚生省令第五十号）第九条の七に定める検査業務の精度の確保に係る基準に適合して
いるかについての報告を求める等健康診査の実施につき委託先に対して適切な管理を行うこ
と。また，委託先が検体検査の業務を衛生検査所等に再委託する場合には，同令第九条の八に
定める受託業務及び臨床検査技師等に関する法律施行規則（昭和三十三年厚生省令第二十四号）
第十一条に定める衛生検査所の検査業務の精度の確保に係る基準に適合する者に再委託しなけ
ればならないことを踏まえ，健康増進事業実施者が委託先に適切な措置を講じさせること。な
お，この場合に委託先は，再委託先の行為について責任を負うこと。

　6）健康増進事業実施者は，研修の実施等により健康診査を実施する者の知識及び技能の向
上を図るよう努めること。

第3　健康診査の結果の通知及び結果を踏まえた栄養指導その他の保健指導に関する事項

　1）健康増進事業実施者は，健康診査の実施後できる限り速やかに受診者に健康診査の結果
を通知すること。

　2）健康増進事業実施者は，健康診査の結果を本人に通知することにとどまらず，その結果
に基づき，必要な者には，再検査，精密検査及び治療のための受診の勧奨を行うとともに，疾

病の発症及び重症化の予防又は生活習慣の改善のために栄養指導その他の保健指導を実施すること。栄養指導その他の保健指導の内容には，食生活，運動，休養，飲酒，喫煙，歯の健康の保持その他の生活習慣の改善を含む健康増進に関する事項，疾病を理解するための情報の提供を含むこと。

　3）健康増進事業実施者は，栄養指導その他の保健指導の実施に当たっては，健康診査の結果（過去のものを含む），健康診査の受診者の発育・発達の状況，生活状況，就労状況，生活習慣等を十分に把握し，生活習慣の改善に向けての行動変容の方法を本人が選択できるよう配慮するとともに，加齢による心身の特性の変化などライフステージや性差に応じた内容とすること。例えば，壮年期においては，内臓脂肪の蓄積を共通の要因として，糖代謝異常，脂質代謝異常，高血圧の状態が重複した場合に，心血管疾患等の発症可能性が高まることから，これらの発症及び重症化の予防の効果を高めるため，栄養指導その他の保健指導は，健康診査の結果から対象者本人が身体状況を理解し，生活習慣の改善の必要性を認識し，行動目標を自らが設定し実行できるよう，個人の行動変容を促すものとすること。また，栄養指導その他の保健指導は，個人又は集団を対象として行う方法があり，それぞれの特性を踏まえ，適切に組み合わせて実施すること。個人に対して，栄養指導その他の保健指導を行う際は，その内容の記録を本人へ提供するよう努めること。また，健康診査の受診者の勤務形態に配慮した上で栄養指導その他の保健指導の時間を確保する等栄養指導その他の保健指導を受けやすい環境づくりに配慮すること。

　4）健康増進事業実施者は，健康診査の結果を通知する際に適切な栄養指導その他の保健指導ができるように，その実施体制の整備を図ること。さらに受診者の求めに応じ，検査項目に関する情報，健康診査の結果，専門的知識に基づく助言その他の健康の増進に向けて必要な情報について提供又は受診者の相談に応じることができるように必要な措置を講じること。

　5）健康増進事業実施者は，栄養指導その他の保健指導に従事する者に対する研修の実施，栄養指導その他の保健指導の評価に努めること等により栄養指導その他の保健指導の質の向上を図ること。

　6）健康増進事業実施者は，栄養指導その他の保健指導の実施の全部又は一部を委託する場合は，委託先が栄養指導その他の保健指導を適切に行っているかについて，報告を求める等委託先に対して適切な管理を行うこと。

　7）地方公共団体，健康増進事業実施者，医療機関その他の関係者は，健康診査の結果の通知等の実施に関し，健康づくり対策，介護予防及び産業保健等の各分野における対策並びに医療保険の保険者が実施する対策を講じるために，相互の連携（以下「地域・職域の連携」という。）を図ること。

　地域・職域の連携の推進に当たり，健康診査の結果等に関する情報（以下「健診結果等情報」という。）の継続，栄養指導その他の保健指導の実施の委託先に関する情報の共有など健康診査の実施，栄養指導その他の保健指導の実施等に係る資源の有効活用，自助努力では充実した健康増進事業の提供が困難な健康増進事業実施者への支援等の観点から有益であるため，関係機関等から構成される協議会等を設置すること。この場合，広域的な観点で地域・職域の連携を推進するため都道府県単位で関係機関等から構成される協議会等を設置するとともに，より地域の特性を生かす観点から，地域単位（保健所の所管区域等）においても関係機関等から構成される協議会等を設置するよう努めること。なお，関係機関等から構成される協議会等が既に

設置されている場合は，その活用を行うこと。

　協議会等の事業については，参考として次に掲げるものが考えられる。

　(1)　都道府県単位

　　　イ．情報の交換及び分析

　　　ロ．都道府県における健康課題の明確化

　　　ハ．各種事業の共同実施及び連携

　　　ニ．研修会の共同実施

　　　ホ．各種施設等の相互活用

　　　ヘ．その他保健事業の推進に必要な事項

　(2)　地域単位

　　　イ．情報の交換及び分析

　　　ロ．地域における健康課題の明確化

　　　ハ．保健事業の共同実施及び相互活用

　　　ニ．健康教育等への講師派遣

　　　ホ．個別の事例での連携

　　　ヘ．その他保健事業の推進に必要な事項

　なお，協議会等の開催に当たっては，「地域・職域連携推進ガイドライン」（令和元年九月これからの地域・職域連携推進の在り方に関する検討会取りまとめ）を活用すること。

　8）健康増進事業実施者は，事前及び事後措置も含めた健診・検診プログラム全体としての評価を行うことが望ましい。また，評価を行う場合には，各々の健診及び検診事業に応じ，ストラクチャー評価（実施するための仕組みや実施体制の評価），プロセス評価（目的の達成に向けた過程の評価），アウトプット評価（目的達成のために行われる事業の結果の評価）及びアウトカム評価（目的の達成状況の評価）に分類の上，行うことが必要である。

第4　健康診査の結果等に関する情報の継続の在り方に関する事項

　1）健康増進事業実施者においては，健診結果等情報を継続させていくことが受診者の健康の自己管理に役立ち，疾病の発症及び重症化の予防の観点から重要であり，生涯にわたる健康の増進に重要な役割を果たすことを認識し，健康増進事業の実施に当たっては，個人情報の保護に関する法律(平成十五年法律第五十七号)，行政機関の保有する個人情報の保護に関する法律（平成十五年法律第五十八号），独立行政法人等の保有する個人情報の保護に関する法律（平成十五年法律第五十九号），地方公共団体において個人情報の保護に関する法律第十一条第一項の趣旨を踏まえて制定される条例等（以下「個人情報保護法令」という。）を遵守しつつ，生涯を通じた継続的な自己の健康管理の観点から，健診結果等情報を継続させるために必要な措置を講じることが望ましいこと。健康診査等の結果の写しの提供が予定されている場合には，原則として，各健診及び検診において，その結果等を，別途定める標準的な電磁的記録の形式により提供するよう努めること，又は，健康診査の実施の全部又は一部を委託する場合には，原則として，委託先に対して，当該形式による健康診査等の結果の提出を要請するよう努めること。

　2）生涯にわたり継続されていくことが望ましい健診結果等情報は，健康診査の結果，栄養指導その他の保健指導の内容，既往歴（アレルギー歴を含む），主要な服薬歴，予防接種の種類，

接種時期等の記録，輸血歴等であること。なお，生涯を通じた継続的な自己の健康管理の観点から，できる限り長期間，本人等が健診結果等情報を参照できるようにすることが望ましいこと。

　３）健診結果等情報の継続は，電磁的な健康手帳等を活用することにより，健康の自己管理の観点から本人が主体となって行うことを原則とすること。この場合，統一された生涯にわたる健康手帳の交付等により，健診結果等情報を継続することが望まれる。一方，各制度の下で交付されている既存の健康手帳等はその目的，記載項目等が異なり，また，健康手帳等に本人以外の個人情報が含まれる場合等があるなど，既存の健康手帳等を統一し生涯にわたる健康手帳等とする場合に留意しなければならない事項があることから，まずは健康増進事業実施者が各制度の下において既に交付し又は今後交付する健康手帳等を活用することにより，健診結果等情報の継続を図っていくこととすること。

　４）生涯にわたり健診結果等情報を継続させるための健康手帳等は，ライフステージ及び性差に応じた健康課題に対して配慮しつつ，その内容として，健康診査の結果の記録に係る項目，生活習慣に関する記録に係る項目，健康の増進に向けた自主的な取組に係る項目，受診した医療機関等の記録に係る項目，健康の増進に向けて必要な情報及び知識に係る項目等が含まれることが望ましいこと。また，その様式等としては，記載が容易であること，保管性及び携帯性に優れていること等について工夫されたものであり，将来的には電磁的な様式に統一されることが強く望まれること。

　５）健康増進事業実施者は，健診結果等情報の継続のため，次に掲げる事項を実施するよう努めること。

　(1)　健診結果等情報を継続して健康管理に役立たせていくように本人に働きかけること。

　(2)　職場，住所等を異動する際において，本人が希望する場合には，異動元の健康増進事業実施者が一定期間保存及び管理している健康診査の結果を本人に提供するとともに異動先の健康増進事業実施者に同情報を提供するように本人に対し勧奨し，又は，個人情報保護法令により必要な場合には本人の同意を得た上で，異動先の健康増進事業実施者に健診結果等情報を直接提供する等健診結果等情報を継続するために必要な工夫を図ること。

　(3)　健康診査の実施の全部又は一部を委託する場合においては，当該委託契約の中で，委託先である健康診査の実施機関が健康診査の結果を有している場合には，健康診査の受診者本人の請求に基づき，健康診査の実施機関から直接開示を行うことが可能となることを明記する等必要な工夫を図ること。

　６）健康増進事業実施者は，次世代医療基盤法に基づく次世代医療基盤法第九条第一項に定める認定匿名加工医療情報作成事業者に対する健診結果等情報の提供について，任意ではあるが，自らの医療情報の提供が，匿名加工医療情報の利活用による医療分野の研究開発の促進を通じ，国民に提供される医療の進歩に資することを踏まえ，協力を検討すること。

第5　健康診査の結果等に関する個人情報の取扱いに関する事項

　１）健康増進事業実施者は，健康診査の結果等に関する個人情報について適正な取扱いの厳格な実施を確保することが必要であることを認識し，個人情報保護法令を遵守すること。

　２）健康増進事業実施者は，その取り扱う個人情報の漏えい，滅失又はき損の防止その他の個人情報の安全管理のために必要かつ適切な措置として，守秘義務規程の整備，個人情報の保

護及び管理を行う責任者の設置，従業者への教育研修の実施，苦情受付窓口の設置，不正な情報入手の防止等の措置を講じるよう努めること。

　3）健康増進事業実施者は，個人情報の取扱いの全部又は一部を委託する場合は，その取扱いを委託された個人情報の安全管理が図られるよう，委託を受けた者に対する必要かつ適切な監督として，委託契約の内容に記載する等により，委託を受けた者に前号に規定する措置を講じさせること。

　4）健康増進事業実施者は，前号までに掲げた内容を含む個人情報の取扱いに係る方針を策定，公表及び実施し，必要に応じ見直し及び改善を行っていくよう努めること。

　5）健康増進事業実施者が，個人情報保護法令に従いその取扱う個人情報を公衆衛生の向上を目的として行う疫学研究のために研究者等に提供する場合，あらかじめ当該研究者等に対して，関係する指針を遵守する等適切な対応をすることを確認すること。

第6　施行期日
　この指針は，健康増進法第九条の施行の日から施行するものとする。
　　　　（施行の日＝平成 16 年 8 月 1 日）
　改正文（平成 19 年 10 月 29 日厚生労働省告示第 349 号）抄
平成二十年四月一日から適用する。

指導要領・手引き等

健発 0331 第 7 号
保発 0331 第 2 号
令和 2 年 3 月 31 日

都道府県知事殿

厚生労働省健康局長
厚生労働省保険局長

令和 2 年度以降における特定健康診査及び
特定保健指導の実施並びに健診実施機関等により
作成された記録の取扱いについて（抜粋）

　今般，社会保険診療報酬支払基金及び国民健康保険中央会が共同で運営するオンライン資格確認等システムを利用し，マイナポータルを通じて本人が自らの特定健康診査情報等を閲覧することができる仕組みを構築しています。

　当該仕組みの下で行われる令和 2 年度以降における高齢者の医療の確保に関する法律（昭和 57 年法律第 80 号。以下「法」という。）に基づく特定健康診査及び特定保健指導（以下「特定健康診査等」という。）の実施について，その内容等の詳細及び健診実施機関等が特定健康診査等を実施した場合の記録の取扱いについては，下記のとおりですので，管内の市町村及び関係団体等への周知とともに，実施に遺漏なきようお願いいたします。

　また，本通知は令和 2 年 4 月 1 日から適用します。これに伴い，平成 29 年 10 月 30 日付け健発 1030 第 1 号・保発 1030 第 6 号厚生労働省健康局長・保険局長連名通知「平成 30 年度以降における特定健康診査及び特定保健指導の実施並びに健診実施機関等により作成された記録の取扱いについて」は，令和 2 年 3 月 31 日をもって廃止します。ただし，令和元年度に実施された特定健康診査（法第 18 条第 1 項に規定する特定健康診査をいう。以下同じ。）及び特定保健指導（法第 18 条第 1 項に規定する特定保健指導をいう。以下同じ。）については，なお従前の例によることとします。

　なお，本通知は，地方自治法（昭和 22 年法律第 67 号）第 245 条の 4 第 1 項の規定に基づく技術的助言であることを申し添えます。

記

第1　特定健康診査

1．特定健康診査を受診する者に対する事前の通知について

特定健康診査の受診者に対し，特定健康診査を実施する前に，次の(1)及び(2)について通知しておくこと。

(1)　特定健康診査の意義

特定健康診査は，自分自身の健康状態を認識できる機会であることや，日頃の生活習慣が特定健康診査の結果に表れてくるものであるということ。

(2)　検査前の食事の摂取，運動について

　ア．アルコールの摂取や激しい運動は，特定健康診査の前日は控えること。

　イ．午前中に特定健康診査を実施する場合は，空腹時血糖，中性脂肪等の検査結果に影響を及ぼすため，特定健康診査前 10 時間以上は，水以外の飲食物を摂取しないこと。

　ウ．午後に特定健康診査を実施する場合は，ヘモグロビン A1c 検査を実施する場合であっても，軽めの朝食とするとともに，他の検査結果への影響を軽減するため，特定健康診査まで水以外の飲食物を摂取しないことが望ましいこと。

　エ．やむを得ず空腹時以外に採血を行い，ヘモグロビン A1c を測定しない場合には，食後 3.5 時間以降に採血を行うこと。

2．特定健康診査の実施方法及び判定基準について

(1)　既往歴の調査

高血圧症，脂質異常症及び糖尿病の治療に係る薬剤の服用の有無及び喫煙習慣について，確実に聴取すること。

(2)　腹囲の検査

　ア．立位，軽呼気時において，臍（へそ）の高さで測定すること。

　イ．脂肪の蓄積が著明で臍が下方に変位している場合は，肋骨下縁と上前腸骨棘の中点の高さで測定すること。

　ウ．より詳細については，平成 29 年「国民健康・栄養調査必携（厚生労働省）」や国立研究開発法人医薬基盤・健康・栄養研究所国立健康・栄養研究所のホームページ（※1）において示されているので，これらを参考とすること。

　　※1　https://www.nibiohn.go.jp/eiken/info/kokucho.html

(3)　血圧の測定

　ア．測定回数は，原則 2 回とし，その 2 回の測定値の平均値を用いること。ただし，実施状況に応じて，1 回の測定についても可とする。

　イ．その他，測定方法については，関係団体により手引書（「循環器病予防ハンドブック第 7 版」（一般社団法人日本循環器病予防学会編。以下同じ。）等）が示されているので，これを参考とすること。

(4)　血中脂質検査及び肝機能検査

　　ア．原則として，分離剤入りプレイン採血管を用いること。

　　イ．採血後，原則として早急に遠心分離し，24時間以内に測定するのが望ましい。なお，これが困難な場合は，採血後に採血管は冷蔵又は室温で保存し，12時間以内に遠心分離すること。

　　ウ．血清は，測定まで冷蔵で保存し，採血から72時間以内に測定すること。

　　エ．血中脂質検査の測定方法については，トレーサビリティ（検査測定値について，測定の基準となる標準物質に合わせられることをいう。以下同じ。）のとれた可視吸光光度法，紫外吸光光度法等によること。なお，LDLコレステロールの値は，中性脂肪の値が400mg/dl以上又は食後採血の場合を除き，フリードワルド式を用いて算出することができ，中性脂肪が400mg/dl以上又は食後採血の場合は，Non-HDLコレステロールの値を用いて評価することができる。LDLコレステロール（フリードワルド式）及びNon-HDLコレステロールの値は，次式により算出する。

　　　①　LDLコレステロール（フリードワルド式）(mg/dl)＝総コレステロール (mg/dl)－HDLコレステロール (mg/dl)－中性脂肪 (mg/dl)／5

　　　②　Non-HDLコレステロール (mg/dl)＝総コレステロール (mg/dl)－HDLコレステロール (mg/dl)

　　オ．肝機能検査の測定方法については，GOT (AST) 及びGPT (ALT) 検査については，トレーサビリティのとれた紫外吸光光度法等によるとともに，γ-GTP (γ-GT) 検査については，トレーサビリティのとれた可視吸光光度によること。

(5)　血糖検査

次のア又はイのいずれかの方法により行うこと。

　　ア．血中グルコースの量の検査

　　　①　空腹時血糖であることを明らかにすること。なお，10時間以上食事をしていない場合を空腹時血糖とすること。やむを得ず空腹時以外において採血を行い，ヘモグロビンA1cを測定しない場合は，食直後を除き随時血糖により血糖検査を行うことができる。なお，食直後とは，食事開始時から3.5時間未満とする。

　　　②　原則として，フッ化ナトリウム入り採血管（血糖検査用採血管）を用いること。

　　　③　採血後，採血管内を5～6回静かに転倒・混和すること。

　　　④　混和後，採血管は冷蔵で保管し，採血から6時間以内に遠心分離して測定することが望ましいが，困難な場合には，採血から12時間以内に遠心分離し測定すること。

　　　⑤　遠心分離で得られた血漿は，測定まで冷蔵で保存し，採血から72時間以内に測定すること。

　　　⑥　測定方法については，トレーサビリティのとれた電位差法，可視吸光光度法，紫外吸光光度法等によること。

　　イ．ヘモグロビンA1c検査

　　　①　フッ化ナトリウム入り採血管（血糖検査用採血管）又はエチレンジアミン四酢酸（EDTA）入り採血管を用いること。

　　　②　採血後，採血管を5～6回静かに転倒・混和すること。

　　　③　混和後，採血管は，冷蔵で保管すること。

④　採血後，48時間以内に測定すること。

⑤　測定方法については，トレーサビリティのとれた免疫学的方法，高速液体クロマト
グラフィー（HPLC）法，酵素法等によること。

(6)　尿中の糖及び蛋白の検査

ア．原則として，中間尿を採尿すること。

イ．採取後，4時間以内に試験紙法で測定することが望ましいが，困難な場合には，尿検
体を専用の容器に移して密栓し，室温で保存する場合は24時間以内，冷蔵で保存する場
合は48時間以内に測定すること。

ウ．その他，測定方法及び判定方法については，関係団体により手引書（「循環器病予防ハ
ンドブック第7版」等）が示されているので，これを参考とすること。

(7)　貧血検査

ア．エチレンジアミン四酢酸（EDTA）入り採血管を用いること。

イ．採血後，採血管内のエチレンジアミン四酢酸（EDTA）を速やかに溶かすこと。

ウ．混和後，室温に保管し，12時間以内に測定すること。

(8)　心電図検査

ア．安静時の標準12誘導心電図を記録すること。

イ．その他，検査方法及び判定基準については，関係団体により手引書（「循環器病予防ハ
ンドブック第7版」等）が示されているので，これを参考とすること。

(9)　眼底検査

ア．手持式，額帯式，固定式等の電気検眼鏡又は眼底カメラ撮影により実施すること。

イ．高血糖者に対しては，原則，両眼の眼底撮影を行う。その上で，所見の判定がより重
症な側の所見を記載すること。

ウ．その他，検査方法及び判定基準については，関係団体により手引書（「循環器病予防ハ
ンドブック第7版」等）が示されているので，これを参考とすること。

(10)　血清クレアチニン検査

ア．血清クレアチニン検査については，可視吸光光度法（酵素法）等によること。

イ．eGFRにより腎機能を評価すること。

ウ．eGFRは，次式により算出する。

男性：eGFR $(ml/分/1.73\,m^2) = 194 \times$ 血清クレアチニン値$^{-1.094} \times$ 年齢$^{-0.287}$

女性：eGFR $(ml/分/1.73\,m^2) = 194 \times$ 血清クレアチニン値$^{-1.094} \times$ 年齢$^{-0.287} \times 0.739$

(11)　その他

ア．現在の生活習慣，過去の健康診査の受診状況，家族歴等について，必要に応じて質問
票等により聴取すること。

イ．労働安全衛生法（昭和47年法律第57号）その他の法令に基づき行われる健康診断に
おいて，特定健康診査に相当する項目を実施したことを保険者が確認した場合は，第1
の2の(1)から(10)までに掲げる実施方法と異なるものであっても，特定健康診査の全部又
は一部を行ったものとすること。

第2　特定健康診査の結果通知

1．特定健康診査の結果通知

(1)　特定健康診査の結果通知は全ての特定健康診査の受診者に行うものとすること。

(2)　特定健康診査の受診者に対して，特定健康診査の結果を通知するに当たっては，異常値を示している項目，異常値の程度及び異常値が持つ意味等を受診者に分かるようなものとすること。

(3)　特定健康診査の結果通知の様式例については別紙1のとおりであるので，これを参考とされたいこと。なお，特定健康診査の結果通知の様式は，別紙1の様式例の記載事項を最低限含むものであって，受診者に対する効果的な結果通知となるものであれば，別紙1の様式例を変更し使用することは差し支えない。

2．特定健康診査の結果通知に当たっての留意事項

　特定健康診査の結果通知に当たっては，特定健康診査の受診者が自らの健康状態を自覚し，健康な生活習慣の重要性に対する関心と理解を深めるために必要な情報を提供すること。なお，当該情報の提供に当たっては，次の(1)から(3)までに掲げる事項に留意すること。

(1)　特定健康診査の結果等から受診者個人に合わせたものを受診者ごとに提供すること。

(2)　提供する情報は，次のアからウまでに掲げる内容を含むものとすること。

　ア．特定健康診査の意義（自分自身の健康状態を認識できる機会，日頃の生活習慣が特定健康診査の結果に表れてくる等）や特定健康診査の結果の見方（特定健康診査の結果が表す意味を自分自身の身体で起きていることと関連づけられる内容）

　イ．内臓脂肪症候群（メタボリックシンドローム）や生活習慣病に関する基本的な知識と，対象者のどのような生活習慣が生活習慣病を引き起こすかということ，食生活，身体活動・運動等の生活習慣，料理や食品のエネルギー量，身体活動・運動によるエネルギー消費量

　ウ．対象者にとって身近で活用できる健康増進施設，地域のスポーツクラブや運動教室，健康に配慮した飲食店や社員食堂等に関する情報

(3)　特定健康診査の結果等から特に問題のない者については，特定健康診査の結果の見方その他健康の保持や増進に資する内容の情報を提供すること。

第3　特定保健指導

1．保健指導に関する一定の実務経験のある看護師について

(1)　特定健康診査及び特定保健指導の実施に関する基準（平成19年厚生労働省令第157号。以下「実施基準」という。）附則第2条中「保健指導に関する一定の実務の経験を有する看護師」とあるのは，平成20年4月現在において1年以上（必ずしも継続した1年間である必要はない。），保険者が保健事業として実施する生活習慣病予防に関する相談及び教育の業務又は事業主が労働者に対して実施する生活習慣病予防に関する相談及び教育の業務に従事した経験を有する看護師と解するものとすること。なお，業務に従事とは，反復継続して当該業務に専ら携わっていることを意味するものであること。

(2)　特定保健指導を受託する機関は，当該「保健指導に関する一定の実務の経験を有する看

護師」が受託業務に従事する予定がある場合には，委託元の保険者に対し，保険者や事業主等が作成した1年以上実務を経験したことを証明する文書（「実務経験証明書」という。）を提出すること。

2．積極的支援対象者に対する初回面接後の支援について

(1) 積極的支援対象者のうち，前年度において，積極的支援対象者であり，かつ，前年度において積極的支援を終了した者に対する支援について

ア．特定健康診査及び特定保健指導の実施に関する基準第7条第1項及び第8条第1項の規定に基づき厚生労働大臣が定める特定保健指導の実施方法（平成25年厚生労働省告示第91号。以下「特定保健指導の実施方法告示」という。）第2の1の(2)のア中「腹囲及び体重の値が一定程度減少していると認められるもの」とは，当該年度の特定健康診査の結果において，前年度の特定健康診査の結果と比べ，BMIが30（kg/m²）未満の場合は，腹囲1.0（cm）以上かつ体重1.0（kg）以上減少している者，BMIが30（kg/m²）以上の場合は，腹囲2.0 cm以上かつ体重2.0 kg以上減少している者であること。

イ．アに掲げる者に対しては，初回の面接による支援が終了した後，必要に応じた支援又は3ヶ月以上の継続的な支援を行うこと。必要に応じた支援は，特定保健指導の実施方法告示第2の2の(11)及び(14)に規定する方法により算定するポイントの合計が180ポイント未満でもよい。

(2) 積極的支援対象者のうち，実績評価を行う時点において，当該年度の特定健康診査の結果と比べて，腹囲及び体重の値が一定程度減少したと認められた者に対する支援について

ア．特定保健指導の実施方法告示第2の1の(2)のイ中「腹囲及び体重の値が一定程度減少したと認められた者」とは，実績評価を行う時点において，当該年度の特定健康診査の結果と比べ，腹囲2.0（cm）以上かつ体重2.0（kg）以上減少している者又は当該年度の特定健康診査の体重の値に，0.024を乗じた体重（kg）かつ同体重（kg）と同じ値の腹囲（cm）以上減少している者であること。

イ．アに掲げる者に対しては，初回の面接による支援が終了した後，3ヶ月以上の適切な支援又は3ヶ月以上の継続的な支援を行うこと。3ヶ月以上の適切な支援は，積極的支援対象者に対する3ヶ月以上の継続的な支援におけるポイントの在り方や，生活習慣の改善効果を得るための目安となる新たな指標等を検証するため行う，柔軟な運用による特定保健指導のモデル実施であり，モデル実施を行う保険者は，別途定めるモデル実施に関する実施計画書及び実績報告書を国に提出し，国が行うモデル実施に関する効果の検証のための作業に協力すること。

ウ．実績評価の時点でアに掲げる腹囲及び体重の基準を満たさない場合，追加支援を実施し特定保健指導の実施方法告示第2の2(11)及び(14)に規定する方法により算定するポイントの合計が180ポイント以上に達すれば，積極的支援を実施したこととする。

3．食生活の改善指導又は運動指導に関する専門的知識及び技術を有すると認められる者について

(1)　食生活の改善指導に関する専門的知識及び技術を有すると認められる者

ア．特定健康診査及び特定保健指導の実施に関する基準第７条第１項第２号及び第８条第１項第２号の規定に基づき厚生労働大臣が定める食生活の改善指導又は運動指導に関する専門的知識及び技術を有すると認められる者（平成20年厚生労働省告示第10号。以下「実践的指導実施者告示」という。）第１の１中「看護師，栄養士等」とあるのは，看護師，栄養士のほかに薬剤師，助産師，准看護師，歯科衛生士を含む趣旨であること。

イ．実践的指導実施者告示第１の２中「１に定める者と同等以上の能力を有すると認められる者」に相当するのは，令和２年３月31日改正前の事業場における労働者の健康保持増進のための指針（昭和63年９月１日健康保持増進のための指針公示第１号。以下「旧THP指針」という。）に基づく産業栄養指導担当者であって別紙２の追加研修を受講した者又は旧THP指針に基づく産業保健指導担当者であって別紙３の追加研修を受講した者であること。

ウ．なお，旧THP指針に基づく産業栄養指導担当者であって管理栄養士である者，又は旧THP指針に基づく産業保健指導担当者であって保健師又は第三の１(1)の保健指導に関する一定の実務経験を有する看護師（令和６年３月31日までの期間に限る。）である者については，それぞれ別紙２又は別紙３の追加研修を受講する必要はないものとすること。

エ．また，平成20年３月31日までに，旧THP指針別表の５に定める産業栄養指導専門研修を修了した産業栄養指導担当者又は旧THP指針別表の６に定める産業保健指導専門研修を修了した産業保健指導担当者については，それぞれ別紙２又は別紙３の追加研修を受講する必要はないものとすること。

オ．食生活の改善指導に関する専門的知識及び技術を有する者は，医師，保健師，管理栄養士又は第三の１(1)の保健指導に関する一定の実務経験を有する看護師（令和６年３月31日までの期間に限る。）が作成する特定保健指導支援計画に基づき，これらの者の統括の下で食生活の改善指導を実施するものであること。

カ．食生活の改善指導に関する専門的知識及び技術を有する者においては，３メッツ以下の運動指導を実施することができるものとする。なお，メッツの考え方などについては，厚生労働省のホームページ（※２）に「健康づくりのための身体活動基準２０１３」が示されているので，これを参考とすること。

※２　https://www.mhlw.go.jp/stf/houdou/2r9852000002xple-att/2r9852000002xpqt.pdf

(2)　運動指導に関する専門的知識及び技術を有すると認められる者

ア．実践的指導実施者告示第２の１中，「看護師，栄養士等」とあるのは，看護師，栄養士のほかに歯科医師，薬剤師，助産師，准看護師，理学療法士を含む趣旨であること。

イ．実践的指導実施者告示第２の２中「１に定める者と同等以上の能力を有すると認められる者」に相当するものは，公益財団法人健康・体力づくり事業財団が認定する健康運動指導士のほか，旧THP指針に基づく運動指導担当者であって，別紙４の追加研修を受講した者であること。

ウ．なお，旧 THP 指針に基づく運動指導担当者であって保健師及び管理栄養士並びに第
　　三の1(1)の保健指導に関する一定の実務経験を有する看護師（令和6年3月31日まで
　　の期間に限る。）である者については，別紙4の追加研修を受講する必要はないものとす
　　ること。

エ．また，平成20年3月31日までに旧 THP 指針別表の2に定める運動指導専門研修を
　　修了した運動指導担当者については，別紙4の追加研修を受講する必要はないものとす
　　ること。

オ．運動指導に関する専門的知識及び技術を有すると認められる者は，医師，保健師，管
　　理栄養士又は第三の1(1)の保健指導に関する一定の実務経験を有する看護師（令和6年
　　3月31日までの期間に限る。）が作成する特定保健指導支援計画に基づき，これらの者
　　の統括の下で運動指導を実施するものであること。

(3)　実践的指導実施者告示別表に定める研修

ア．実践的指導実施者告示別表に定める研修を実施する機関は，次に掲げる条件を満たす
　　ものであること。

　①国立保健医療科学院のホームページ上に設けるデータベースに上記研修を実施する機
　　関として所定の登録を行うこと。

　②研修で用いる教材は，「特定保健指導の実践的指導実施者育成プログラムの開発に関す
　　る研究」（主任研究者：河野啓子，平成19年度厚生労働科学特別研究）において作成
　　された研修教材の内容を最低限含むものとすること。

　③研修を行う講師は，医師，保健師又は管理栄養士としての実務経験があり保健指導の
　　専門的知識及び技術を有する者，又はこれと同等以上の知識経験を有する者であるこ
　　と。

　④研修修了者に対して，研修を修了したことを証明する書面を交付すること。

イ．なお，実践的指導実施者告示別表に定める内容は最低限のものであり，必要に応じて
　　カリキュラムを追加して実施することが望ましいものであること。

ウ．実践的指導実施者告示第1の1，第2の1の看護師，栄養士等は，実践的指導を実施
　　するまでに，当該告示別表第1，別表第2に定める研修を修了していること。

エ．特定保健指導を受託する者は，実践的指導実施者告示を満たす者が受託業務に従事す
　　る予定がある場合には，委託元の保険者に対し，実践的指導実施者が当該告示別表第1，
　　別表第2に定める研修を修了したこと等を証明する文書を提出すること。

4．特定保健指導支援計画について

(1)　特定保健指導支援計画においては，行動計画，支援内容のほか，保健指導の実施状況及
　　びその結果並びに終了時の評価結果等を記載し，実施報告書としての役割を備えることと
　　すること。

(2)　なお，特定保健指導支援計画及び実施報告書については，別紙5の様式例を参考とする
　　こと。

(3)　動機付け支援においても，別紙5の様式例を参考として，行動計画，保健指導の実施状
　　況及び終了時の評価結果等を記載した実施報告書を作成することとすること。

５．健診実施機関等が特定健康診査等を実施した場合の記録の取扱いについて

　健診実施機関等が特定健康診査等を実施した場合の記録の取扱い及び保険者への送付方法等については，以下のとおりとすること。

(1)　電磁的方法により保険者に対して提出することとする。また提出すべき特定健康診査等に関する記録の内容は，別紙6のとおりとする。

(2)　特定健康診査等に関する電磁的記録は，原則として，XMLで記述するものとする。
　　　なお，個人単位の被保険者番号の枝番については，令和2年10月から振り出されるものであり，令和2年度実施分については，記入する必要はない。

(3)　マイナポータルへの閲覧に供する等のため，後期高齢者の健康診査情報を電磁的方法により後期高齢者医療広域連合へ送付する場合，上記(1)，(2)に準じるものとする。

６．その他

(1)　特定保健指導を行う者は，以下ア及びイの事項を遵守すること。

　ア．特定保健指導を行う際に，特定の商品又はサービス等の販売，推奨又は勧誘等を行わないこととすること。

　イ．特定保健指導を行う者である地位を利用し，不当に特定の商品又はサービス等の販売，推奨又は勧誘等を行わないこととすること。

(2)　別紙2，別紙3及び別紙4の追加研修は，中央労働災害防止協会において，その研修の実施についての相談を行っている。

(3)　特定保健指導に関する具体的な実施方法等については，厚生労働省健康局より示される「標準的な健診・保健指導プログラム【平成30年度版】」の第3編保健指導を参考とすること。

以上

※別紙については以下URLを参照して下さい

https://www.mhlw.go.jp/content/12400000/000617636.pdf

指導要領・手引き等 ●━━━━━━━━━━━●

別紙3

（特定健康診査）標準的な質問票

		質問項目	回答
1-3		現在，aからcの薬の使用の有無*	
	1	a．血圧を下げる薬	①はい　②いいえ
	2	b．血糖を下げる薬又はインスリン注射	①はい　②いいえ
	3	c．コレステロールや中性脂肪を下げる薬	①はい　②いいえ
4		医師から，脳卒中（脳出血，脳梗塞等）にかかっているといわれたり，治療を受けたことがありますか。	①はい　②いいえ
5		医師から，心臓病（狭心症，心筋梗塞等）にかかっているといわれたり，治療を受けたことがありますか。	①はい　②いいえ
6		医師から，慢性腎臓病や腎不全にかかっているといわれたり，治療（人工透析など）を受けていますか。	①はい　②いいえ
7		医師から，貧血といわれたことがある。	①はい　②いいえ
8		現在，たばこを習慣的に吸っている。 （※「現在，習慣的に喫煙している者」とは，「合計100本以上，又は6か月以上吸っている者」であり，最近1か月間も吸っている者）	①はい　②いいえ
9		20歳の時の体重から10kg以上増加している。	①はい　②いいえ
10		1回30分以上の軽く汗をかく運動を週2日以上，1年以上実施	①はい　②いいえ
11		日常生活において歩行又は同等の身体活動を1日1時間以上実施	①はい　②いいえ
12		ほぼ同じ年齢の同性と比較して歩く速度が速い。	①はい　②いいえ
13		食事をかんで食べる時の状態はどれにあてはまりますか。	①何でもかんで食べることができる ②歯や歯ぐき，かみあわせなど気になる部分があり，かみにくいことがある ③ほとんどかめない
14		人と比較して食べる速度が速い。	①速い　②ふつう　③遅い
15		就寝前の2時間以内に夕食をとることが週に3回以上ある。	①はい　②いいえ
16		朝昼夕の3食以外に間食や甘い飲み物を摂取していますか。	①毎日　②時々 ③ほとんど摂取しない
17		朝食を抜くことが週に3回以上ある。	①はい　②いいえ
18		お酒（日本酒，焼酎，ビール，洋酒など）を飲む頻度	①毎日　②時々 ③ほとんど飲まない（飲めない）
19		飲酒日の1日当たりの飲酒量 日本酒1合（180ml）の目安：ビール500ml，焼酎（25度）110ml，ウイスキーダブル1杯（60ml），ワイン2杯（240ml）	①1合未満　②1～2合未満 ③2～3合未満　④3合以上
20		睡眠で休養が十分とれている。	①はい　②いいえ
21		運動や食生活等の生活習慣を改善してみようと思いますか。	①改善するつもりはない ②改善するつもりである（概ね6か月以内） ③近いうちに（概ね1か月以内）改善するつもりであり，少しずつ始めている ④既に改善に取り組んでいる（6か月未満） ⑤既に改善に取り組んでいる（6か月以上）
22		生活習慣の改善について保健指導を受ける機会があれば，利用しますか。	①はい　②いいえ

*医師の判断・治療のもとで服薬中のものを指す。

標準的な質問票の解説と留意事項

	現在，aからcの薬の使用の有無	
1	a：血圧を下げる薬	①はい　②いいえ
2	b：血糖を下げる薬又はインスリン注射	①はい　②いいえ
3	c：コレステロールや中性脂肪を下げる薬	①はい　②いいえ

解　説

　保健指導対象者の選定と階層化に必要な質問である。降圧薬等を服薬中の者については，継続的に医療機関を受診しているので，生活習慣の改善支援については，医療機関において継続的な医学的管理の一環として行われることが適当である。そのため，保険者による特定保健指導を義務とはしない。

留意事項

●"いいえ"と回答した場合には，処方薬の飲み忘れや，自己判断による中断の可能性が含まれることに留意する。

●「コレステロールや中性脂肪を下げる薬」とは，「脂質異常症の薬」を平易に表現したものである。糖尿病や高血圧と比べて，脂質異常症については，処方されていることを本人が自覚していない場合が多いという指摘があることに留意する。
　また一般的に脂質異常症の治療は高 LDL 血症の改善を目的として行われており，次いで中性脂肪の管理を考える。なお HDL コレステロールを上昇させる薬剤は限られており，LDL コレステロールや中性脂肪が正常範囲の場合は治療対象としないことが多い。

●服薬中の場合は指導の対象外となるが，きめ細かな生活習慣改善支援の観点から，かかりつけ医と連携した上で保健指導を行うことも可能である。

4	医師から，脳卒中（脳出血，脳梗塞等）にかかっているといわれたり，治療を受けたことがありますか。	①はい　②いいえ
5	医師から，心臓病（狭心症，心筋梗塞等）にかかっているといわれたり，治療を受けたことがありますか。	①はい　②いいえ
6	医師から，慢性腎臓病や腎不全にかかっているといわれたり，治療（人工透析など）を受けていますか。	①はい　②いいえ

解　説

●脳卒中や心臓病については，既往歴を自己申告した場合でも，勘違い等で実際には発症していない場合もあるので，具体的な症状や治療の内容を確認した方がよい。特に心臓病に関しては心電図検査の「所見あり正常」等の所見を既往歴として認識している場合も多く注意が

必要である。

● これらの既往・現病がある場合は，食事や身体活動・運動についての支援を行う際に，配慮が必要となる場合がある。支援に当たっては，かかりつけ医と連携すること。

● 慢性腎臓病（CKD）とは，腎臓の障害（蛋白尿等），もしくは糸球体濾過量（GFR）が 60 ml/分/1.73 m²未満の腎機能低下が一定期間持続した状態をいう[1]。推定 GFR（eGFR）は，血清クレアチニン値から推算できる。

留意事項

● 脳卒中の既往例では，脳卒中の再発や虚血性心疾患の発症リスクが高まる[2]ことに留意する。

● 心筋梗塞等の虚血性心疾患の既往例では，虚血性心疾患の再発や心不全の発症リスクが高まることに留意する。

● 慢性腎臓病では，心筋梗塞や心不全，脳卒中の発症率が高くなることに留意する。

7	医師から，貧血といわれたことがある。	①はい　②いいえ

解　説

　詳細健診（貧血検査）の必要性を判定するために必要な質問である。脳貧血（迷走神経反射による立ちくらみ等）であるのか，鉄欠乏性貧血等で治療歴があるのかを区別する目的で，質問文では「医師から」と限定している。

留意事項

● 鉄欠乏性貧血の場合は現在の治療状況を確認し，治療を継続しているようであれば，食事や身体活動・運動についてかかりつけ医と連携して支援する。

● 治療の必要性があるにも関わらず，自己判断で治療を中断している場合には，医療機関での精査を促す。

8	現在，たばこを習慣的に吸っている。	①はい　②いいえ

解　説

　保健指導対象者の選定と階層化に必要な質問である。階層化に必要な情報は現在の喫煙の有無のみであるが，「いいえ」と回答した者の中には，過去に喫煙歴のない"生涯非喫煙者"と，過去に喫煙していたが現在喫煙していない"禁煙者"が含まれる。保健指導においては「過去喫煙（やめた）」についても把握することが望ましい。なお，この質問の「たばこ」には，いわゆる加熱式たばこや電子たばこを含む。（詳細は「第3編【別添1】保健指導のための禁煙支援簡易マニュアル」を参照。）また，現喫煙者及び過去喫煙者については，喫煙量（本数・年数）の評価も重要である。喫煙量の評価のための標準的な質問は以下の通りである。

本数：1日に何本吸っていますか（吸っていましたか）　1日（　　　）本
年数：通算で何年吸っていますか（吸っていましたか）　通算（　　　）年間

留意事項

● 喫煙は，動脈硬化や脳卒中死亡（男性の1日1箱以内の喫煙で約1.5倍，1日2箱以上で2.2倍），虚血性心疾患死亡（同1.5倍，4.2倍）[3]，2型糖尿病（1日1箱以上の喫煙で発症リスクが男性で1.4倍，女性で3.0倍）[4]のリスク因子である。また，中性脂肪やLDLコレステロールの増加，HDLコレステロールの減少とも関連する[5,6]。

● 喫煙とメタボリックシンドロームの重積は，動脈硬化を更に亢進させ，いずれも該当しない者と比べて脳梗塞や心筋梗塞の発症リスクが4〜5倍高まる[7]。

● 喫煙者に対しては，本人の意向を踏まえた上で，禁煙を助言し，禁煙に必要な情報の提供を行う。禁煙外来を実施している医療機関のリストを提示するのもよい。

● 過去喫煙者であることが把握できた場合は，禁煙を継続するように励ます。

● 喫煙は歯周病や歯の喪失とも関係する。口腔機能の状態（質問13）によっては食事指導を実施できない場合もあることに留意し，必要に応じて歯科医療機関を紹介する。

9	20歳の時の体重から，10 kg以上増加している。	①はい　②いいえ

解　説

　体重の増加は摂取エネルギーが消費エネルギーよりも大きいことを意味しており，10 kgの体重増加はおよそ70,000 kcalに相当する。生活習慣の乱れに起因するエネルギー収支の乱れを認識することができる。

留意事項

● 現在の体重とは別に体重増加量が大きいほど糖尿病・高血圧の有病率が高い。

● 20歳からの30年間で5 kg以上体重が増えた者は，そうでない者に比べて，糖尿病の発症が男性で2.61倍，女性で2.56倍高かった[8]。

● 40〜69歳の地域住民約9万人を対象とした検討において，BMIが21.7 kg/m²未満の群では，20歳時からの体重増加が10 kg以上である場合は，±5 kgの場合に比して冠動脈疾患の発症リスクが2.1倍であった[9]。

● 男性勤務者約2,600人を対象とした検討において，脂質異常症に対する体重増加のリスクは，5〜15%の増加が1.97倍，15%以上の増加が2.68倍であった[10]。

10	1回30分以上の軽く汗をかく運動を週2日以上，1年以上実施。	①はい　②いいえ
11	日常生活において歩行又は同等の身体活動を1日1時間以上実施	①はい　②いいえ
12	ほぼ同じ年齢の同性と比較して歩く速度が速い。	①はい　②いいえ

解　説

- 身体活動・運動の量が多いほど，生活習慣病の発症やそれらによる死亡のリスクが低いことが多くの疫学研究で示されている。また，身体活動・運動の量はエネルギー消費量の多寡と密接に関連しており，肥満の改善に当たっては身体活動の増加，運動習慣の確立によるエネルギー消費量の増加は欠かすことができない。

- 質問10ではスポーツや体力づくり等を目的とした運動の“習慣”の有無を，質問11では就労，家事，移動等生活に関わる身体活動実施時間を，質問12では歩行の速度から，身体活動の強度とその決定要因である体力を把握することを目的としている。

- 質問10の運動とは，余暇時間に目的を持って行う身体活動（スポーツや体力づくり等）のことを指し，運動を習慣的に実施しているか否かを把握することを目的としている。日本人を対象とした前向きコホート研究で，中強度以上（歩行もしくは同等以上）の運動量と生活習慣病や一部のがんの発症との間に有意な負の関係があることが示唆されている[11,12]。

- 質問11では，家事，就労，移動等の日常生活での歩行や身体活動の時間を把握することを目的としている。日本人を対象とした前向きコホート研究で，中強度以上（歩行もしくは同等以上）の身体活動量と生活習慣病や一部のがんの発症との間に有意な負の関係があることが示唆されている[12~14]。

- 質問12では，普段の歩行速度を把握すること，ひいては身体活動の強度の把握を目的としている。前向きコホート研究で，歩行速度と死亡リスクとの間に有意な負の関係があることが示唆されている[15,16]。

- これら3つの質問は，いずれも「健康づくりのための身体活動基準2013」及び「健康づくりのための身体活動指針（アクティブガイド）」に準じている。それぞれの質問に対する回答から，対象者が①気づく（体を動かす機会の認知），②始める（身体活動の開始），③達成する（年齢に応じた目標運動量の達成），④つながる（他者との身体活動習慣の共有）のいずれの行動変容ステージにあるかを判断することができ，ステージに応じた指導を行う際に有用である。

ステージの判断基準

⑪１日１時間以上の身体活動	はい			いいえ		
⑩運動習慣がある	はい	いいえ		はい	いいえ	
⑫歩く速度が速い		はい	いいえ		はい	いいえ
ステージ	つながる	達成する		始める		気づく

留意事項

● 身体活動・運動は減量ならびに生活習慣病の改善の効果が認められる一方で，誤った実施により，足腰の痛みや思わぬ事故につながる可能性がある。これらを予防し，安全に運動・身体活動を指導するための具体的な判断・対応の手順については，「健康づくりのための身体活動指針（アクティブガイド）」を参照すること。

● 身体活動・運動の量や歩行速度と生活習慣病の発症や死亡リスクとの間には負の量反応関係が存在している。したがって，保健指導の際には，質問票の回答が"いいえ"から"はい"に変化しなくても，現状よりも少しでも増やす，速くするといった実現可能な目標の設定が可能である。「健康づくりのための身体活動基準2013」や「健康づくりのための身体活動指針（アクティブガイド）」でも，＋10（今よりも10分多く体を動かす）という敷居の低いメッセージを用いて，身体活動の増加を推奨している。

13	食事をかんで食べる時の状態はどれにあてはまりますか。	①何でもかんで食べることができる ②歯や歯ぐき，かみあわせなど気になる部分があり，かみにくいことがある ③ほとんどかめない

解　説

● 第三期特定健康診査から追加された質問である。う蝕（虫歯），歯周病，歯の喪失やそれ以外の歯・口腔に関わる疾患等により咀嚼機能や口腔機能が低下すると，野菜の摂取は減少し，脂質やエネルギー摂取が増加することで，生活習慣病のリスクが高まることが指摘されている。

● 何でもかんで食べられると，バランスよく食事をとることができるだけでなく，唾液の分泌量が増加するため，消化吸収の促進，味覚の増進等にも有効である。

● 歯科保健行動は，口腔衛生用品の選択やよくかむことの習慣づけを通じた早食いの改善等，比較的，導入しやすい取組も多い。

● ②又は③と回答した者のうち，血糖を下げる薬又はインスリン注射（問2）で加療中の場合は，歯周病の治療等を行うことで糖尿病の重症化を予防することが期待される。

● ②又は③と回答した者の多くは，歯科治療を受けることで改善することが期待されるため，

歯科医療機関の受診を勧奨する。

留意事項

- よく噛めないと野菜等の摂取が少なくなる一方，脂質や総エネルギーの摂取量は増え，肥満につながることが報告されている[17]。また，歯の喪失等により咀嚼に支障が生じ，硬い食物を噛めない状態では，食生活に関する指導内容の実践に支障が出る。
- 前期高齢者では現在歯数が20歯未満となる割合が25％と高くなることも踏まえ，それ以前の年齢における歯や口腔の管理が非常に重要なことに留意する。
- ②と回答した者の一部，及び③と回答した場合には，早期に歯科専門職による対応が必要となることが多い。う蝕等に対する修復治療，歯周病に対する治療・定期管理，歯の喪失に対する補綴治療又は口腔機能低下に対する治療等により咀嚼力の回復や口腔機能の向上を図ることができることを説明し，現在治療を受けていない場合には歯科受診を勧める。
- 生活習慣病のリスク因子（肥満，高血圧，高血糖）を有し，口腔内状態が悪く，口腔衛生の習慣が身についていない者では，保健指導等による介入によってリスク因子が有意に改善したことが報告されている[18]。

14	人と比較して食べる速度が速い。	①速い　②ふつう　③遅い

解　　説

　"速い"と回答し，かつ肥満傾向がある場合は，仕事や家庭のやむを得ない事情等を確認・共感した上で，少しでも改善できるようにするための工夫を共に考える等の支援を行う。工夫としては，たとえば「よく噛むことを意識する」，「会話しながら食事する」，「汁物で流し込むような食べ方をやめる」，「野菜を増やす」等の方法がある。

留意事項

- 日本人を対象とした研究で，食べる速さと肥満度（BMI）との間に関連があることが報告されている[19,20]。
- やせ（BMI$<18.5\,\mathrm{kg/m^2}$），及び普通体重（$18.5\,\mathrm{kg/m^2}\leqq\mathrm{BMI}<25.0\,\mathrm{kg/m^2}$）に比べて，肥満（BMI$\geqq25.0\,\mathrm{kg/m^2}$）で食べる速度が速い者の割合が多い[21]。
- 食べる速度が速い者は，遅い者と比べて将来の糖尿病発症の危険が約2倍になる[22]。
- ゆっくりとよく噛む食習慣の実践により，生活習慣病を改善できる可能性が示されている[23]。
- 先行研究（23件）のメタ解析から，食べる速度が速い者は，遅い者と比べて肥満のリスクが約2倍であることが示された[24]。

| 15 | 就寝前 2 時間以内に夕食をとることが週に 3 回以上ある。 | ①はい　②いいえ |

解　説

　"はい"と回答し，かつ肥満傾向がある場合は，仕事や家庭のやむを得ない事情等を確認・共感した上で，少しでも改善できるようにするための工夫を共に考える等の支援を行う。対処法として，就寝時間を遅らせるのではなく，たとえば早めの時間に食事をとる工夫をしたり，間食等を工夫して就寝前のエネルギー，糖質等の摂取を控える等の方法がある。

留意事項

● 1 年後の健診で，「就寝前の 2 時間以内に夕食を取ることが週に 3 回以上ある。」ことが改善した者では，腹囲が減少し，HDL コレステロールが増加した[25]。

| 16 | 朝昼夕の 3 食以外に間食や甘い飲み物を摂取していますか。 | ①毎日　②時々
③ほとんど摂取しない |

解　説

　"毎日"もしくは"時々"と回答し，かつ肥満傾向がある場合は，仕事や家庭のやむを得ない事情等を確認・共感した上で，少しでも改善できるような工夫を共に考える等の支援を行う。たとえば，間食の時間・内容等を記録し，間食回数を自覚することで修正を促すような行動科学的なアプローチがある。

留意事項

● 肥満者は普通体重の者に比べて，夕食後に間食をすることが多い[26]。

● 1 年後の健診で，「夕食後に間食（3 食以外の夜食）をとることが週に 3 回以上ある」ことがなくなった者は，体重が減少したという報告がある[25]。

● 世界保健機関（WHO）では，成人や子どもにおける肥満や虫歯等の非感染性疾患（NCD）を減らす目的で，遊離糖類（Free Sugars）の摂取量を，総エネルギー摂取量の 10 ％未満とすることを強く推奨した[27]。なお，遊離糖類とは，グルコースやフルクトース等の単糖類，スクロースや砂糖等の二糖類等食品や飲料の加工調理で加えられるもの，並びに蜂蜜，シロップ，果汁，濃縮果汁等に自然に存在する糖類のことをいう。このガイドラインは，生の果実の摂取を制限するものではないことに留意されたい。

● 果物に関しては，菓子類の間食とは分けて考える必要がある。成人における果物摂取と肥満との関連を調べたシステマティックレビューでは，果物摂取と長期的な体重増加抑制との関連性が示された[28]。また，ほかの生活習慣の改善とあわせて果物や野菜の摂取量を増やすことは，肥満や過体重の成人において，肥満が改善されることも示されている[29]。ただし，果物は皮をむいて食べることが多く食物繊維の摂取が少なくなること，果物の品種の改良により糖

分の多いものが多いことを考慮して，摂取総量には十分に注意を払うように心がける[30]。

● 果物の摂取は糖尿病の発症率を低下させるが，過剰摂取は血中の中性脂肪や体重の増加をきたす懸念があるとし，糖尿病診療ガイドライン 2016 では摂取量を 1 単位程度としている[31]。1 単位（80 kcal）とは，みかんなら 2 個程度に相当する[32]。したがって，単純糖質の摂取は控えることが望ましいが，果糖を含む果物は適量摂取が勧められる。

● 11〜15 歳の小児を対象とした検討において，摂取エネルギーに対する砂糖類の割合や間食（菓子類・果物等）の頻度が高まるほど，虫歯（う蝕）や口腔機能低下のリスクが高まることが報告されている[33]。

17	朝食を抜くことが週に 3 回以上ある。	①はい　②いいえ

解　説

　"はい"と回答した場合は，仕事や家庭のやむを得ない事情等を確認・共感した上で，少しでも改善できるようにするための工夫を共に考える等の支援を行う。朝食だけに着目するのではなく，就寝時間，夕食（その後の間食）の状況にも留意し，「朝ごはんを食べたくなる」状況を作ることが大切である。たとえば，朝食については，量・バランス等を考慮したものが望ましいが，本人の負担感を軽減できる簡便な方法を紹介する等の方法がある。

留意事項

● 1 年後の健診でも，朝食を抜くことが週に 3 回以上ないことを維持している者では，LDL コレステロール値が低下した[25]。

● 35〜66 歳の勤労者約 4,600 名を対象とした検討において，毎日朝食を摂取する群を基準とした場合の糖尿病の発症リスクは，週に 3〜5 回の摂取が 2.1 倍，週に 1〜2 回の摂取が 1.4 倍，完全な欠食が 2.1 倍であった[34]。

● 1995〜1997 年の国民栄養調査受診者約 12,000 名（20〜60 歳未満）を対象とした検討において，欠食群では男女ともエネルギー，カルシウム摂取量が低く，女性ではビタミン D や鉄の摂取量が少なかった。男性では欠食群で収縮期血圧が高い傾向があり，女性では総コレステロールが高い傾向が見られた。欠食群では男女とも喫煙者が多かった。また，女性では飲酒率が高く運動習慣が少なかった。欠食は若年ほど高頻度であった[35]。

● 45〜74 歳の男女，約 82,000 名を対象としたコホート研究（約 13 年間の追跡）において，朝食を毎日摂取する群を基準とした場合の脳出血の発症リスクは，週に 5〜6 回の摂取が 1.10 倍，週 3〜4 回の摂取が 1.22 倍，週 0〜2 回の摂取が 1.36 倍と段階的に高くなり，週 0〜2 回の摂取で統計的に有意に高かった[36]。

| 18 | お酒（日本酒，焼酎，ビール，洋酒など）を飲む頻度。 | ①毎日　②時々
③ほとんど飲まない（飲めない） |
| 19 | 飲酒日1日当たりの飲酒量
日本酒1合（180 ml）の目安：ビール500 ml，焼酎（25度）110 ml，ウイスキーダブル1杯(60 ml)，ワイン2杯(240 ml) | ①1合未満　②1～2合未満
③2～3合未満　④3合以上 |

解　説

　がん，高血圧，脳出血，脂質異常症等の飲酒に関連する多くの健康問題のリスクは，1日平均飲酒量と共にほぼ直線的に上昇することが示されている。一方で，全死亡，脳梗塞及び虚血性心疾患については，飲酒量との関係は直線的であるとは言えないが，一定の量を超えるとリスクが高まることが分かっている。

●飲酒頻度について"毎日"もしくは"時々"と回答し，飲酒量が1～2合以上（②，③，④）である場合は，健康日本21（第2次）で示す「生活習慣病のリスクを高める飲酒」（1日の平均純アルコール摂取量が男性で40 g，女性で20 g以上）に該当している可能性が高い。こうした対象者には，飲酒状況の評価（AUDIT）を行った上で，必要であれば減酒支援（ブリーフインターベンション）を行うことが望ましい。

●AUDIT（Alcohol Use Disorders Identification Test）とは，WHOが作成したアルコールスクリーニングテストであり，アルコール依存症やアルコール問題を有する者を抽出するために国際的に広く使われている。

●AUDITは10問からなる質問票（0～40点）であり，8～14点を酒害教育と節酒指導の対象とし，15点以上を断酒指導と専門医療の対象とすることが一般的である。ただし，このカットオフ値は，対象者の特性（AUDITを使用する目的や，対象集団における飲酒文化等）に応じて変動させることができるため，集団間での比較には注意が必要である。

●AUDITは自記式であるため，対象者が故意に飲酒を否認し，過小申告することが考えられる。そのため採点がカットオフ値以下であっても，アルコール問題が大きいと感じられた場合には断酒に向けて介入を行う等，柔軟な対応が必要である。

●AUDITの具体的な質問や採点方法，ブリーフインターベンションについては，第3編(保健指導)を参照のこと。

留意事項

●"ほとんど飲まない（飲めない）"と回答した者には「禁酒者」も含まれている。最も多い禁酒の理由は健康障害（何らかの病気のために禁酒した）であり，コホート研究では禁酒者で死亡リスクが非常に高いことが指摘されている[37]。"飲まない"と回答した場合は禁酒者でないか追加の質問で把握することが望ましく，禁酒していた場合はその理由に応じて健康相談等の機会を設ける。

●酒類（日本酒，焼酎，ビール，洋酒等）ごとのリスクの違いについては様々な意見がある。

しかし，エビデンスとして合意された見解はなく，摂取するエタノール量の総量が同じであれば酒類によって健康影響に差はない。基本的には，飲酒量×エタノール濃度の大きさで評価すべきである[38]。

● 過度の飲酒が歯周病や歯の喪失と関係することが指摘されているため[39]，多量飲酒者では口腔機能の悪化に留意する（問 13 参照）。

20	睡眠で休養が十分とれている。	①はい　②いいえ

解　　説

　"いいえ"と答えた者は，睡眠の「量」又は「質」に問題がある可能性がある。量すなわち睡眠時間が不足している場合は，仕事や家庭のやむを得ない事情等を確認し共感した上で，睡眠時間を確保できるよう支援する。特に 5 時間未満の短時間睡眠では体や心の健康によくないことを説明する。睡眠の質に問題がある場合は，「健康づくりのための睡眠指針 2014」12 か条[40]を参照して支援を行う。

留意事項

● 肥満，高血圧，糖尿病，心房細動，心疾患，脳卒中後等では「睡眠時無呼吸症候群（SAS）」を合併していることが多い[41]。昼間の眠気，充足感のない睡眠，いびき，夜間のあえぎ，窒息感等の状況を確認する。SAS では減量が有効なことから，減量への動機付けにつなげることができる。たとえば体重の 10 ％の減量で睡眠時無呼吸は約 30 ％減少すること[42]等を説明する。必要に応じて減量や，マウスピース，CPAP 等の治療法，医療機関の受診についても情報を提供する[43]。

● この質問に"いいえ"と回答した場合，睡眠で重要な事は量と質であることを説明し，まずは睡眠時間を 7 時間以上確保するように説明する。5 時間未満の睡眠は生活習慣病につながり，心の健康にもよくないことを伝える。不眠症も心と体の健康を害することがあることを説明する。十分な睡眠時間を確保しても睡眠で休養が取れない場合，睡眠時無呼吸，不眠等の頻度の高い睡眠障害について説明し，医療機関の受診についても情報提供する。

● "いいえ"と回答した場合，食生活・運動習慣等の改善意欲が低下しやすいことに留意し，減量目標の設定を急ぐのではなく，睡眠の質と量を確保できるような支援を行う。

21	運動や食生活等の生活習慣を改善してみようと思いますか。	①改善するつもりはない ②改善するつもりである（概ね6か月以内） ③近いうちに（概ね1か月以内）改善するつもりであり，少しずつ始めている ④既に改善に取り組んでいる（6か月未満） ⑤既に改善に取り組んでいる（6か月以上）

解　説

　保健指導の際に，対象者がどのような行動変容ステージ（準備段階）にあるかを確認するものである。プロチャスカの行動変容理論に基づき，準備段階を踏まえた支援を行う上で活用できる。

留意事項

●健診時の回答から気持ちに変化が生じることも多いため，健診結果を理解したあとに面接で再度ステージを確認することが大切である。

●改善意欲が低いと回答しても，面接によって意欲が高まることがあるので，保健指導対象として除外する場合は慎重さが求められる。

●すでに取組んでいる場合（④実行期，⑤維持期），どのような取組みをいつから開始しているのか，その効果をどのように感じているのかを確認・賞賛すると共に，取組みを続けることの重要性を伝える。ただし，無理な方法をとっていたり，続けることが困難と感じている場合には，目標の見直し等について指導する。

●準備期（③）では，実行しやすい目標を設定し，適切なタイミングでツールを提供する等して励ますことが有効である。

●関心期・熟考期（②）では，生活習慣改善のメリットを伝えると共に，無理のない方法で効果が上がることを伝える。たとえば3〜4％程度の軽度な減量でも検査値の改善効果が得られること[44]を伝える等の方法がある。

●無関心期・前熟考期（①）では，現在の生活習慣が疾病につながることを伝える。ただし，“改善するつもりはない”と回答している者の中には，たとえば，既によい生活習慣を行っているのでこれ以上の改善はできない等，別の意図で回答している場合もあるので，本人の意識と行動を改めて確認する。その際，たとえば，現在健康のために意識してやっていること等を話してもらうとよい。また，行動変容に対して困難感を抱く対象者の心情に共感し，行動変容を阻害している要因や環境を対象者と共に考え，気づきを促すことが必要である。

●この質問では，生活習慣に対する行動変容ステージをまとめて聞いているが，実際には運動，食べ過ぎ，減塩，節酒，禁煙等，それぞれの行動ごとにステージが異なることが一般的であるので，それぞれについて行動変容ステージを問う追加の質問を行うことが望ましい。

| 22 | 生活習慣の改善について保健指導を受ける機会があれば利用しますか。 | ①はい　②いいえ |

解　説

　"いいえ"と答えた者には，あれこれと指導を受けたくない，自分なりにやっている，今までに指導を受けたことがある，時間が取れない，等の理由があると考えられる。「いいえ」と回答して積極的ではないと思われる対象者であっても，健診結果をみてから気持ちに変化が生じることもあるため，健診結果や本人の準備状態を十分に配慮しつつ支援を行う。

留意事項

● 回答が"いいえ"であっても，積極的支援の効果は"はい"と変わらなかった[45]。積極的支援のサポーティブな姿勢が，従来の「指導」イメージとは異なることを理解してもらうことが大切である。

文　献

1) 日本腎臓学会編．CKD 診療ガイド 2012．
2) 日本動脈硬化学会編．動脈硬化性疾患予防ガイドライン 2012．
3) Ueshima H, Choudhury SR, Okayama A, Hayakawa T, Kita Y, Kadowaki T, Okamura T, Minowa M, Iimura O. Cigarette smoking as a risk factor for stroke death in Japan: NIPPON DATA 80. Stroke. 2004；35：1836-41.
4) Waki K, Noda M, Sasaki S, Matsumura Y, Takahashi Y, Isogawa A, Ohashi Y, Kadowaki T, Tsugane S；JPHC Study Group. Alcohol consumption and other risk factors for self-reported diabetes among middle-aged Japanese: a population-based prospective study in the JPHC study cohort I. Diabet Med. 2005；22：323-31.
5) Willi C, Bodenmann P, Ghali WA, Faris PD, Cornuz J. Active smoking and the risk of type 2 diabetes: a systematic review and meta-analysis. JAMA. 2007；298：2654-64.
6) Craig WY, Palomaki GE, Haddow JE. Cigarette smoking and serum lipid and lipoproteinconcentrations: an analysis of published data. BMJ. 1989；298：784-8.
7) Higashiyama A, Okamura T, Ono Y, Watanabe M, Kokubo Y, Okayama A. Risk of smoking and metabolic syndrome for incidence of cardiovascular disease--comparison of relative contribution in urban Japanese population: the Suita study. Circ J. 2009；73：2258-63.
8) Nanri A, Mizoue T, Takahashi Y, Matsushita Y, Noda M, Inoue M, Tsugane S; Japan Public Health Center-based Prospective Study Group. Association of weight change in different periods of adulthood with risk of type 2 diabetes in Japanese men and women: the Japan Public Health Center-Based Prospective Study. J Epidemiol Community Health. 2011；65：1104-10.
9) Chei CL, Iso H, Yamagishi K, Inoue M, Tsugane S. Body mass index and weight change since 20 years of age and risk of coronary heart disease among Japanese: the Japan Public Health Center-Based Study. Int J Obes. 2008；32：144-51.
10) Sogabe N, Sawada SS, Lee IM, Kawakami R, Ishikawa-Takata K, Nakata Y, Mitomi M, Noguchi J,Tsukamoto K, Miyachi M, Blair SN. Weight change after 20 years of age and the incidence of dyslipidemia: a cohort study of Japanese male workers. J Public Health. 2016；

38：e 77-83．

11) Hayashi T, Tsumura K, Suematsu C, Okada K, Fujii S, Endo G. Walking to work and the risk for hypertension in men: the Osaka Health Survey. Ann Intern Med. 1999；131：21-26．

12) Suzuki S, Kojima M, Tokudome S, Mori M, Sakauchi F, Fujino Y, Wakai K, Lin Y, Kikuchi S, Tamakoshi K, Yatsuya H, Tamakoshi A. Effect of physical activity on breast cancer risk: findings of the Japan collaborative cohort study. Cancer Epidemiol Biomarkers Prev. 2008；17：3396-3401．

13) Khan MM, Mori M, Sakauchi F, Matsuo K, Ozasa K, Tamakoshi A. Risk factors for multiple myeloma: evidence from the Japan Collaborative Cohort （JACC） study. Asian Pac J Cancer Prev. 2006；7：575-581．

14) Takahashi H, Kuriyama S, Tsubono Y, Nakaya N, Fujita K, Nishino Y, Shibuya D, Tsuji I. Time spent walking and risk of colorectal cancer in Japan: the Miyagi Cohort study. Eur J CancerPrev. 2007；16：403-408．

15) Liu B, Hu X, Zhang Q, Fan Y, Li J, Zou R, Zhang M, Wang X, Wang J. Usual walking speed and all-cause mortality risk in older people: A systematic review and meta-analysis. Gait Posture. 2016；44：172-177．

16) Nofuji Y, Shinkai S, Taniguchi Y, Amano H, Nishi M, Murayama H, Fujiwara Y, Suzuki T. Associations of walking speed, grip strength, and standing balance with total and cause-specific mortality in a general population of Japanese elders. J Am Med Dir Assoc. 2016；17：184.e 1-7．

17) -メタボリックシンドローム （肥満・脂質異常症・高血圧・糖尿病)-健康長寿社会に寄与する歯科医療・口腔保健のエビデンス 2015．p 118-128．https://www.jda.or.jp/pdf/ebm 2015 Ja.pdf

18) 平成 27 年度厚生労働省歯科保健サービスの効果実証事業「生活習慣病の発症予防に係る歯科保健サービスの効果検証」

19) Sasaki S, Katagiri A, Tsuji T, Shimoda T, Amano K. Self-reported rate of eating correlates with body mass index in 18-y-old Japanese women. Int J Obes Relat Metab Disord. 2003；27：1405-10．

20) Otsuka R, Tamakoshi K, Yatsuya H, Murata C, Sekiya A, Wada K, Zhang HM, Matsushita K, Sugiura K,Takefuji S, OuYang P, Nagasawa N, Kondo T, Sasaki S, Toyoshima H. Eating fast leads to obesity: findings based on self-administered questionnaires among middle-aged Japanese men and women. J Epidemiol. 2006；16：117-24．

21) 平成 21 年度国民健康・栄養調査．

22) Sakurai M, Nakamura K, Miura K, Takamura T, Yoshita K, Nagasawa SY, Morikawa Y, Ishizaki M, Kido T, Naruse Y, Suwazono Y, Sasaki S, Nakagawa H. Self-reported speed of eating and 7-year risk of type 2 diabetes mellitus in middle-aged Japanese men. Metabolism. 2012；61：1566-71．

23) 安藤雄一，花田信弘，柳澤繁孝．「ゆっくりとよく噛んで食べること」は肥満予防につながるか？ヘルスサイエンス・ヘルスケア．2008；8：54-63．

24) Ohkuma T, Hirakawa Y, Nakamura U, Kiyohara Y, Kitazono T, Ninomiya T. Association between eating rate and obesity: a systematic review and meta-analysis. Int J Obes. 2015；39：1589-1596．

25) 平成 22 年厚生労働科学研究費補助金（循環器疾患・糖尿病等生活習慣病対策総合研究事業）「特定健診・保健指導開始後の実態を踏まえた新たな課題の整理と保健指導困難事例や若年肥満者も含めた新たな保健指導プログラムの提案に関する研究」（研究代表者　横山徹爾）

26) 平成 9 年度国民栄養調査.

27) Guideline Sugars intake for adults and children WHO 2015. http://www.who.int/nutrition/publications/guidelines/sugars_intake/en/

28) Hebden L, O'Leary F, Rangan A, Singgih Lie E, Hirani V, Allman-Farinelli M. Fruit Consumption and Adiposity Status in Adults: A Systematic Review of Current Evidence. Crit Rev Food Sci Nutr. 2015 Jun 26 : 0.

29) Ledoux TA, Hingle MD, Baranowski T. Relationship of fruit and vegetable intake with adiposity: a systematic review. Obes Rev. 2011 ; 12 : e 143-150.

30) 日本糖尿病学会編. 科学的根拠に基づく糖尿病診療ガイドライン 2013.

31) 日本糖尿病学会編著. 糖尿病診療ガイドライン 2016.

32) 文部科学省. 日本食品標準成分表 2015（七訂）.

33) Burt BA, Eklund SA, Morgan KJ, Larkin FE, Guire KE, Brown LO, Weintraub JA. The effects of sugars intake and frequency of ingestion on dental caries increment in a three-year longitudinal study. J Dent Res 1988 ; 67 : 1422-9.

34) Uemura M, Yatsuya H, Hilawe EH, Li Y, Wang C, Chiang C, Otsuka R, Toyoshima H, Tamakoshi K, Aoyama A. Breakfast Skipping is Positively Associated With Incidence of Type 2 Diabetes Mellitus: Evidence From the Aichi Workers' Cohort Study. J Epidemiol. 2015 ; 25 : 351-8.

35) 坂田清美，松村康弘，吉村典子，玉置淳子，橋本勉，小栗重統，岡山明，柳川洋. 国民栄養調査を用いた朝食欠食と循環器疾患危険因子に関する研究. 日本公衆衛生雑誌. 2001 ; 48 : 837-841.

36) Kubota Y, Iso H, Sawada N, Tsugane S; JPHC Study Group. Association of breakfast intake with Incident stroke and coronary heart disease: The Japan Public Health Center-Based Study. Stroke. 2016 ; 47 : 477-81.

37) Tsubono Y, Yamada S, Nishino Y, Tsuji I, Hisamichi S. Choice of comparison group in assessing the health effects of moderate alcohol consumption. JAMA. 2001 ; 286 : 1177-8.

38) Rimm EB, Stampfer MJ. Wine, beer, and spirits: are they really horses of a different color? Circulation 2002 ; 105 : 2806-7.

39) -NCDs のリスクファクター（喫煙，過度の飲酒，運動不足，食習慣）と口腔保健-健康長寿社会に寄与する歯科医療・口腔保健のエビデンス 2015. p 130-144. https://www.jda.or.jp/pdf/ebm 2015 Ja.pdf.

40) 健康づくりのための睡眠指針 2014. http://www.mhlw.go.jp/file/06-Seisakujouhou-10900000-Kenkoukyoku/0000047221.pdf

41) International classification of sleep disorders, 3 rd ed. American Academy of Sleep Medicine. Darien IL, 2014.

42) Peppard PE, Young T, Palta M, Dempsey J, Skatrud J. Longitudinal study of moderate weight change and sleep-disordered breathing. JAMA. 284 : 3015-3021, 2000.

43) Consensus Conference Panel, Watson NF et al. Joint Consensus Statement of the American Academy of Sleep Medicine and Sleep Research Society on the Recommended Amount of

Sleep for a Healthy Adult: Methodology and Discussion. Sleep 2015；38：1161-83.

44) 平成 23 年厚生労働科学研究費補助金（循環器疾患・糖尿病等生活習慣病対策総合研究事業）「生活習慣病予防活動・疾病管理による健康指標に及ぼす影響と医療費適正化効果に関する研究」（研究代表者　津下一代）.

45) 平成 24 年厚生労働科学研究費補助金（循環器疾患・糖尿病等生活習慣病対策総合研究事業）「生活習慣病予防活動・疾病管理による健康指標に及ぼす影響と医療費適正化効果に関する研究」（研究代表者　津下一代）.

指導要領・手引き等

後期高齢者を対象とした歯科健診マニュアル

〔平成 30 年 10 月
厚生労働省医政局歯科保健課〕

後期高齢者を対象とした歯科健診マニュアル

1）歯科健診の目的

　歯・歯肉の状態や口腔内の衛生状態に問題がある高齢者や，口腔機能の低下の恐れがある高齢者をスクリーニングし，詳しい検査や治療等につなげることで，口腔機能の維持・向上，全身疾患の予防等を実現することを目的として実施する。

2）歯科健診の対象者

　原則全ての被保険者が対象となりうるが，具体的には地域の実情に応じて設定する。

3）歯科健診として最低限実施が推奨される内容（表）

　既存の調査では，現在歯数，咀嚼機能，舌・口唇機能，嚥下機能の低下が，全身の身体機能障害や死亡リスク等を有意に高めることが示唆されている[1]。

　そのため，高齢者を対象とした歯科健診では，口腔機能として「咀嚼機能」「舌・口唇機能」「嚥下機能」に関する健診を行うことが望ましい。口腔機能の測定にあたっては，対象者の状況に合わせ以下の評価方法から選択することが望ましい。

　また，口腔機能と関連がある「服薬」や「生活の状況」，低栄養や誤嚥性肺炎を示唆する体重減少や発熱の有無等の「健康状態」の情報は，口腔機能の低下や全身疾患のリスクの高い高齢者を抽出する際の参考となることから，これらの情報を問診等により確認することが望ましい。

　なお，歯科健診の受診時の負担を軽減するためにも，歯科医師と歯科衛生士が協力しつつ，

---

[1]　柏市在住高齢者を対象とした大規模高齢者コホート研究（通称，柏スタディ）では，オーラルフレイルを 6 つの口腔指標で定義している：①現在歯数 20 歯未満，②咀嚼能力（男：14.2，女：10.8），③オーラルディアドコキネシス「タ」（男：5.2，女性：5.4 未満），④舌圧（男：27.4，女：26.5 kPa 未満），⑤固いものが食べにくくなりましたか（はい），⑥お茶や汁物でむせますか（はい）。オーラルフレイルに該当する高齢者では，健常者に比べて，フレイル，サルコペニア，身体機能障害，死亡のすべてにおいてリスクが高くなることが示唆された。（Tanaka T, Iijima K, et al. Oral Frailty as a Risk Factor for Physical Frailty and Mortality in Community-Dwelling Elderly. J Gerontol A Biol Sci Med Sci. 2017）

表

健診項目		具体的な内容等
ア．口腔機能に関する内容	①咀嚼機能	問診「半年前に比べて固いものが食べにくくなりましたか。」（はい，いいえ）
		実測評価　咬合の状態（現在歯／義歯装着による臼歯部・前歯部での咬合：あり，なし）
	②舌・口唇機能	実測評価　オーラルディアドコキネシス
	③嚥下機能	問診「お茶や汁物でむせることがありますか」（はい，いいえ）
		実測評価　反復唾液嚥下テスト（RSST）
	④口腔乾燥	問診「口の渇きが気になりますか」（はい，いいえ）
		実測評価（正常，軽度～中等度，重度）
	⑤歯の状態等	歯の状態（現在歯数／義歯の有無/機能歯数等）
		粘膜の異常（あり，なし）
		歯周組織の状況（異常あり，なし）
イ．口腔機能に関連する情報	①服薬の状況	問診　飲み薬の種類（○種類）
	②生活の状況	問診「週1回以上は外出していますか。」（はい，いいえ）
	③健康状態	問診「過去半年間で2～3 kg以上の体重減少がありましたか。」（はい，いいえ）
		問診「過去半年間で発熱（37.8度以上）はありましたか。」（はい，いいえ）
		問診「現在，ご自分の歯や口の状態について気になることはありますか。」（はい，いいえ）

効率的に歯科健診を実施することが必要である。

ア．口腔機能に関する内容
①咀嚼機能評価
・問診　「半年前に比べて固いものが食べにくくなりましたか」（はい，いいえ）
【解説】
　固いものが食べにくくなることは，咀嚼機能低下の目安の一つと考えられる。具体的な問診方法の1つに，基本チェックリストによる問診項目「半年前に比べて固いものが食べにくくなりましたか」がある。
　一方，現時点の咀嚼機能を把握するためには，摂食可能な食品について尋ねる方法がある。例えば，摂食可能食品からの評価法[2]を活用する方法があるが，そもそも食事の経口摂取をしていない場合があることや，食習慣や嗜好により，咀嚼機能があるにもかかわらず，固いものを食べていない場合がある点に留意が必要である。

---

[2] 越野寿ら，咀嚼学会誌，8（1）72-74，2008

・実測評価　咬合の状態（(義歯装着による）臼歯部，前歯部での咬合：あり，なし）

【解説】

　問診結果（高齢者歯科口腔保健質問票（例）Q 1「現在，ご自分の歯や口の状態で気になることはありますか。（1．噛み具合，2．義歯（入れ歯）の具合がわるい）」，Q 2「入れ歯を使っていますか」，Q 3「自分の歯または入れ歯で左右の奥歯をしっかりとかみしめられますか」，Q 11「半年前に比べて固いものが食べにくくなりましたか」）と口腔内所見（咬合の状態，義歯の状況）を参考に評価し，詳細な評価もしくは治療の必要性がある場合は要注意と判定する。

②舌・口唇機能評価

・実測評価　オーラルディアドコキネシス

【解説】

　オーラルディアドコキネシスは，舌及び口唇の巧緻性を評価するものであり，パ，タ，カをそれぞれ一定時間（5秒間や 10 秒間等）に言える回数を測定し，1秒間当たりに換算して判定する。1秒間当たり 6 回／未満である場合，注意を要する。

　なお，加齢や廃用，口腔局所の問題以外にも，脳卒中やパーキンソン病などの疾患が原因で機能低下がみられる場合もあることに留意する。

③嚥下機能評価

・問診「お茶や汁物でむせることがありますか」（はい，いいえ）

・実測評価　反復唾液嚥下テスト（RSST）

【解説】

　お茶や汁物でむせることがあるかどうかによって，嚥下機能の低下のおそれがあるかどうかをある程度把握することができる。具体的な問診方法の1つに，基本チェックリストによる問診項目「お茶や汁物でむせることがありますか。」がある。

　なお，より詳細な検査方法として，反復唾液嚥下テスト（repetitive salivaswallowing test：RSST）による実測評価等がある。RSST は，30 秒間における空嚥下の回数を測定するものであり，3 回数未満/30 秒の場合，要注意とされる[3]。

　問診，RSST のいずれか 1 つ以上に問題があれば，要注意として判定する。

④口腔乾燥（参考）

・問診　「口の渇きが気になりますか」（はい，いいえ）

・実測評価　（正常，軽度～中等度，重度）

【解説】

　「口腔乾燥」は，唾液流出量，口腔清掃状態，服薬状況も含めた口腔機能と関連しており，口腔機能を評価する際に重要な健診項目の一つである。

　口腔乾燥の程度は，口腔内所見と問診結果（高齢者歯科口腔保健質問票（例）Q 13「口の渇きが気になりますか」），ならびに高血圧，糖尿病，心臓病などの既往歴と服薬数を考慮して，総合的に判断する。

---

[3]　日本摂食・嚥下リハビリテーション学会医療検討委員会　摂食・嚥下障害の評価（簡易版）

（参考）口腔乾燥の目安

| 正　常 | 軽度～中等度 | 重　度 |

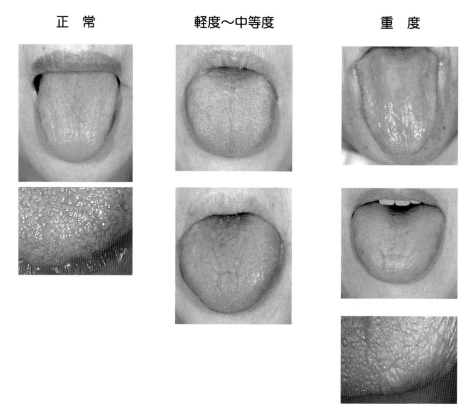

※写真は一例です。

⑤歯の状態等（参考）
・歯の状態（現在歯数／義歯の有無/機能歯数　等）
・粘膜の異常（あり，なし）
・口腔衛生状態（プラーク／食渣／舌苔／口臭／義歯清掃状況）
・歯周組織の状況（異常あり，なし）

【解説】

　歯の状態は口腔機能をみる上でも重要である。例えば，現在歯数は，口腔機能とも関連があることが示唆されており，20 本以下の場合，注意を要する目安とされている[4,5]。

　なお，歯周組織の状況に関しては，糖尿病の既往，喫煙も考慮して，総合的に健診結果に反映させる。

　また，口腔衛生状態の悪化がみられる場合には，手指の機能低下だけでなく，うつや認知機能低下などの問題も考慮し，必要に応じて家族や医科の主治医等，多職種と連携した対応を行う必要がある。

[4] Tanaka T, Iijima K, et al. Oral Frailty as a Risk Factor for Physical Frailty and Mortality in Community-Dwelling Elderly. J Gerontol A Biol Sci Med Sci. 2017
[5] 日本歯科医学会「口腔機能低下症に関する基本的な考え方」（平成 30 年 3 月）

（参考）口腔衛生状態（義歯清掃状況）の目安

良好または普通

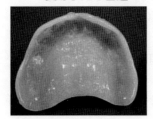

不良

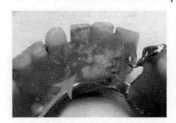
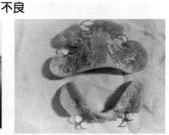

※写真は一例です。

イ．口腔機能に関連する情報

①服薬の情報

・問診　飲み薬の種類

【解説】

　高齢者では，薬剤の多剤併用に伴い，転倒などのリスクが高まるほか，薬物有害事象が問題となりやすい[6]。口腔機能との関連においては，副作用により，口腔乾燥や錐体外路症状[7]等，口腔機能に影響を及ぼす症状を呈する場合もある。

　高齢者を対象とした解析によると，5種類以上の薬剤の併用で転倒の発生率が高くなり，6種類以上の薬剤の併用で有害事象のリスクが特に高くなるとの報告がある。そのため高齢者では5〜6種類以上を多剤併用の目安とし，注意する必要がある[8]。

　なお，必要に応じて（「がん」や「骨粗しょう症」等の）注射薬や点滴等の薬物治療の状況についても確認し，早期より医科の主治医と連携し，顎骨の感染や口腔粘膜異常などを予防していくとともに，早期対応に努める。

②生活の状況

・問診　「週1回以上は外出していますか。」（はい，いいえ）

【解説】

　高齢者を対象とした分析では，外出頻度と口腔機能とのあいだには，有意な関連性があることが報告されている[9]。また，外出頻度の減少とうつや認知機能低下との関連も報告されており，必要に応じて口腔機能低下への対応だけでなく，多職種と連携して対応することが重要である。

　具体的な問診方法の1つに，基本チェックリストによる問診項目「週1回以上は外出していますか。」がある。

---

[6] 厚生労働省では，高齢者のうち，特に平均的な服用薬剤の種類が増加する75歳以上の高齢者に重点を置いた「高齢者の医薬品適正使用の指針案」が検討されている。（厚生労働省「高齢者医薬品適正使用検討会」）

[7] 日本老年医学会編「高齢者の安全な薬物療法ガイドライン2015」では，薬剤性パーキンソニズムを生じる代表的な薬剤として抗精神病薬が挙げられると指摘している。

[8] 日本老年医学会編「高齢者の安全な薬物療法ガイドライン2015」

[9] 厚生労働省委託事業「歯科保健サービスの効果実証事業」報告書（平成29年3月）

③健康状態

・問診　「現在，ご自分の歯や口の状態について気になることはありますか。」

・問診　「過去半年間で 2 〜 3 kg 以上の体重減少がありましたか。」（はい，いいえ）

・問診　「過去半年間で発熱（37.8 度以上）はありましたか。」（はい，いいえ）

【解説】

　低栄養や誤嚥性肺炎を示唆する体重減少や発熱は，その背景に口腔機能の低下がある恐れがあることから，問診により状況を確認することが望ましい。

　また，問診の際には，特に歯や口の健康について気になることを尋ね，必要に応じてその詳細を尋ねることで，効率的に健診を行うことが可能である。

　問診の結果，栄養の問題や易感染状態が疑われる場合には，早期より主治医や栄養士等関連職種と連携し，早期対応に努める。

４）健診結果に基づく判定について

　臨床所見，問診結果を総合的に判断し，問題のあり・なしの判定を行う。問題があると判断された場合には，いずれの項目についてより詳しい検査や指導・治療が必要であるのか分かるよう，健診票等に明記することが望ましい。なお，対象者の状況に応じて，要指導・要精密検査・要治療のうち複数が選択される場合がある点に留意が必要である。

　健診終了後は，受診者に対し健診結果の説明を行うとともに，対象者の状況に応じて，口腔ケアに関する情報提供や指導，歯科医療機関の受診勧奨等を行う。

健診結果

・問題なし

・問題あり

　→要指導：義歯管理・口腔機能（咀嚼機能/舌・口唇機能/嚥下機能）・口腔乾燥・口腔清掃・
　　その他（　　　　　　　　　）

　　要治療・要精密検査：う蝕・義歯・口腔機能（咀嚼機能/舌・口唇機能/嚥下機能）・口腔乾燥・
　　　　　　　　　　　　口腔清掃・粘膜の異常・歯周組織の異常・
　　　　　　　　　　　　その他（　　　　　　　　　）

その他特記事項（　　　　　　　　　　　）

【解説】

　「問題あり」の中には，指導が必要なものや検査・治療が必要なものが含まれる。対象者の状態に応じて，適切な対応につなぐ必要がある。

　咀嚼機能，舌・口唇機能，嚥下機能のいずれかにチェックがつく場合は，口腔機能低下症の恐れがあることから，歯科医療機関においてさらに詳しい検査を行う等の対応が想定される。

　う蝕や歯周病，口腔清掃，義歯にチェックがつく場合には，歯科医療機関等において適切な治療，指導が得られるよう，歯科医療機関への受診勧奨を行う等の対応が想定される。

　なお，指導が必要な場合には，歯科医療機関への受診勧奨の他，市町村が実施する保健事業や介護予防事業等につなぐ等の対応も想定される。

高齢者歯科口腔健診票（例）

　　年　　月　　日　記入者

氏　名		男・女	生年月日	明・大・昭　　年　　月　　日（　　歳）		
住　所	（〒　　－　　）		TEL	（　　）　　－		
			身長　　　cm	体重　　　kg	BMI	

以下の囲み内の内容を適宜参考にして、健診項目を作成すること。

■歯の状態、咬合の状態

（デンチャー部位など記載欄）

| 右 | 8 | 7 | 6 | 5 | 4 | 3 | 2 | 1 | 1 | 2 | 3 | 4 | 5 | 6 | 7 | 8 | 左 |

（デンチャー部位など記載欄）

歯式の記入にあたり用いる記号（例）
健全　：／
う蝕歯：C（未処置歯）
残根歯：C_4
処置歯：○　喪失歯：△
義歯：FD, PD
インプラン：Im
ポンティック：Po
※義歯、ブリッジ(Br)の詳細は欄外に記載

- 現在歯数[／＋C(C_4除く)＋○]　（＿＿＿本）うち未処置歯数（＿＿＿本）（・機能歯数※（＿＿＿本））
  ※機能歯＝現在歯(／＋C(C_4除く)＋○)＋義歯(FD, PD)＋ポンティック(Po)＋インプラント(Im)
  （歯冠があるものは対合歯がなくても機能歯とする。）

- 義歯の部位　上顎（総義歯・局部）　下顎（総義歯・局部）　インプラント（有・無）

- 義歯の状況　有の場合、適合状況　（　良好・義歯不適合・義歯破損　）

- 咬合状態　右側（□現在歯と現在歯　□現在歯と義歯　□義歯と義歯　□なし）
  　　　　　左側（□現在歯と現在歯　□現在歯と義歯　□義歯と義歯　□なし）
  　　　　　前歯（□現在歯と現在歯　□現在歯と義歯　□義歯と義歯　□なし）

  咬合状態
  複数該当する場合、複数の選択肢をチェック（✔）

  総合判定※　良好・要注意（　　　　　　　　　　　　　）
  ※問診票 Q2、Q3、Q11 と口腔内所見[咬合の状態]を参考に判定する

■咀嚼機能※　良好・要注意（　　　　　　　　　　　　　　）
　※問診票 Q11 と口腔内所見[咬合の状態]を参考に判定する

■舌・口唇機能（オーラルディアドコキネシス）※　良好（6回以上/秒）・要注意（6回未満/秒）
　※パ、タ、カのいずれか1つでも6回未満/秒の場合、「要注意」とする

■嚥下機能
　・反復唾液嚥下テスト　（3回以上/30秒　・　3回未満/30秒）
　・嚥下機能※　良好・要注意（　　　　　　　　　　　　　）
　※問診票 Q12 と反復唾液嚥下テストの結果を参考に判定する

■口腔乾燥（問診票 Q13 参照）　（　正常・軽度～中等度・重度　）

■粘膜の異常：なし・あり（　　　　　　　　　　　　　　　）

■口腔衛生状況　プラーク　（ほとんどない・中程度・多量）　食渣（ほとんどない・中程度・多量）
　　　　　　　　舌苔　　　（ほとんどない・中程度・多量）　口臭（ほとんどない・中程度・多量）
　　　　　　　　義歯清掃状況　（良好・普通・不良）

■歯周組織の状況：　異常なし・異常あり（　　　　　　　　　　　）

健診結果
　・問題なし
　・問題あり
　　→要指導：義歯管理・口腔機能（咀嚼機能/舌・口唇機能/嚥下機能）・口腔乾燥・口腔清掃
　　　　　　　その他（　　　　　　　　　　　　　　　　　）
　　　　要治療・要精密検査：う蝕・義歯・口腔機能（咀嚼機能/舌・口唇機能/嚥下機能）・口腔乾燥・
　　　　　　　　　　口腔清掃・粘膜の異常・歯周組織の異常・その他（　　　　　　　　）
　その他特記事項（　　　　　　　　　　　　　　　　　）

高齢者歯科口腔保健質問票（例）

被保険者番号	氏名

◆該当する番号を○で囲んでください。

Q1.	現在、ご自分の歯や口の状態で気になることはありますか。	
	1. 噛み具合　　　　　2. 口元や前歯の見た目　　　3. 話しにくい 4. 口臭　　　　　　　5. 歯茎や歯の痛み　　　　　6. 飲み込みにくい 7. 歯科治療を中断している　　8. 義歯（入れ歯）の具合がわるい 9. その他（　　　　　　　　　　　　）　　　　10. 特になし	
Q2.	入れ歯を使っていますか （1つでも使っている場合は「1」を選んでください）	1. 使っている 2. 持っているが使っていない 3. 持っていない
Q3.	自分の歯または入れ歯で左右の奥歯をしっかりとかみしめられますか	1. はい　　2. いいえ
Q4.	かかりつけの歯科医院がありますか	1. はい　　2. いいえ
Q5.	年に1回以上は歯科医院で定期検診を受けていますか	1. はい　　2. いいえ
Q6.	次のいずれかの病気で治療を受けている、もしくは受けたことがありますか	
	1. 高血圧　　　2. 糖尿病　　　　　　3. 脳卒中　　4. 心臓病 5. がん　　　　6. 肺疾患（肺炎含む）　7. 骨粗鬆症　8. その他（　　　　）	
Q7.	現在、1日に内服している飲み薬は何種類ありますか （サプリメント、市販薬を除きます） （お薬手帳があればお見せください）	（　　　　　）種類
Q8.	たばこを吸っていますか	1. はい　　2. いいえ
Q9.	1日2回以上歯をみがいていますか	1. はい　　2. いいえ
Q10.	歯間ブラシまたはフロス（糸ようじ）を使っていますか	1. はい　　2. いいえ
Q11.	半年前に比べて固いものが食べにくくなりましたか	1. はい　　2. いいえ
Q12.	お茶や汁物等でむせることがありますか	1. はい　　2. いいえ
Q13.	口の渇きが気になりますか	1. はい　　2. いいえ
Q14.	週1回以上は外出していますか	1. はい　　2. いいえ
Q15.	過去半年間で2〜3kg以上の体重減少がありましたか	1. はい　　2. いいえ
Q16.	過去半年間で発熱（37.8度以上）はありましたか	1. はい　　2. いいえ

記入漏れがないかご確認ください。

高齢者歯科口腔健診票（例）【記載例1】

年　　月　　日　記入者

氏 名		男・女	生年月日	明・大・昭　　年　　月　　日（　　歳）
住 所	（〒　　−　　　　）		TEL	（　　　）　　−
			身長　　cm　体重　　kg　BMI	

以下の囲み内の内容を適宜参考にして、健診項目を作成すること。

■ 歯の状態、咬合の状態

（デンチャー部位など記載欄）

歯式の記入にあたり用いる記号（例）
健全　：／
う蝕歯：C（未処置歯）
残根歯：C₄
処置歯：○　喪失歯：△
義歯：FD, PD
インプラント：Im
ポンティック：Po
※義歯、ブリッジ（Br）の詳細は欄外に記載

				Br											

右

○	○	○	／	／	○	Po	○	○	C	C	△	△	△	△	△
8	7	6	5	4	3	2	1	1	2	3	4	5	6	7	8
△	△	△	△	○	／	／	／	／	／	／	○	○	Po	○	／

左

PD（デンチャー部位など記載欄）　　　　　　　Br

- 現在歯数[／+C（C₄除く）+○]（ __21__ 本）うち未処置歯数（ __2__ 本）（・機能歯数※（ __26__ 本））
  ※機能歯=現在歯（／+C（C4除く）+○）+義歯（FD, PD）+ポンティック（Po）+インプラント（Im）
  （歯冠があるものは対合歯がなくても機能歯とする。）
- 義歯の部位　上顎（総義歯・局部）　下顎（総義歯・局部）　インプラント（有・無）
- 義歯の状況　有の場合、適合状況　（良好・義歯不適合・義歯破損　）
- 咬合状態　右側（☑現在歯と現在歯　☑現在歯と義歯　□義歯と義歯　□なし）
  　　　　　　左側（□現在歯と現在歯　□現在歯と義歯　□義歯と義歯　☑なし）
  　　　　　　前歯（☑現在歯と現在歯　□現在歯と義歯　□義歯と義歯　□なし）

  咬合状態　複数該当する場合、複数の選択肢をチェック（✔）

  総合判定※（良好・要注意（　　　　　　　　　　　　　　　　　　　）
  ※問診票 Q2、Q3、Q11 と口腔内所見[咬合の状態]を参考に判定する

■ 咀嚼機能※（良好・要注意（　　　　　　　　　　　　　　　　　）
※問診票 Q11 と口腔内所見[咬合の状態]を参考に判定する

■ 舌・口唇機能（オーラルディアドコキネシス）※（良好（6回以上/秒）・要注意（6回未満/秒）
※パ、タ、カのいずれか1つでも6回未満/秒の場合、「要注意」とする

■ 嚥下機能
- 反復唾液嚥下テスト　（3回以上/30秒　・　3回未満/30秒）
- 嚥下機能※　良好・要注意（　　　　　　　　　　　　　　　　　　　）
  ※問診票 Q12 と反復唾液嚥下テストの結果を参考に判定する

■ 口腔乾燥（問診票 Q13 参照）　（正常・軽度〜中等度・重度　）

■ 粘膜の異常（なし・あり（　　　　　　　　　　　　　　　　　　　）

■ 口腔衛生状況
プラーク（ほとんどない・中程度・多量）　　食渣（ほとんどない・中程度・多量）
舌苔　　　（ほとんどない・中程度・多量）　　口臭（ほとんどない・中程度・多量）
義歯清掃状況（良好・普通・不良）

■ 歯周組織の状況：　異常なし・異常あり（　　　　　　　　　　　　　　　）

健診結果
- 問題なし
- 問題あり
  →要指導：義歯管理・口腔機能（咀嚼機能/舌・口唇機能/嚥下機能）・口腔乾燥・口腔清掃
  　　　　　その他（　　　　　　　　　　　　　　　　　　　　　　　　）
  　　要治療・要精密検査：う蝕・義歯・口腔機能（咀嚼機能/舌・口唇機能/嚥下機能）・口腔乾燥・
  　　　　　　　　　口腔清掃・粘膜の異常・歯周組織の異常・その他（　　　　　　　　　）
  その他特記事項（　　　　　　　　　　　　　　　　　　　　　）

高齢者歯科口腔健診票（例）【記載例2】

～歯式の例～

例1

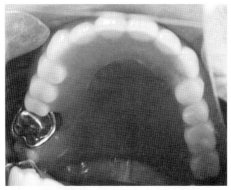

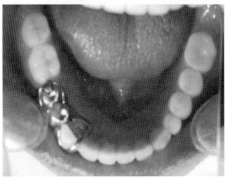

（デンチャー部位など記載欄）

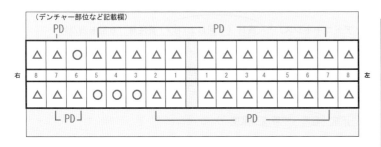

			PD						PD						

右 8 7 6 5 4 3 2 1 ｜ 1 2 3 4 5 6 7 8 左

PD　　　　　　　　　PD

歯式の記入にあたり用いる記号（例）
健全　　：／
う蝕歯　：C（未処置歯）
残根歯　：C₄
処置歯　：○　喪失歯：△
義歯　：FD, PD
インプラント：Im
ポンティック：Po
※義歯、ブリッジ(Br)の詳細
　は欄外に記載

・現在歯数[／＋C(C₄除く)＋○]（ _4_ 本）うち未処置歯数（ _0_ 本）(・機能歯数※（ _28_ 本)）
　※機能歯＝現在歯[／＋C(C4除く)＋○]＋義歯(FD, PD)＋ポンティック(Po)＋インプラント(Im)
　　（歯冠があるものは対合歯がなくても機能歯とする。）

・義歯の部位　上顎（総義歯・⦅局部⦆）　下顎（総義歯・⦅局部⦆）　インプラント（有・⦅無⦆）

・義歯の状況　有の場合、適合状況　（⦅良好⦆・義歯不適合・義歯破損　）

・咬合状態　右側（□現在歯と現在歯　☑現在歯と義歯　☑義歯と義歯　□なし）

　　　　　　左側（□現在歯と現在歯　□現在歯と義歯　☑義歯と義歯　□なし）

　　　　　　前歯（□現在歯と現在歯　☑現在歯と義歯　☑義歯と義歯　□なし）

咬合状態
複数該当する場合
複数の選択肢をチェ
ック（✔）

　　　　総合判定※　⦅良好⦆・要注意（　　　　　　　　　　　　　　　　　　）
　　　　※問診票 Q2、Q3、Q11 と口腔内所見［咬合の状態］を参考に判定する

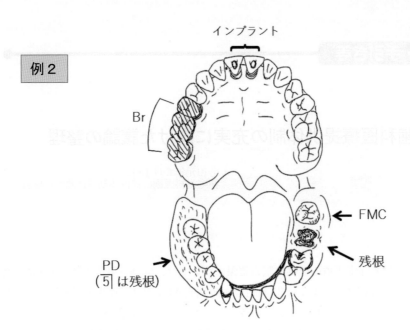

インプラント

例2

Br

FMC

残根

PD
(5| は残根)

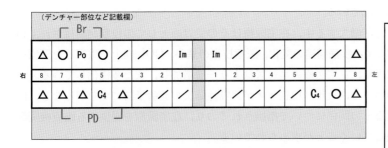

（デンチャー部位など記載欄）

Br

△	○	Po	○	/	/	/	Im		Im	/	/	/	/	/	/	△
8	7	6	5	4	3	2	1		1	2	3	4	5	6	7	8
△	△	△	C₄	△	/	/	/		/	/	/	/	/	C₄	○	△

右 / 左

PD

歯式の記入にあたり用いる記号（例）
健全 ：/
う蝕歯：C（未処置歯）
残根歯：C₄
処置歯：○　喪失歯：△
義歯：FD, PD
インプラント：Im
ポンティック：Po
※義歯、ブリッジ（Br）の詳細
　は欄外に記載

・現在歯数（　20　本）未処置歯数（　2　本）（機能歯数※（　27　本））
※機能歯＝現在歯＋義歯＋ポンティック＋インプラント（歯冠があるものは対合歯がなくても機能歯とする。）

　・義歯の部位　~~上顎~~（~~総義歯・局部~~）　下顎（総義歯・⑩局部）　インプラント（⑩有　無）
　・義歯の状況　有の場合、適合状況　（⑩良好・義歯不適合・義歯破損　）
　・咬合状態　右側（□現在歯と現在歯　☑現在歯と義歯　□義歯と義歯　□なし）
　　　　　　　左側（☑現在歯と現在歯　□現在歯と義歯　□義歯と義歯　□なし）
　　　　　　　前歯（☑現在歯と現在歯　□現在歯と義歯　□義歯と義歯　□なし）

咬合状態
複数該当する場合、
複数の選択肢をチェック（✔）

指導要領・手引き等 ●━━━━━━━━━━━━━━━━━

在宅歯科医療提供体制の充実に向けた議論の整理

〔令和元年 6 月 10 日
在宅歯科医療の提供体制等に関する検討会〕

1．はじめに

○　医療計画における在宅医療の提供体制の確保については，「疾病・事業及び在宅医療に係る医療体制について（平成 29 年 3 月 31 日付け医政地発 0331 第 3 号厚生労働省医政局地域医療計画課長通知。以下「課長通知」という。）」において，「①退院支援」「②日常の療養支援」「③急変時の対応」「④看取り」といった場面に応じた 4 つの医療機能を確保していくことの必要性が示されている。

○　慢性期の医療ニーズが増大する中，在宅医療はその受け皿としての役割が期待されているが，高齢化の進展による疾病構造の変化，医療技術の進歩，QOL 向上を重視した医療への期待の高まり等により，在宅医療のニーズはより一層増加し，また多様化している。

○　在宅歯科医療についても，近年，口腔ケアが誤嚥性肺炎の発症予防につながるなど，口腔の健康と全身の健康との関係について指摘されており，在宅医療を提供する医療機関等との連携を更に推進していくことが求められている。

○　平成 30 年 4 月から開始された第 7 次医療計画の策定にあたっては，課長通知により，訪問歯科診療に係る数値目標の例も示されたが，すべての都道府県において数値目標を設定しているわけではない。

○　本検討会においては，こうした点を踏まえ，在宅歯科医療の充実のため，現状の課題等について議論するとともに，第 7 次医療計画の中間見直しに向けて，在宅医療の提供体制に係る計画における在宅歯科医療に関する目標設定を進めるために必要な数値目標のあり方等について具体的に検討を行った。

2．在宅歯科医療に関する現状と課題

1）在宅歯科医療について

○　在宅歯科医療に関して，医科歯科連携の推進，歯科医療と介護との連携の推進及び歯科医療機関間（歯科診療所間，病院歯科と歯科診療所）における連携の強化が課題である。

○　地域連携の課題は各地域によって異なることから，在宅医療に必要な地域連携を考える場合には，各地域の特性を考慮した指標の設定を検討するべきである。

○　入院により歯科治療や口腔管理が中断し，その間に口腔内の状況の悪化や口腔機能の低下が進行することが多く，退院後に「痛くて食べられない」等の訴えがでて初めて，家族やかかりつけ医からかかりつけ歯科医に連絡が入り，治療を再開するケースが多い。

○　また，入院中に歯科関係職種等による口腔管理を行っていた患者の退院時カンファレンス等に，退院後の訪問歯科診療を行う歯科医師が参加するケースは少ない。

○　要支援・要介護高齢者の口腔内の状況は良好とはいえないことが多く，潜在的な歯科医療や口腔ケア等のニーズがあると考えられるが，患者からの訴えがない場合はそのニーズを把握することが難しいため，介護支援専門員等も含めた要支援・要介護高齢者に関わる他職種との連携が必要である。

○　在宅歯科医療に関する連携機能を有する地域の拠点（以下「在宅歯科医療連携室等」という。）の整備や地域のコーディネーター機能を持つ人材の育成は，患者と医療機関をつなぐ観点のみならず，地域の在宅歯科医療に関する連携体制を構築する観点からも必要である。

2）第7次医療計画における数値目標等の設定状況について

○　日本歯科総合研究機構の調査によると，第7次医療計画の在宅医療に係る計画の中で，すべての都道府県においてなんらかの歯科に関する記載がされているが，そのうち数値目標を設定している都道府県は32都道府県であった。具体的な指標としては，「在宅療養支援歯科診療所数」が19箇所，「歯科訪問診療を実施している診療所・病院数」が18箇所，「訪問歯科診療を受けた患者数」が2箇所，「訪問歯科衛生指導を受けた患者数」が1箇所であった。

○　在宅医療の提供体制に求められる医療機能として，在宅歯科医療に関しては「②日常の療養支援」における患者との関わりが特に多い。そのため，都道府県においても「②日常の療養支援」に関連した指標が設定されている例が多い。

○　「②日常の療養支援」においては，特に在宅療養患者の口腔機能の低下や誤嚥性肺炎の予防のため，患者の心身の特性を踏まえた，口腔健康管理（口腔機能管理，口腔衛生管理等を含む）と食支援等を提供できる体制の整備が求められている。

○　在宅歯科医療の提供においては，「②日常の療養支援」に限らず，「①退院支援」「③急変時の対応」「④看取り」の各ステージにおいても，それぞれの状況にあわせた対応が重要になると考えられる。一方で，各ステージに関わる医療・介護関係者など他職種との連携の重要性は，歯科医療関係者側の理解もまだ不十分であるとの意見が挙げられ，卒前教育から生涯研修にわたるシームレスな理解促進及び連携体制の構築が課題である。

3．在宅歯科医療に係る目標設定における課題

1）訪問歯科診療の提供体制等の評価指標について

①ストラクチャーに関する指標

○　現在，数値目標例として示されている，ストラクチャー指標としての「在宅療養支援歯科診療所数」や「歯科訪問診療を実施している診療所・病院数」については，データ集計がしやすく適切である，との意見が挙げられた。

○　「在宅療養支援歯科診療所」は，診療報酬上の施設基準であり，歯科訪問診療を実施していても，他の要件を満たさない場合は届出ができないため，歯科訪問診療を提供するすべての歯科診療所数を反映しているものではないことに留意する必要がある。

○　一方で，「在宅療養支援歯科診療所」は，施設基準として歯科衛生士の配置，在宅医療を担う他の医療機関等との連携実績，高齢者の心身の特性に関する研修等の受講した常勤歯

科医師の配置等が必要であることから在宅歯科医療に関する機能が強化された歯科診療所としてのストラクチャー指標と考えるべきである。

○　訪問歯科衛生指導を実施している医療機関数は指標として有用であると考えられる。また，医療施設調査による把握も可能である。

○　ポータブル歯科ユニットは，在宅等で治療を行う際に必要な器材ではあるが，ポータブル歯科ユニットを使用しない口腔衛生管理を行う場合や，地域の在宅歯科医療連携室等に整備することにより個々の医療機関が保有していなくても訪問歯科診療を行える体制整備を行っている場合もあり，保有医療機関数と在宅歯科医療の提供状況とが必ずしも関連するわけではないとの意見が挙げられた。

②プロセスに関する指標

○　現在，数値目標例として示されているプロセス指標としての「訪問歯科診療を受けた患者数」は，在宅歯科医療の提供体制を考える上でのプロセスとしては代表的なものであり，かつデータ集計がしやすいことから適切である，との意見が挙げられた。

○　歯科訪問診療を受ける患者の療養上の管理などを評価した「歯科疾患在宅療養管理料」については，「1　在宅療養支援歯科診療所1の場合」，「2　在宅療養支援歯科診療所2の場合」及び「3　1及び2以外の場合」の区分があり，「在宅療養支援歯科診療所」か否かを区別しつつ，在宅等で療養する患者に対する歯科疾患等に関する管理の状況が把握できることから，実態を幅広く表した指標となり得るのではないか，との意見が挙げられた。一方で，介護報酬（居宅療養管理指導費，介護予防居宅療養管理指導費）との給付調整がかかることに留意が必要である。

○　近年，在宅歯科医療の中で，口腔衛生管理だけではなく，口腔の管理に関する他職種との連携の窓口としての役割など，歯科衛生士が果たす役割も大きくなっていることから，在宅歯科医療の提供体制の評価として，歯科訪問診療時の歯科衛生士の帯同が算定要件である「歯科訪問診療料」の「歯科訪問診療補助加算」も指標として考えられるのではないか，との意見が挙げられた。

○　歯科衛生士による訪問歯科衛生指導を受けた患者数は，在宅等における口腔衛生管理の提供状況を評価するプロセス指標になり得るのではないか，との意見が挙げられた。また，医療施設調査や診療報酬の「訪問歯科衛生指導料」の算定件数はNDB等で把握が可能である。一方，診療報酬の「訪問歯科衛生指導料」は，患者の居住場所（訪問先の建物の種類）によって，介護報酬（「居宅療養管理指導費」，「介護予防居宅療養管理指導費」）との給付調整がかかることから，訪問歯科衛生指導の実施状況の全体像が見えない可能性があるとの意見が挙げられた。

2）在宅歯科医療における連携の評価について

①ストラクチャーに関する指標

○　在宅歯科医療連携室等は，患者に対して訪問歯科診療を実施する歯科医療機関の紹介を行うだけではなく，医科歯科連携や介護との連携等の拠点ともなり得ることから，連携拠点数は指標となり得るのではないかとの意見が挙げられた。ただし，在宅歯科医療連携室等の定義が明確ではなく，その業務内容も様々であることから，指標とする際には，どのような機能を有しているものを評価するか，検討が必要であると考えられる。

○　在宅歯科医療連携室等の数を指標として考える際には，都道府県の事業による在宅歯科

医療連携室等のみでなく，地域の歯科医師会等が運営する連携室，口腔保健センター等の在宅歯科医療に関する支援を行っている施設等，様々な施設も連携拠点とみなせることに留意する必要がある。

○　病院が在宅歯科医療への支援を行う場合は多職種との連携や地域の歯科診療所との連携が行われていることが多いことから，訪問歯科診療を実施している病院数や歯科診療所に対する後方支援を行っている病院数も指標になり得るのではないかとの意見が挙げられた。

②プロセスに関する指標

○　在宅歯科医療の質を評価する観点から，医科歯科連携を含む多職種連携等に関する評価指標（情報共有の状況，地域ケア会議や退院時カンファレンス等への参加状況等）は必要であるが，連携の実態を表す評価指標の設定が困難であるとの意見が挙げられた。

○　多職種連携の取組に関して，医療と介護とを明確に区別することは難しく，医療の提供情報の指標として診療報酬の算定状況のみで評価することは困難ではないかとの意見が挙げられた。

○　他の医療機関での診療の必要性を認め，文書により診療情報の提供を行った場合に算定が可能な「診療情報提供料」の算定状況については，NDB等で取得可能であることから，連携の指標のひとつとして考えてもよいのではないかとの意見が挙げられた。一方で，同一医療機関内の医科診療科に対する情報提供や他の医療機関であっても電話で情報提供を行った場合は算定できない等の算定要件があることや，情報提供先の医療機関の種別に対する情報や連携内容までは把握できないため，その解釈については更なる議論が必要である。

○　在宅歯科医療における連携の内容には，抜歯など観血的処置を行う場合の医師への対診といった歯科治療の際の医科歯科連携や日常療養支援における口腔健康管理や食支援に関する多職種連携等，「連携」といっても質の異なる多様なケースがあることから，連携の内容に即した指標の検討が必要である。

○　歯科の標榜がない病院における栄養サポートチーム（NST）に地域の歯科医師が参画している事例があることから，このような連携体制など（歯科医療機関と連携している病院数，病院と連携している歯科医療機関数等）の状況も指標として考えられる。NSTにおける医科歯科連携の指標としてNDB等で収集可能な診療報酬の項目としては，病院が算定可能な入院基本料の加算である「NST加算」の「歯科医師連携加算」，歯科医療機関が算定可能な「歯科疾患在宅療養管理料」の「NST等連携加算」がある。一方で，これらの診療報酬項目については算定要件があることから，連携を行っている医療機関の全体像を反映していない可能性があることに留意が必要である。

○　入院により口腔衛生状況の悪化や口腔機能の低下などが生じることも多いことから，歯科標榜がない病院に入院中の患者に対する訪問歯科診療や口腔管理の実施状況も指標として必要ではないかとの意見が挙げられた。ただし，医療施設調査やNDB等によるデータ収集では直接該当するものがないため，現状ではデータ収集が難しく，今後，訪問歯科診療の訪問先種別（居宅，病院，介護施設等）を把握できるようになるとよいとの意見が挙げられた。

○　在宅歯科医療連携室等における相談件数等は，連携のプロセス指標として考えられるが，

都道府県が設置していないなど，そのデータを都道府県で把握できない場合は，設置主体（市町村等）に照会をかけることになるため，指標として用いる場合は定義を明確にしてデータ収集する必要があると考えられる。

③その他

○　多職種連携に関する研修の実施状況も指標として考えられるのではないかとの意見が挙げられた。

○　多職種連携を考える上で，介護支援専門員を中心とした，地域包括支援センターとの連携状況の把握は必要ではないか，また，協力歯科医療機関を登録している介護施設等の数も指標として考えられるのではないか，との意見が挙げられた。一方で，これらは把握が困難であるとともに，介護分野にもなるため医療計画における数値目標として適切かどうか，検討する必要があると考えられる。

3）都道府県における課題

○　都道府県に配置されている歯科医師・歯科衛生士は，健康施策に関する部署に配置されることが多く，医療計画の策定に関わる部署にはあまり配置されていないとの意見が挙げられた。そのため，在宅歯科医療に関する理解を深めるために，整備目標の具体的内容や数値目標例とこれらの目標が必要な理由等が通知に示されていると，医療計画の策定に関わる都道府県担当者は目標設定を検討しやすいと考えられる。

○　データ収集が難しい指標は，データ収集に人的資源が割かれ，施策の検討を十分に行うことが難しくなる可能性があることから，都道府県における目標設定においてデータの集めやすさは非常に重要な要素である，との意見が挙げられた。

4．今後検討が必要な事項

1）第7次医療計画中間見直しに向けて

○　歯科保健医療提供体制や地域連携の課題は地域で大きく異なることから，地域ごとの特性を活かし，地域の実情を反映した指標を各都道府県で柔軟に考えることが重要である。

○　NDBや施設基準等の診療報酬に関連するデータ，医療施設調査等から得られる医療提供体制に関するデータ等，データ収集が比較的容易な指標例及び指標の考え方を示す必要がある。

○　本検討会において，在宅歯科医療に関する数値目標の指標例の考え方について，次のとおり整理する。

①　現在，指標例として示されている「歯科訪問診療を実施している診療所・病院数」「在宅療養支援歯科診療所数」「訪問歯科診療を受けた患者数」については，在宅歯科医療の提供状況を表す指標として適切であると考えられるが，「在宅療養支援歯科診療所数」は「歯科訪問診療を実施している診療所・病院数」よりも在宅歯科医療に関する機能が強化されている診療所数であることを考慮するべきである。

②　地域包括ケアシステムの中で在宅歯科医療をより推進するために，在宅歯科医療に従事している歯科衛生士の状況を把握することも重要であると考えられる。

②－1　歯科衛生士が帯同した場合の歯科訪問診療の状況を把握する評価指標として，「歯科訪問診療料」の「歯科訪問診療補助加算」の算定状況が考えられるのではないか。

②-2　誤嚥性肺炎の予防等の観点から，口腔衛生管理の提供状況に関する指標例として「訪問口腔衛生指導を提供した医療機関数」又は「訪問口腔衛生指導を受けた患者数」を検討してもよいのではないか。ただし，「訪問口腔衛生指導を受けた患者数」を診療報酬の訪問歯科衛生指導料の算定件数で評価する場合は，介護保険との給付調整に留意する必要がある。

③　既存の調査では把握できないものの，都道府県において比較的把握しやすいと思われる在宅歯科医療の提供体制に関するストラクチャー指標としては，「在宅歯科医療に関する連携拠点数」が考えられるのではないか。ただし，連携拠点において実施されている事業内容については様々であると推測されることから，さらなる整理が必要である。

④　その他，NDB 等からデータが得られる「歯科疾患在宅療養管理料（「NST 等連携加算」も含む。）」，「NST 加算」の「歯科医師連携加算」，「診療情報提供料」等の診療報酬項目の算定状況については，算定要件も含め，その解釈に留意が必要であるが，データ収集が比較的容易であることから，都道府県の状況に応じて指標のひとつとして考え得ると思われる。

2）在宅歯科医療の推進に向けて

○　入院や介護施設への入居等により，それまでの歯科医療に関する情報が途切れてしまうことが多いので，歯科情報が途切れないシステム作りが必要である。

○　在宅歯科医療連携室等の整備を行うことで，在宅歯科医療を推進するとともに，そこで把握できる情報を指標として活用できる可能性があると考えられる。

○　各地域の高齢者人口と一人平均現在歯数等との関係など，地域住民の歯科保健の状況等の指標もあわせて検討することは，都道府県が在宅歯科医療も含む将来の歯科保健医療の提供体制を考える上で参考になると考えられる。

○　既存の統計調査等で把握できない内容であっても，地域の歯科医師会等の関係団体との連携により，都道府県において調査可能な内容もあると考えられる。

○　NDB や KDB の活用は，在宅歯科医療提供体制の詳細な分析に有用であると考えられるが，活用している都道府県は少ないのが現状である。歯科診療報酬に関する知識が一定程度必要であることに加え，技術的，時間的負担が大きいことから，今後，国においても，技術的支援を行う必要がある。また，医療情報と介護情報の照合が可能になれば，これらのデータの活用も期待される。

「在宅歯科医療の提供体制等に関する検討会」構成員名簿

<table>
<tr><td>岩佐（いわさ）　康行（やすゆき）</td><td>医療法人原土井病院　歯科部長</td></tr>
<tr><td>奥田（おくだ）　章子（あきこ）</td><td>岐阜県健康福祉部　医療福祉連携推進課　在宅医療福祉推進監</td></tr>
<tr><td>小玉（こだま）　剛（つよし）</td><td>公益社団法人　日本歯科医師会　常務理事</td></tr>
<tr><td>長瀬（ながせ）　好和（よしかず）</td><td>公益社団法人　岐阜県歯科医師会　専務理事</td></tr>
<tr><td>古屋（ふるや）　純一（じゅんいち）</td><td>東京医科歯科大学大学院医歯学総合研究科地域・福祉口腔機能管理学分野　教授</td></tr>
<tr><td>渡部（わたなべ）　芳彦（よしひこ）</td><td>東北福祉大学総合マネジメント学部産業福祉マネジメント学科　教授</td></tr>
</table>

敬称略・五十音順

指導要領・手引き等 ●

高齢者の特性を踏まえた保健事業ガイドライン
第2版（抜粋）

令和元年10月
厚生労働省保険局高齢者医療課

口腔に関するプログラム例
1．概要

事業目的：歯科衛生士等が支援することにより，口腔機能低下防止とともに低栄養防止を図る。
対　象　者：口腔機能の低下（またはその恐れ）がある高齢者
抽出基準：口腔機能・食機能の低下の恐れがある（質問票 No.4，5）もしくは歯科健診[25]で「問題
　　　　あり」と判定された者
実施体制：歯科衛生士・保健師等による3〜6か月を1クールとする居宅訪問（2回）・電話による
　　　　支援（1回）

2．実施体制

　歯科衛生士や保健師等，医療専門職による電話もしくは訪問によるアウトリーチ支援を行う。口腔機能の低下は栄養状態の悪化にもつながることから，口腔に関する支援にとどまらず，管理栄養士等との連携の上，栄養に関する支援を行うことも想定される。

　また，高齢者本人による取組だけでなく，専門的ケアの提供も必要となる場合があることから，地域の歯科医師会・歯科衛生士会や（かかりつけ）歯科医との連携も重要である。さらに，口腔内の状況は服薬状況とも関係するため，かかりつけ医との連携も必要である。

3．対象者の抽出・絞り込み

　口腔に関するプログラム対象者の抽出方法として，後期高齢者の質問票（No4，5：口腔機能・食機能の低下の恐れがある）や歯科健診結果を活用する方法がある。その他，平成30年度から高齢者の健診の質問票の項目に加わった「食事をかんで食べるときの状態」についての活用も有用である。なお，対象者数が多い場合には，誤嚥性肺炎の既往や肺炎リスクの高い脳卒中等の既往がある人を優先的に絞り込みを行うことも考えられる。

　歯科受診や口腔に関する相談に関心がなかったり，必要性に気付いていない対象者・家族等に利用を促すには，日常的に高齢者に接する機会のあるケアマネジャー等の介護関係者等に対する啓発が重要である。

[25] 歯科健診については，平成30年10月に厚生労働省医政局歯科保健課が作成した「後期高齢者を対象とした歯科健診マニュアル」を参照されたい。

4．実施内容

(1)　動機づけ・事前アセスメント・目標設定

　初回訪問時は，改善計画の立案のために必要な「口腔機能に関する課題」を見つけ出すために，その具体的な状況・背景を確認する。歯科健診を受診している場合はその内容を参照しつつ，下表に示すような項目についてアセスメントを行う。

　嚥下機能の低下には，睡眠導入剤や抗不安薬が影響している可能性があるため，服用している薬剤等についても確認することが重要である。また，口腔機能だけではなく，栄養状態の悪化が見られる場合には，栄養に関する項目についても確認することが望まれる。

アセスメント項目の例

区分	項目	データソース
口腔	有所見状況	歯科健診結果
	口腔内・義歯の状況，口腔清掃の実施状況	目視，聞き取り
	咀嚼機能・嚥下機能	後期高齢者の質問票（No.4）【半年前に比べて固いものが食べにくくなりましたか　※さきいか，たくあんなど：はい】後期高齢者の質問票（No.5）【お茶や汁物等でむせることがありますか：はい】歯科健診結果
栄養	体重変化	後期高齢者の質問票（No.6）【6ヵ月間で2〜3kgの体重現状がありましたか：はい】
	食習慣	後期高齢者の質問票（No.3）【1日3食きちんと食べていますか：いいえ】
	簡易栄養調査点数	簡易栄養調査
	アルブミン値	健診結果・血液検査
	食事回数・内容，摂取エネルギー，タンパク質量，水分摂取量，排便の状況，食事環境，買い物環境，食欲不振の有無，ストレス状況，急性疾患の罹患状況，うつ状態	聞き取り

　アセスメントの結果，明らかになった課題に応じて，具体的な助言を行う。具体的には次のような内容が想定される。支援の中で助言する嚥下体操や口腔清掃方法などについては，参加者本人に対してだけではなく，介護をしている家族や介護スタッフがいる場合には，それらの人にも助言することが重要である。

　なお，アセスメントの結果，口腔・嚥下状態の問題や義歯不良，歯科医療未受診等を把握した場合には，歯科医師等への受診勧奨を行う。また，服薬内容により，口腔機能の低下が予見される場合には，本人に同意をとった上で，かかりつけ歯科等の医療専門職との連携のもと，かかりつけ医への相談等を行う。

具体的な助言の内容の例

対象者の状況	助言の内容の例
歯や口が痛い等で食べられない，もしくは歯の欠損がある場合	歯科医院の受診勧奨
口腔機能の低下が疑われる場合	歯科医院の受診紹介 口腔体操リーフレットの紹介 介護予防教室等の紹介 姿勢に関する助言 嚥下体操・唾液腺マッサージの方法の紹介 食事のとり方，とろみ等の食事形態に関する紹介 間食や飲み物のとり方に関する助言 よく噛むことの推奨
口腔内の清掃に課題がある場合	口腔清掃等に使用する用具 口腔清掃等の方法（歯磨き，口腔清掃の方法） 義歯の使い方

　具体的な助言に加えて，口腔機能の改善に向けて，課題解決に向けた改善計画（目標と行動計画）を対象者とともに立案する。目標は，なりたい状態を示す「状態目標」よりも，具体的にとるべき行動を定める「行動目標」が望ましく，具体的には下表のような目標が挙げられる。目標達成のための行動計画には，対象者が無理なく取り組みやすい内容とし，対象者自身によるセルフケアに加え，必要に応じて歯科医師や歯科衛生士等による専門的ケアを組み合わせる。対象者の状況に応じて，健康教室（口腔機能向上）など，必要な支援・サービスの調整を行う。

　より高い効果を得るためには，歯科・口腔と栄養の併用した支援のように，目前の高齢者に合致したテーラーメイドの取組であることが重要である。

設定する目標の例（口腔の行動目標）

毎食後歯磨きをする １日１回は舌の清掃を行う 入れ歯を毎日洗う，夜間は入れ物を決めて保管する 摂食・嚥下体操を実施する 歌ったり，話をしたり，声を出して本や新聞を読む 安全な姿勢で飲食する よく噛んで食べるようにする

(2)　中間評価・実践支援

　中間評価では，設定した目標の達成状況や口腔・嚥下の状態等を確認する。目標の達成が困難と想定される場合や，継続的な実施が難しいと考えられる場合には，改善計画の見直し（目標の再設定，行動計画の見直し）を行う。

(3)　事後評価・フォローアップ

　事後評価では，設定した目標が達成されているかどうかを確認する。目標が達成されている場合は支援終了とし，引き続き支援が必要と判断される場合には，同事業で引き続き支援を継続するか，地域支援事業等，他のサービスへ接続する。

口腔に関するプログラム例

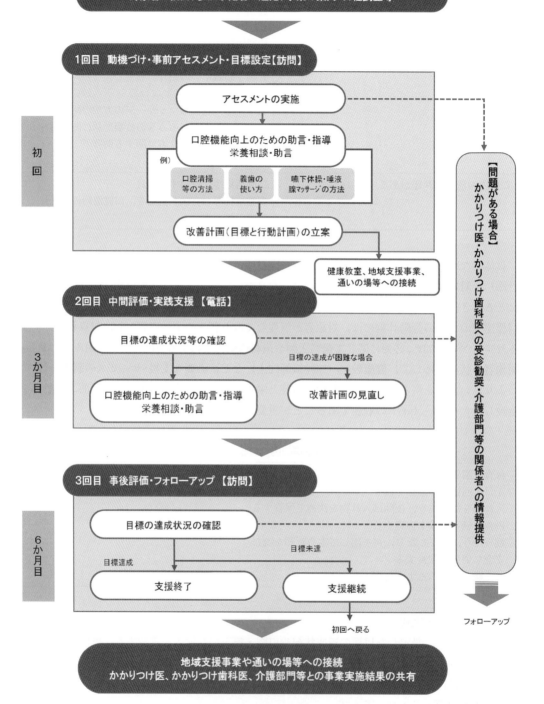

対象者の抽出、参加予定者の選定、事業の案内・日程調整等

1回目　動機づけ・事前アセスメント・目標設定【訪問】

初回

アセスメントの実施

口腔機能向上のための助言・指導
栄養相談・助言

例)

口腔清掃
等の方法

義歯の
使い方

嚥下体操・唾液
腺マッサージの方法

改善計画（目標と行動計画）の立案

健康教室、地域支援事業、
通いの場等への接続

2回目　中間評価・実践支援 【電話】

3か月目

目標の達成状況等の確認

目標の達成が困難な場合

口腔機能向上のための助言・指導
栄養相談・助言

改善計画の見直し

3回目　事後評価・フォローアップ 【訪問】

6か月目

目標の達成状況の確認

目標達成

目標未達

支援終了

支援継続

初回へ戻る

【問題がある場合】
かかりつけ医・かかりつけ歯科医への受診勧奨・介護部門等の関係者への情報提供

フォローアップ

地域支援事業や通いの場等への接続
かかりつけ医、かかりつけ歯科医、介護部門等との事業実施結果の共有

指導要領・手引き等

電子たばこの注意喚起について

1．電子たばこについて

電子たばことは，専用カートリッジ内の液体を加熱して煙霧を発生させ，それを使用者が吸入するために使われる製品です（※1）。

> ※1　加熱式たばこと混同されることが多い製品ですが，加熱式たばこは，「たばこ葉やたばこ葉を用いた加工品を，燃焼させず，専用機器を用いて電気で加熱することで煙を発生させるもの」であり，電子たばことは異なります。

2．電子たばこの健康影響と使用上の注意

現在，米国において，電子たばこによるものと疑われる肺疾患等の健康被害症例（※2）が報告されております。米国では，今般の健康被害症例の原因が分かっていないため，全ての電子たばこの使用を控えることを推奨しています。

https://www.cdc.gov/tobacco/basic_information/e-cigarettes/severe-lung-disease.html

> ※2　呼吸困難，息切れ，胸痛といった呼吸器症状が見られ，また，嘔吐や下痢などの消化器症状，発熱や疲労などの症状がある場合も報告されています。

電子たばこの使用と疾病及び死亡リスクとの関連について現時点では明らかではありませんが，上記のような海外の状況を踏まえると，健康被害を起こすおそれが否定できません。電子たばこを使用して，呼吸困難，息切れ，胸痛といった呼吸器症状が見られるなど，具合が悪くなった場合には，その製品の使用を直ちに中止し，医療機関を受診してください。

3．現在までに収集している情報

1）米国の状況

・電子たばこによるものと思われる健康被害症例のうち，多くの症例では，大麻関連成分であるテトラヒドロカンナビノール（THC）を含有する電子たばこを使用していたことが公表されています。

・アメリカ疾病対策予防管理センター（CDC），アメリカ食品医薬品局（FDA）及び州の保健当局は，THCを含有する電子たばこ製品（特に非公式に入手されたもの）が，電子たばこ

製品の使用に関連した肺傷害（EVALI）の症例の多くに関係し，その発生に主要な役割を果たしていることを，患者報告や製品のサンプル試験のデータが示唆しているとしています。

・また，検査データによると，THCを含有する電子たばこ製品の添加剤としてよく使われているビタミンEアセテートがEVALIの発生と強く関係しているとしています。

・しかしながら，THC又は非THC製品中の化学物質を含めた他の化学物質は要因でないとするには証拠が不十分なケースがあることも併せて言及されています。

2）日本の状況

・日本では，大麻関連成分であるテトラヒドロカンナビノール（THC）を含有する製品は，大麻取締法又は麻薬及び向精神薬取締法に抵触するため，国内への輸入，国内での製造・販売又は所持することは禁止されています。

厚生労働省では，引き続き，電子たばこ使用に関する健康影響について情報収集を行っています。

出典：厚生労働省ホームページ「たばこと健康に関する情報ページ」

https://www.mhlw.go.jp/content/000623066.pdf

索　引

2024 年版　歯科保健指導関係資料

2024 年 3 月 31 日　第 1 版・第 1 刷発行

監修　東京歯科大学社会歯科学講座
発行　一般財団法人口腔保健協会

〒 170-0003　東京都豊島区駒込 1-43-9
振替 00130-6-9297　電話 03-3947-8301 ㈹
Fax 03-3947-8073
http://www.kokuhoken.or.jp/

乱丁・落丁の際はお取り替えいたします.　　印刷／あづま堂印刷・製本／愛千製本
© Oral Health Association of Japan, 2024. Printed in Japan〔検印廃止〕
ISBN978-4-89605-395-1　C3047